생리학 문제집

국가 시험 예상 문제집

핵심이론 요점정리
중요도, 빈출에 따른 문제 해설
문제를 풀어 공부
문제를 완벽하게 마스터

Contents

서론

01 생리학이란

1) 자연과학

- 무생물(nonliving body)과 생물(living body)을 대상으로 연구하는 학문으로, 생물을 대상으로 연구하는 학문을 생물과학(biological science)이라고 한다. 생물과학은 형태학적인 측면과 기능학적인 측면으로 나눌 수 있다.
- 형태학(morphology)적인 분류 ─┬─ 세포학(cytology)
　　　　　　　　　　　　　　├─ 조직학(histology)
　　　　　　　　　　　　　　└─ 해부학(anatomy)
- 기능학(function)적인 분류 ─┬─ 생리학(physiology)
　　　　　　　　　　　　　├─ 생화학(biochemistry)
　　　　　　　　　　　　　├─ 약리학(pharmacology)
　　　　　　　　　　　　　└─ 병리학(pathology)
- 이러한 자연과학 분야 중 응급구조사가 기초학문으로 공부하여야 할 과목은 해부학, 생리학, 병리학, 약리학 등으로 응급의학의 기본이 되는 과목들이다.
- 생리학(physiology)의 어원은 라틴어에서 유래한 것으로 'Physiology = physio(nature, 자연) + logy(학문)' 즉 자연을 공부하는 학문이라는 뜻으로 생물체의
　┌ 과정(process)
　│ 기능(function)
　│ 활동(activity)　　→ 소화, 호흡, 생식 등을
　│ 작용기전(mechanism)　　생리적인 측면에서 고찰
　└ 현상(phenomenon)　　한 것으로 볼 수 있다.
- 생리학은 식물생리학(plant physiology)과 동물생리학(animal physiology)으로 양분할 수 있는데 우리가 다루고자 하는 분야는 동물생리학이다.

2) 동물생리학의 계통 분류

- 무척추동물 생리학(invertebrate animal physiology)
- 양서류 생리학(amphibial animal physiology)
- 어류 생리학(fish animal physiology)
- 포유류동물 생리학(mammalian animal physiology)
- 인체 또는 의학 생리학(human or medical physiology)
  - 일반 생리학(general physiology)
  - 세포 생리학(cell physiology)
  - 기관 생리학(organic physiology)으로 세분할 수 있다.

3) 생리학을 쉽게 이해하기 위한 관련 학문

- 해부학(anatomy)
- 생화학(biochemistry)
- 조직학(histology)
- 생물리학(biophysics)

02 생명체의 특성

- 조직화
  - 세포에서 개체에 이르는 과정은 유기적인 조직화로 되어 있고 협동작용을 통하여 기능이 발휘된다.
- 물질대사
  - 외부에서 섭취한 물질을 화학적으로 변화시켜 새로운 물질을 만들고 이 과정에서 인체가 활동하는 데 필요한 에너지를 생성하여 얻는다.
- 조절과 항상성 유지
  - 인체내의 안정성을 유지하고 피드백(feedback)을 통하여 생리적인 조절을 한다.
- 성장과 생식
  - 외부에서 섭취한 물질을 가수분해하여 영양분을 섭취하고 성장하며 본능적인 생식을 한다.
- 반응과 적응
  - 생체는 환경에 적절하게 반응하여 자극을 최소화시키며 그 환경에 적응하여 살아간다.
- 운동
  - 생체는 환경변화에 적절히 대처하기 위해 운동을 일으키며 이때는 에너지를 소비한다.

03 생체의 물질대사

• 동화와 이화작용이 동등하게 일어남으로써 생리적 평형을 유지한다.

• 동화가 이화작용보다 많음으로써 생리적인 성장을 한다.

• 이화가 동화작용보다 많음으로써 생리적 노화가 일어난다.

• 예) 동화 : $6CO_2 + 6H_2O \rightarrow C_6H_{12}O_6 + 6O_2$

　　이화 : $C_6H_{12}O_6 + 6O_2 \rightarrow 6CO_2 + 6H_2O$

　　$ATP \rightarrow ADP + 인산$

　　$NH^+_4 \rightarrow NH_3 + H^+$

해설

0001

무생물을 제외한 모든 생물체의 공통적인 특성으로 옳은 것은?

┃보기┃

| 가. 성장 | 나. 생식 | 다. 움직임 | 라. 대사 |

① 가, 나, 다　　② 가, 다　　　③ 나, 라　　　④ 라　　　⑤ 가, 나, 다, 라

✛ 문헌 한국해부학교수협의회 편, 생리학, 정담미디어, 2005, p.18

0002

항상성(homeostasis)조절기전에 대한 설명으로 옳은 것은?

┃보기┃

가. 신경 및 호르몬에 의한 신체기능의 조절
나. 확산, 여과, 삼투압 및 능동적 운반 등 체액의 순환을 통한 조절
다. 호흡기계를 통한 O_2의 흡입, 간이나 그 외 장기의 대사 등을 통한 조절
라. 생식에 의한 조절

① 가, 나, 다　　② 가, 다　　　③ 나, 라　　　④ 라　　　⑤ 가, 나, 다, 라

✛ 문헌 한국해부학교수협의회 편, 생리학, 정담미디어, 2005, p.19

0003

음성되먹이기 조절기전의 짝으로 옳은 것은?

┃보기┃

가. insuline — glucagon　　　　나. parathormone—calcitonin
다. 교감신경 — 부교감신경　　　라. aldosterone — ADH

① 가, 나, 다　　② 가, 다　　　③ 나, 라　　　④ 라　　　⑤ 가, 나, 다, 라

✛ 문헌 한국해부학교수협의회 편, 생리학, 정담미디어, 2005, p.19

0004

뼈의 기능으로 옳은 것은?

┃보기┃

| 가. 보호 | 나. 지지 | 다. 조혈 | 라. 무기질과 지방저장 |

① 가, 나, 다　　② 가, 다　　　③ 나, 라　　　④ 라　　　⑤ 가, 나, 다, 라

✛ 문헌 이영돈 외, 해부생리학, 라이프사이언스, 2007, p.87

0001
• 모든 생명체는 무생물에서는 볼 수 없는 생명현상이라는 복잡하고도 미묘한 현상을 유지하기 위하여 성장, 생식, 반응, 움직임 및 대사라는 공통된 기본적 특성을 갖고 있다. 더불어 고등동물일수록 더욱 세분화된 기능 즉 호흡, 소화, 흡수, 배설 및 순환과 같은 더 많은 특성을 추가적으로 가지고 있다.

0002
• 항상성 : 생물체의 외부환경이 변하더라도 체내의 상태를 일정하게 유지하려는 성질.

0003
• 음성되먹이기 조절 : 길항작용. 체온조절 중추인 시상하부의 감각기가 체온 하강을 감지하여 피부의 혈류량을 감소시켜 체외 발열을 억제하고, 근육의 전율(떨림)을 유발하여 발열을 촉진함으로써 체온을 상승시켜 정상적인 체온을 유지한다. 반대로 체온상승을 감각기가 감지하면 피부의 혈류량이 증가하여 체외 발열을 촉진하고 전율은 멈추면서 발한이 증가되어 정상체온으로 복귀된다.

0004
• 뼈의 기능 : 보호, 지지, 조혈, 운동, 무기질과 지방저장

0005

• 인산칼슘[Ca₃(PO₄)₂·(OH)₂]과 탄산칼슘(CaCO₃)이 가장 풍부하고 수산화마그네슘, 불소염, 황산염 등은 소량 존재한다.

0005

뼈에 있는 무기물 중 가장 풍부한 성분으로 옳은 것은?

① 수산화마그네슘   ② 불소염   ③ 황산염   ④ 인산염   ⑤ 인산칼슘

✣ **문헌** 이영돈 외, 해부생리학, 라이프사이언스, 2007, p.88

0006

• 많은 산화−환원 반응에서 전자쌍, 즉 유리전자 또는 수소원자쌍이 환원제로부터 산화제에 전이된다.

0006

환원과 산화에 대한 설명이다. (A)와 (B)의 용어로 옳은 것은?

> ┃보기┃
> • 원자나 분자가 전자를 얻을 때는 (A)되었다고 하며, 전자를 잃을 때는 (B)되었다고 한다.

	①	②	③	④	⑤
A	포화	산화	해리	환원	이화
B	해리	환원	포화	산화	동화

✣ **문헌** 박인국, 생리학, 라이프사이언스, 2003, p.64

0007

• 에너지원을 형성하는 과정을 동화작용이라 한다.

0007

다음 화학반응식 중 동화작용의 식으로 옳은 것은?

① ATP → ADP + 인산 + 에너지   ② $C_6H_{12}O_6 + 6O_2 → 6CO_2 + 6H_2O$

③ $6CO_2 + 6H_2O → C6H_{12}O_6 + 6O_2$ ④ ADP → AMP + 인산 + 에너지

⑤ $H_2NO_3 → HNO_3 + H^+$

✣ **문헌** 전국의과대학교수, 생리학, 한우리, 1999, p.302

0008

• 신경조직의 최소단위는 신경원이며, 세포체와 돌기로 구성되어 있고 세포체란 돌기와 구별할 때만 사용되는 명칭이며 보통은 신경세포라 한다.

0008

다음 중 재생이 가장 어려운 세포는?

① 간세포   ② 근육세포   ③ 상피세포   ④ 신경세포   ⑤ 거대세포

✣ **문헌** 정영태 외, 인체해부생리학, 청구문화사, 2004, p.66

0009

골수에서 생성되는 것으로 옳은 것은?

| 보기 |

가. 적혈구   나. 골막   다. 혈소판   라. 골세포

① 가, 나, 다   ② 가, 다   ③ 나, 라   ④ 라   ⑤ 가, 나, 다, 라

✛ 문헌 정영태 외, 인체해부생리학, 청구문화사, 2004, p.94

0010

과다 구토로 혈액안의 유리수소농도가 감소하여 혈액의 pH가 증가되는 산−염기의 반응식으로 옳은 것은?

① $HNO_3 \rightarrow H^+ + NO_3^-$ ② $H^+ + NO_3^- \rightarrow HNO_3$ ③ $H^+ + HCO_3^- \rightleftarrows H_2CO_3$

④ $H^+ + HCO_3^- \rightarrow H_2CO_3$ ⑤ $H_2CO_3 \rightarrow H^+ + HCO_3^-$

✛ 문헌 박인국 외, 생리학, 라이프사이언스, 2003, p.20

0011

흡열반응을 하는 화학반응식으로 옳은 것은?

① $C_6H_{12}O_6 + 6O_2 \rightarrow 6CO_2 + 6H_2O$ ② $6CO_2 + 6H_2O \rightarrow C_6H_{12}O_6 + 6O_2$

③ $ADP \rightarrow AMP + 인산$ ④ $AMP \rightarrow 아데노신 + 인산$

⑤ $NH_4^+ \rightarrow NH_3 + H^+$

✛ 문헌 전국의과대학교수, 생리학, 도서출판 한우리, 1999, p.302

0012

동화작용을 하는 화학반응식으로 옳은 것은?

① $6CO_2 + 6H_2O \rightarrow C_6H_{12}O_6 + 6O_2$ ② $C_6H_{12}O_6 + 6O_2 \rightarrow 6CO_2 + 6H_2O$

③ $ADP \rightarrow AMP + 인산$ ④ $ATP \rightarrow AMP + 2인산$

⑤ $NH_4^+ \rightarrow NH_3 + H^+$

✛ 문헌 전국의과대학교수, 생리학, 도서출판 한우리, 1999, p.302

0009
• 혈액은 발생초기에는 배자에 있는 난황낭에서 만들어지나 발생 4~5개월까지는 간과 지라에서, 그리고 5개월 이후에는 골수에서 만들어진다.

0010
• 과다 구토는 혈액속의 유리수소농도를 감소시켜 혈액 pH가 증가할 수 있다.

0011
• 상피조직: 신체의 표피나 체강, 맥관의 내표면 등을 덮는 막성 조직
• 결합조직: 각종 조직간이나 기관 사이를 결합 또는 채우고 있는 조직
• 근육조직: 근세포가 모인 조직
• 신경조직: 흥분의 충동을 전달하는 조직

0012
• 에너지원을 형성하는 과정을 동화작용이라 한다.

7

0013

- 정상색조 : 멜라닌, 카로틴, 헤모글로빈 등
- 이상색조 : 청색증, 황달, 혈색소증 등

0013

생리적으로 항상성을 유지하지 못할 때 나타나는 피부의 이상색조로 옳은 것은?

┃ 보기 ┃

가. 멜라닌   나. 청색증   다. 카로틴   라. 황달

① 가, 나, 다   ② 가, 다   ③ 나, 라   ④ 라   ⑤ 가, 나, 다, 라

✤ 문헌 이성호 외, 인체해부학, 현문사, 2005, p.52

0014

- 면역반응은 면역계에서 일어난다.

0014

피부의 생리학적 기능으로 옳은 것은?

┃ 보기 ┃

가. 탈수와 병원세균의 침입을 막는다.
나. 멜라닌(melanin)색소의 생산을 증가시킨다.
다. 비타민 D를 생산하고 분비하는 내분비선 작용을 한다.
라. 면역반응을 한다.

① 가, 나, 다   ② 가, 다   ③ 나, 라   ④ 라   ⑤ 가, 나, 다, 라

✤ 문헌 박인국, 생리학, 라이프사이언스, 2003, p.12~13

0015

- 자극효과는 대식세포 식작용, 세포독성 T세포의 활성, 자연살해세포의 활성, 항체생산 등이다.

0015

인터페론의 억제효과로 옳은 것은?

┃ 보기 ┃

가. 세포분열   나. 종양성장   다. 지방세포의 성숙   라. 적혈구세포의 성숙

① 가, 나, 다   ② 가, 다   ③ 나, 라   ④ 라   ⑤ 가, 나, 다, 라

✤ 문헌 박인국 외, 생리학, 라이프사이언스, 2003, p.330

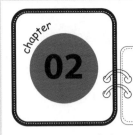

세 포

01 세포(Cell)

- 생물체를 구성하는 형태적, 기능적 및 유전상의 단위이다.
- 생물체의 구성 : 세포(cell) → 조직(tissue) → 기관(organ) → 기관계(organic system) → 개체(body, individual)
- 세포
  - 원형질
    * 핵 : 핵막, 핵질, 핵소체(인), 염색체(염색사)
    * 세포질 : 세포막, 색소체, 세포질그물(소포체), 리보솜, 리소좀, 사립체(미토콘드리아), 골지체, 중심소체, 투명원형질(세포질기질)
  - 후형질
    * 세포내 후형질 : 세포액(안토시안), 저장물질, 배출물질(옥살산칼슘, 탄산칼슘)
    * 세포외 후형질 : 세포벽, 세포간 물질
- 원형질 성분 중 가장 많은 것은 단백질이다.

1) 세포막(Cell membrane)

(1) 조성
- 75% 정도의 단백질과 약 20% 정도의 지질(lipoprotein)로 구성되어 있으며 때로는 5% 정도의 탄수화물(carbohydrate)이 주 구성성분이다.
- 지질
  - 인지질 70%
  - 당지질 : 적혈구의 응집반응 유발, 즉 항원역할, 자기와 비자기의 감지
  - 콜레스테롤(cholesterol) : 물질이 세포막을 통과하는 데 속도조절을 한다. 간, 신장, 뇌조직, 비장에 많고 성호르몬과 부신호르몬의 모체이다.

(2) 구조

- 세포막의 외부와 내부 쪽으로 친수성인 인지질의 글리세롤과 인산기가 유극단으로 배열되어 있다.
- 세포막의 중앙부를 향하여 소수성인 지방산 산물이 무극단으로 서로 마주보는 상태로 배열되어 있다.
- 반투성막, 선택적 흡수
- 두께 75~100Å(angstrom)
  * 바깥막(외막) : 단백질과 탄수화물이 결합된 물질로 되어 있다. 20Å 정도
  * 중간막(중막) : 인지질 35Å
  * 안쪽막(내막) : 단백질 20Å
- 단위막이 내·외 두 개로 되어 있는 것 : 핵, 사립체(미토콘드리아), 엽록체, 세포막
- 단위막이 한 개로 되어 있는 것 : 골지체, 세포질그물(소포체), 리소좀

(3) 단위막
- 지질
  - 인지질 : 전체 지질량의 약 70%를 차지하며 생리적 온도에서 반액체 상태로 존재
  - 당지질 : 적혈구 응집반응, 면역반응 시 항원 역할
  - cholesterol : 물질이 막을 통과할 수 있는 속도 조절

(4) 일반적인 기능
- 세포막을 통한 물질운반, 즉 확산, 여과, 삼투, 능동운반, 음세포작용 등을 조절
- 식세포나 음세포작용
- 세포의 외형을 기계적으로 유지
- 흡수, 배설 기능 : 대사와 성장에 필요한 물질의 이 막을 거쳐서 들어오고 대사산물이 이막을 거쳐서 외부로 나간다
- 세포 밖으로부터의 정보 수용체 : 호르몬의 작용, 신경의 흥분과 같은 자극을 받아들인다.
- 관문(barrier)으로 작용
- ATP 등의 여러 가지 효소가 있어서 화학적 반응에 관여

－ATP 분해 효소는 Na^+과 K^+의 능동적 운반에 관여하고
　　　－사립체(미토콘드리아)의 막에 있는 시토크롬효소는 호흡에 관여한다.
- 생체의 항상성을 유지
- 조직이나 기관 형성시에 세포의 인지능력(recognition)이 있어 동종세포와 이종세포를 구분한다.
- 특정분자와 잘 결합하는 수용점(receptor site)이 있다.

2) 세포질(Cytoplasm)

생명현상의 기본 특성이 모두 나타나는 세포 미세기관으로 세포가 생명을 유지하는 데 필요한 생화학반응이 일어난다.

- 조성 : 30% H_2O + soluble protein(수용성 단백질)
- 세포막과 핵 사이에 있는 세포의 기질, 즉 protoplasm(원형질)
- 생명 현상에 나타나는 기본 특성이 일어나는 반유동 액체

(1) 사립체(미토콘드리아 mitochondria)

- 2중의 단위막으로 싸여 있으며 3~4μ 정도의 짧은 막대모양
- 간세포에 많이 존재하고 약물의 작용을 받기 쉽다.
- 기능 : 산소호흡(TCA회로), ATP의 생산에 관여하므로 ATP 생산공장(에너지의 용광로)이라 할 수 있으며 산소호흡(유기호흡)은 3단계로 이루어진다.
　　　－해당계 : 투명 원형질(세포질기질에서 일어난다)
　　　－TCA회로 : 사립체(미토콘드리아)에서 일어난다.
　　　－전자전달계
- 야누스그린 B의 생체 염색 가능

(2) 용해소체(리소좀 lysosome)

- 단백질, DNA, RNA 및 다당류를 분해하는 강력한 가수분해효소(acid hydrolase)를 가짐
- 식균작용하는 효소
- 저산소증일 때 lysosome 파괴
- 자기방어
- 백혈구와 거대 식세포에 많이 존재

(3) 골지체(Golgi complex)

- 세포질그물(내형질세망)에서 생산되어 운반 되어온 물질을 농축 배설

- 핵 가까이에 위치하고 성숙한 동물세포에만 존재
- 물질의 저장과 분비
- 지질의 유화와 저장
- 색소, 탄수화물, 당 단백질 등의 형성

(4) 세포질그물(소포체, 형질내세망 endoplasmic reticulum)

- 리보솜의 유무에 따라 매끈세포질그물(활면소포체)와 거친세포질그물(조면소포체)로 나뉜다.
　　　－매끈세포질그물(활면 소포체 smooth surfaced endoplasmic reticulum) : 지질, 콜레스테롤(cholesterol) 대사, 간세포에서 글리코겐(glycogen)의 합성과 분해, 저장 및 교환, 부신에서는 스테로이드호르몬(steroid hormone) 합성
　　　－거친세포질그물(조면 소포체 rough surfaced endoplasmic reticulum) : 세포질그물(소포체)내 수송과 단백질 합성
- 과립성 세포질그물 위에 있는 리보솜은 핵의 DNA로부터 전사된 mRNA의 유전정보를 해독하여 단백질을 합성한다.

(5) 중심소체(중심립 centriole)

- 중심체라고도 하며 길이 약 30nm, 직경 약 150nm의 원통상을 이루고 그 벽은 9개의 미세소관으로 구성되어 있다.
- 2개의 소체로 유사분열시 방추사(spindle fiber)를 형성하여 염색체의 이동에 관여
- 동물세포 분열시 맨 먼저 갈라진다.

(6) 리보솜(ribosome)

- 많은 양의 RNA 및 단백질로 구성된 거대분자
- 체내 단백질(protein)합성의 중추 역할
- 세포질내에 유리되어 있거나 세포질그물(ER)의 벽에 부착되어 있다.

3) 핵(Nucleus)

- 적혈구와 혈소판을 제외한 모든 세포에 존재
- 생물의 유전 형질을 정하는 정보를 갖는다(DNA).
- 핵소체(인, nucleolus)가 있다.
- 염색질(chromatin)이 있다.

• 염색체(chromosome)가 있다.
 - 세포분열시 나타난다. 중심부가 이어진 실 모양으로 DNA와 단백질로 구성되어 있다.
 인체의 염색체는 상염색체 22쌍과 성염색체 1쌍으로 되어 있다.

(1) 핵막(nuclear membrane)
• 핵과 세포질을 구분
• 세포질과 핵 사이의 물질을 연락하는 핵 구멍(핵공 nuclear pore)이 있다.
• 핵막은 세포질그물(소포체)과 연결된다.

(2) 핵소체(인 nucleolus)
• 단백질 합성에 관계가 있어 단백질 합성이 왕성한 세포에 많이 존재
• 특별한 막이 없음
• 리보솜(RNA)의 합성
• 유전정보의 저장 및 전달

(3) 염색질(chromatin)
• 단백질과 DNA 함유, 유전에 관여(세포분열시 염색체의 일부를 구성)
• 핵산의 함유

(4) 핵산(nucleic acid)
• 1869년 F. Miescher에 의해 발견된 유전과 관련된 화합물
• 구성단위 : Nucleotide(인산 + 당 + 염기)
• 종류
 - RNA(ribonucleic acid) : 인, 리보솜
 - DNA(deoxyribonucleic acid) : 산소가 존재하지 않음(핵속의 염색체)
• 염기
 - purine염기 : Adenine(A)
   Guanine(G)
 - pyrimidine염기 : RNA인 경우는 cytosine(C)과 uracil(U)이고 DNA인 경우는 cytosine(C)과 thymine(T)이다.
• 염기의 상보적인 결합

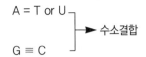

$$A = T \text{ or } U$$
$$G \equiv C$$
→ 수소결합

• DNA는 RNA를 만들 수 있는 능력이 있다.
• DNA는 유전정보를 mRNA에게 넘겨준다.
• DNA를 구성하는 염기는 A · G · C · T이고, RNA를 구성하는 염기는 A · G · C · U이다.
• mRNA는 넘겨준 주형태로 rRNA에서 단백질을 합성한다.
• RNA의 종류
 - 전령 RNA(mRNA) : 단일의 긴 분자로 된 세사에 결합되어 있다. mRNA의 정보에 따라 단백질의 아미노산배열이 결정되며 이 정보에 따라 새로운 단백질의 폴리펩티드(polypeptide)가 조립된다.
 - 운반 RNA(tRNA) : mRNA 정보해독을 돕고 해독된 정보에 따라 세포질내에 존재하는 아미노산들이 결합하여 특정한 폴리펩티드가 형성된다.
 - 리보솜 RNA(rRNA) : tRNA에 의해 운반된 아미노산을 중합시켜 단백질을 합성한다. 리보솜의 구성성분이다.

02 세포막을 통한 물질이동

1) 확산(Diffusion)
• 물질의 분자가 고농도에서 저농도로 경사에 따라서 이동하는 현상으로, 확산에서 가장 중요한 요소는 물질에 대한 세포막의 투과성이며 세포막에 대한 어떤 물질의 투과도는 지방에 대한 용해도, 분자의 크기 및 전해질의 경우에는 해리된 정도에 따라 달라진다.
 ex) 허파(폐)에서 O_2와 CO_2의 가스교환
• 확산의 방향은 농도 경사의 방향에 따른다. 그러나 대전된 분자는 확산에 의한 통과가 일정치 않고 농도 경사와 전기적 경사에 따른다.

(1) 확산속도의 결정요인
• 농도경사(concentration gradient) : 두 물질 분자의 농도 차이
• 전기적 경사(electrical gradient) : Gibbs-Donnan equilibrium
• 물질분자의 크기

(2) Gibbs-Donnan equilibrium

• 세포의 외부는 +이온을 띄고 내부는 −이온을 띄는데 막 내외에 NaCl만 있으면 내외가 평형을 이룬다.

• 이때, Na^+Pr^-을 막내에 주입하면 Na^+Pr^-은 곧 Na^+, Pr^-로 해리된다.

• 그러므로 막 내부는 기존 Na^+과 해리된 Na^+이 합해져서 고농도의 Na^+상태가 되어 확산원리에 의해 바깥으로 나오게 된다.

• 그러나 Pr^-은 막을 통과하지 못하므로 내부는 −이온이 증가하게 된다.

• 그러므로 Na^+이온이 붙들리게 되고 보상책으로 Cl^-이 바깥으로 나오게 된다.

• 결국 내부는 Na^+이 많아지게 되고 외부는 Cl^-이 많아지게 된다. 이런 현상을 깁스-돈난평형(Gibbs-Donnan equilibrium)이라고 한다.

(3) 영양물, 노폐물, 용해가스 등의 확산비율에 영향을 미치는 인자

• 농도경사의 크기

• 분자의 크기

• 세포막의 면적

• 온도

2) 삼투(Osmosis)

• 반투막을 사이에 두고 확산이 일어날 때 세포막을 통과하는 물의 확산이 어느 한쪽 방향으로 커져서 세포가 부풀어 오르거나 납작해지는 것으로 저농도에서 고농도로 반투막을 경계로 용질은 통과할 수 없고 용매만 이동할 수 있다. 한쪽에서 다른 쪽으로 밀어내는 그 힘을 삼투압(osmotic pressure)이라고 한다.

• 생체내 세포의 삼투현상

– 세포외액의 압력 = 세포의 압력 : 등장액

– 세포외액의 압력 > 세포의 압력 : 고장액

– 세포외액의 압력 < 세포의 압력 : 저장액

– 동물세포는 ┌ 고장액에서 : 수축
         └ 저장액에서 : 용혈 현상

– 식물세포는 ┌ 고장액에서 : 원형질 분리
         └ 저장액에서 : 팽창

• Saline : 생리적 식염수(등장액 = 0.85% Nacl)로 어느 동물의 체액의 농도와 같게 만들어진 소금물의 농도

3) 여과(Filtration)

막 내·외의 압력의 차가 있을 때 막을 통해서 액체가 이동하는 물리적인 현상으로 압력이 높은 곳에서 낮은 곳으로 물질이 이동된다.

ex) 모세혈관과 조직사이의 물질이동, 토리(사구체)의 물질이동

4) 운반체에 의한 이동

세포막에는 어떤 특수 분자인 운반체가 있어 농도 경사의 방향에 따라서만 일어나는 것으로 단순한 확산보다 이동 속도가 빠르다. 운반체 이동에는 촉진적 확산과 능동적 이동이 있다.

(1) 촉진적 확산(facilitated diffusion)

세포막에 위치하는 운반체를 이용한 확산으로 전기, 화학적 경사도에 따라 이동하는 수동적 이동의 한 형태이지만 단순한 확산현상보다는 속도가 빠르다.

(2) 능동적 운반(active transport or 에너지 효소계, energy-enzyme system)

• 포도당이나 아미노산(amino acid) 등의 세포 구성 성분들이 외부보다 세포내가 높은 상태이지만 내부를 향하여 이동이 일어난다. 이와 같이 어떤 물질이 농도 경사와 전압 경사에 역행하여 이동되는 것.

• 운반체가 필요한 원소를 세포질 속에 넣어 주는 것

• 세포막이 에너지를 소모하면서 물리화학적인 에너지 경사와는 반대로 이동한다.

• 세포가 살아 있을 때만 가능하다.

• 에너지를 이용하여 이동되므로 주위 온도를 낮추거나 대사 억제물질을 투여하면 그 이동이 억제된다.

• 이 능동적 운반에 의해 Ca^{++}, 아미노산, Mg^{++}도 이동되며 Na^+, K^+의 농도가 유지된다.

(3) Na^+-K^+ pump

• Na^+ pump는 모든 인체 세포에서 작용하며 세포내에 Na^+이 축적되는 것을 방지하고 세포내로 물이 유입되는 것과 세포의 종창을 방지한다.

• 세포내의 K^+ 농도는 세포외와 비교하여 훨씬 높은 반면 세포외 Na^+ 농도는 세포내 보다 훨씬 높다. 이와 같이 세포 내외의 이온 분포를 유지하기 위해 농도경사가

역행하여 세포막은 언제나 Na^+을 퍼내고 K^+을 넣어주어야 한다. 이러한 현상을 Na^+-K^+ pump라 한다.

5) 포음작용(음세포 작용 Pinocytosis)

어떤 물질이 세포막에 접근해서 흡착되면 세포막의 국소부위가 내부로 들어가면서 흡착된 입자를 세포내로 도입하게 한다.

ex) 태아의 시기에는 단백질 및 호르몬 등의 큰 분자를 가진 물질이 모체로부터 이동될 때 포음작용(음세포작용)이 일어난다.

6) 토세포 작용(Emeiocytosis)

- 포음작용(음세포작용) 과정과는 반대 방향으로 거대분자 물질을 이동시키는 작용
- 세포내에 큰 액포가 생기고 이것이 점점 세포막 쪽으로 이동하여 세포막에 도달하면 그 부위 세포막의 일부가 밖으로 밀려나면서 터지고 그 액포 속에 있던 물질이 세포막 밖으로 밀려나가는 현상

ex) 내분비샘 세포내에서 형성된 호르몬과 같은 큰 분자의 분비과정

03 세포의 액체 환경

1) 체액의 조성

- 총수분량(total body water)은 세포내 수분(intracellular water)과 세포외체액(extracellular body fluid)을 합한 것으로 성인 남자의 경우 체중의 약 60% 정도이고 성인 여자는 51%, 신생아는 70%이상이다.
- 세포내 수분(intracellular water)의 주요성분

	K^+(가장 많다)
다량	Mg^{++}
	Phosphate
	Na^+
미량	Cl^-
	HCO^{-3}
	SO^{-4}

- 세포외 체액(extracellular body fluid) : 혈장이 주를 차지하며 나머지는 사이질(간질)액으로 분류한다.

	Na^+
다량	Ca^{++}
	Cl^-
미량	Mg^{++}
	K^+

- 세포외액
  - 혈액 : $\frac{1}{3}$
  - 사이질액(조직액) : $\frac{2}{3}$
- 세포내액과 외액 사이의 전해질 농도차는 막전위를 발생시키는 원인이 된다.
  - 지질량 : 세포내액 $>$ 세포외액
  - 산 소 : 세포내액 $<$ 세포외액
  - CO_2 : 세포내액 $>$ 세포외액

2) 체액의 이동

- 모세혈관과 조직사이에 액체 이동에 작용하는 힘
- 모세혈관내의 혈액의 압력 : 혈액의 액체성분을 모세혈관 밖으로 여과시키는 힘
- 혈장 콜로이드(교질)삼투압 : 모세혈관 밖에 있는 액체를 모세혈관내로 밀어 넣는 작용
- 조직압 : 조직액을 모세혈관 내로 밀어 넣는 작용
- 조직 콜로이드(교질)삼투압 : 모세혈관내에 있는 혈장에서 액체를 조직액 쪽으로 밀어내는 작용

(1) 혈장과 조직액 사이의 이동

물질의 이동은 Starling의 가설, 확산, 혈관운동, 음세포작용 등에 의해 이루어진다.

① Starling의 가설에 의한 물질이동

- $[\alpha]$ 소동맥의 혈압(35mmHg) + 조직액 콜로이드(교질)삼투압(2mmHg) = 37mmHg : 모세혈관 밖으로 향하는 힘
- $[\beta]$ 조직액압(2mmHg) + 혈장 콜로이드(교질)삼투압(25mmHg) = 27mmHg : 모세혈관 안으로 향하는 힘
- $[\alpha]-[\beta]$ = 37mmHg$-$27mmHg = 10mmHg

즉, 동맥단에서는 10mmHg의 압력에 의하여 액체가 모세혈관에서 조직으로, 정맥단에서는 10mmHg 압력에 의하여 혈관내로 액체가 이동한다. 그러므로 동맥단에서 나가는 액체량과 정맥단으로 들어오는 액체량이 같게 되고 조직액은 끊임없이 새로 바뀌어지고 있다는 것이다.

② 용질의 확산

　Starling의 가설에 의한 물질교환으로는 조직액의 성질을 일정하게 유지하기 어렵기 때문에 용질의 확산에 의해 조직액의 항상성이 유지된다.

③ 혈관운동에 의한 물질 이동

　혈관운동에 의한 미소순환혈관의 간헐적 수축은 모세혈관 압력 변화를 초래하여 액체이동을 변화시킨다.

④ 포음작용(음세포 작용)에 의한 물질 이동

　모세혈관벽의 약 20%에서 일어나며 분자량이 큰 물질이 이동되므로 중요하다.

(2) 세포막 안팎의 이동

- 주로 삼투압에 의해 일어난다.
- 세포 외액에 물을 주입하면 세포 안팎의 삼투농도가 같아질 때까지 물은 세포내로 이동하고, 반대로 고장성 용액을 주사하면 세포외로 체액이 이동할 것이다.

3) 부종(Edema)

(1) 원인
- 정맥정수압의 증가
- 모세혈관내 액압의 상승
- 혈장의 단백질량 감소
- 혈관투과성 항진
- 림프계의 폐쇄
- 나트륨의 정체
- 혈장 코로이드삼투압의 증가

(2) 증상
- 체온하강
- 구토(vomiting)
- 경련(convulsion)
- 혼수상태(coma)

　이런 증상이 나타나는 것을 물중독(water intoxication)이라고 한다.

4) 탈수

체액량의 1%만 잃어도 갈증(thirst)이 나타나는데 이보다 더 잃게 되면 탈수현상이 나타난다.

(1) 원인
- 출혈(실혈 hemorrhage)
- 요붕증(diabetes)
- 설사(diarrhea)
- 구토(vomiting)
- 땀을 많이 흘릴 때

(2) 증상
- 몸무게 감소
- 산·염기평형 장애로 산증(acidosis)
- 체온상승
- 맥박이 증가하나 심박출량은 감소한다.
- 격심한 갈증
- 피부건조
- 주름
- 허탈(collapse)

0001

세포가 가지고 있는 공통적인 특성에 대한 설명으로 옳은 것은?

▎보기

가. 살아있는 생명체를 구성하는 형태적, 기능적으로 가장 작은 단위
나. 단백질과 지질 이중층으로 구성되어 있고 세포막으로 둘러싸여 있다.
다. 유전물질로 DNA를 포함하고 있다.
라. 대부분의 세포는 단백질 합성기구를 가지고 있다.

① 가, 나, 다   ② 가, 다   ③ 나, 라   ④ 라   ⑤ 가, 나, 다, 라

✛ **문헌** 한국해부학교수협의회 편, 생리학, 정담미디어, 2005, p.32

0002

진핵세포(eukaryotic cell)에 대한 설명으로 옳은 것은?

▎보기

가. 세균과 남조류를 제외한 protozoa(원생동물)동·식물의 세포
나. 세포는 핵과 세포질의 두 부분으로 분화되어 막 구조물이 발달되어 있다.
다. 유전물질은 핵막에 싸여 있고 세포질은 세포막이 싸고 있다.
라. 세포질내에 미토콘드리아, 골지체, 용해소체 등과 같은 막 구조물이 없다.

① 가, 나, 다   ② 가, 다   ③ 나, 라   ④ 라   ⑤ 가, 나, 다, 라

✛ **문헌** 한국해부학교수협의회 편, 생리학, 정담미디어, 2005, p.32

0003

원핵세포(prokaryotic cell)에 대한 설명으로 옳은 것은?

▎보기

가. 세균과 남조류를 제외한 protozoa(원생동물)동?식물의 세포
나. 세포는 핵과 세포질의 두 부분으로 분화되어 막 구조물이 발달되어 있다.
다. 유전물질은 핵막에 싸여 있고 세포질은 세포막이 싸고 있다.
라. 세포질내에 미토콘드리아, 골지체, 용해소체 등과 같은 막 구조물이 없다.

① 가, 나, 다   ② 가, 다   ③ 나, 라   ④ 라   ⑤ 가, 나, 다, 라

✛ **문헌** 한국해부학교수협의회 편, 생리학, 정담미디어, 2005, p.32

0004

세포이론 발달과정에서 학자들의 주장이 옳게 연결된 것은 어느 것인가?

① Aristoteles (384−322 B.C) : "1954년에 발효는 미생물에 의해서 일어난다는 것을 증명하여 생명체의 자연발생설 파기"
② Hooke(1655) : "모든 세포는 기존의 세포에서 생겨난다"고 주장함에 따라 세포분열이 생물체 생성의 기본현상으로 받아들여져 현재까지 발전되어 오고 있음
③ Brown(1773−1858) : "세포가 조직의 기본 구성단위일 뿐만 아니라 세포내에 핵이 있으며 세포가 분열하여 다른 세포를 만든다"는 세포분열 거론
④ Pasteur(1822−1895) : "즉 생명이 없는 무생물(공기, 물, 불, 흙)에 혼이 들어가면 생명이 태어난다"는 자연발생설 주장
⑤ Virchow(피르호, 1821−1902) : 현미경(microscope)을 이용하여 세포(cell) 발견 "즉, 생물은 생물을 통해서만 발생한다"는 생물속성설 주장(코르크조각)

✛ **문헌** 한국해부학교수협의회 편, 생리학, 정담미디어, 2005, p.32

해설

0001

• 세포의 특징
 −세포는 살아있는 생명체를 구성하는 형태적, 기능적으로 가장 작은 단위
 −단백질과 지질 이중층으로 구성된 세포막으로 싸여 있음
 −유전물질로 DNA를 포함하고 있음
 −대부분의 세포는 단백질 합성기구를 가지고 있음
 −에너지 전환장치를 가지고 있음(ATP 형태로 저장)

0002

• 진핵세포(eukaryotic cell)
 −세균과 남조류를 제외한 protozoa(원생동물)동·식물의 세포
 −세포는 핵과 세포질의 두 부분으로 분화되어 막 구조물이 발달되어 있다.
 −유전물질은 핵막에 싸여 있고 세포질은 세포막이 싸고 있다.

0003

• 원핵세포(prokaryotic cell)
 −bacteria, blue green algae가 갖는 세포이다.
 −세포질내에 미토콘드리아, 골지체, 용해소체 등과 같은 막 구조물이 없다.
 −핵과 세포기관이 미분화, 핵이 없어 유전물질은 세포질속에 분산되어 있다.

0004

① Aristoteles (384−322 B.C) : "즉 생명이 없는 무생물(공기, 물, 불, 흙)에 혼이 들어가면 생명이 태어난다"는 자연발생설 주장
② Hooke(1655) : 현미경(microscope)을 이용하여 세포(cell) 발견 "즉, 생물은 생물을 통해서만 발생한다"는 생물속성설 주장(코르크조각)
③ Brown(1773−1858) : "세포가 조직의 기본 구성단위일 뿐만 아니라 세포내에 핵이 있으며 세포가 분열하여 다른 세포를 만든다"는 세포분열 거론
④ Pasteur(1822−1895) : "1954년에 발효는 미생물에 의해서 일어난다는 것을 증명하여 생명체의 자연발생설 파기"
⑤ Virchow(피르호:1821−1902) : "모든 세포는 기존의 세포에서 생겨난다"고 주장함에 따라 세포분열이 생물체 생성의 기본현상으로 받아들여져 현재까지 발전되어 오고 있음.

해·설

0005
• 세포의 구성 : 세포막, 세포질, 핵 등

0006
• 세포막의 구성성분은 위치에 따라 성분이 약간씩 다르나, 단백질 60%(75%), 지질 35%(20%), 탄수화물 5% 등이다.

0007
① 인지질(phospholipid, 레시틴) : 인(친수성) + 지질(소수성) → 60~70%
② 당지질(glycolipid) : 탄수화물 + 지질
③ 콜레스테롤(cholesterol) : 전체 지질의 25%

0008
• 세포막은 세포의 표면을 덮고 있는 구조로서 세포 내·외의 물질 이동을 조절한다.

0005
세포의 기본적인 구조물은 어느 것인가?

| 보기
가. 세포질　　　　나. 핵　　　　다. 세포막　　　　라. 적혈구

① 가, 나, 다　　② 가, 다　　③ 나, 라　　④ 라　　⑤ 가, 나, 다, 라

✛ **문헌** 한국해부학교수협의회 편, 생리학, 정담미디어, 2005, p.32

0006
세포막의 구성성분 중 가장 많은 양을 차지하는 유기물로 옳은 것은?

① 인지질(phospholipid)　② 당지질(glycolipid)　③ 단백질(protein)
④ 탄수화물(carbohydrate)　⑤ 콜레스테롤(cholesterol)

✛ **문헌** 한국해부학교수협의회 편, 생리학, 정담미디어, 2005, p.33

0007
동물세포막에서 가장 많은 부분을 차지하는 지질(lipid)로 옳은 것은?

① 인지질(phospholipid)　② 당지질(glycolipid)　③ 단백질(protein)
④ 탄수화물(carbohydrate)　⑤ 콜레스테롤(cholesterol)

✛ **문헌** 한국해부학교수협의회 편, 생리학, 정담미디어, 2005, p.33

0008
세포막에 대한 설명으로 옳은 것은?

① 단백질, 지질, 무기물로 구성되어 있다.
② 동물세포막의 두께는 7.5~10μm이고, 세포막공은 약 0.8μm이다.
③ 유동모자이크막설로 설명되며 투과성 막으로 되어 있다.
④ 세포의 표면을 덮고 있는 구조로서 세포 내·외의 물질 이동을 조절한다.
⑤ 일명 모자이크막이라고 하며 인지질 이중층으로 되어 있다.

✛ **문헌** 한국해부학교수협의회 편, 생리학, 정담미디어, 2005, p.33

0009

세포막을 구성하는 단백질의 기능으로 옳은 것은?

┃보기┃

가. 고정(anchor)　　나. 식별자(면역)　　다. 운반체　　라. 이온통로

① 가, 나, 다　　② 가, 다　　③ 나, 라　　④ 라　　⑤ 가, 나, 다, 라

✛ 문헌 한국해부학교수협의회 편, 생리학, 정답미디어, 2005, p.32

0010

세포막의 일반적인 기능에 대한 설명으로 옳은 것은?

┃보기┃

가. 세포 내부를 세포외액으로 부터 격리시키는 작용
나. 확산, 여과, 삼투, 능동적 운반 등의 물질운반작용
다. 동종세포와 이종세포를 구분하는 역할
라. 나트륨과 칼륨의 능동적 운반에 관여

① 가, 나, 다　　② 가, 다　　③ 나, 라　　④ 라　　⑤ 가, 나, 다, 라

✛ 문헌 한국해부학교수협의회 편, 생리학, 정답미디어, 2005, p.36

0011

세포질의 구성성분으로 옳은 것은?

┃보기┃

가. 사립체(미토콘드리아)(mitochondria)
나. 형질내세망(소포체)(endoplasmic reticulum, ER)
다. 골지체(Golgi's apparatus)
라. 용해소체(lysosome)

① 가, 나, 다　　② 가, 다　　③ 나, 라　　④ 라　　⑤ 가, 나, 다, 라

✛ 문헌 한국해부학교수협의회 편, 생리학, 정답미디어, 2005, p.36

0012

세포질의 구성성분으로 옳은 것은?

┃보기┃

가. 리보솜(ribosome)　　나. 과산화소체(peroxisome)
다. 미세소관(microtubule)　　라. 중심소체(centriole)

① 가, 나, 다　　② 가, 다　　③ 나, 라　　④ 라　　⑤ 가, 나, 다, 라

✛ 문헌 한국해부학교수협의회 편, 생리학, 정답미디어, 2005, p.36

해설

0009
• 세포막 단백질의 기능
 —고정(anchor) : 세포막을 다른 구조물에 부착시켜 그 위치를 안정시킨다.
 —식별자(면역) : 당단백질들이 다른 비정상 상태의 물질인 경우 식별 역할
 —효소 : 세포외액이나 세포내액의 반응을 촉매
 —운반체 : 특정 용질과 결합하여 세포막을 통과하는 역할
 —통로 : 무기이온 수송에 관여
 —수용체 : 리간드(ligand)라고 부르는 특정물질에 결합하고 세포활성도에 영향을 미침

0010
• 세포막기능 : 격리, 물질운반, 동종세포와 이종세포의 구분, 능동적 운반에 관여

0011
• 소기관(organelles) : 형태 유지 및 특수한 기능을 수행하는 세포내의 소구조물
• 막성소기관 : 사립체(미토콘드리아), 형질내세망, 골지체, 용해소체, 과산화소체
• 비막성소기관 : 세포골격, 미세융모, 리보솜, 섬모, 편모, 중심소체

0012
• 소기관(organelles) : 형태 유지 및 특수한 기능을 수행하는 세포내의 소구조물
• 막성소기관 : 사립체(미토콘드리아), 형질내세망, 골지체, 용해소체, 과산화소체
• 비막성소기관 : 세포골격, 미세융모, 리보솜, 섬모, 편모, 중심소체

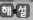

0013

• 사립체(미토콘드리아) : 호흡작용의 중추

0014

• 하버스계(Haversian system) : 뼈조직의 원형구역으로 뼈세포의 동심성 고리와 중심 혈관 주위의 뼈층판으로 구성되어 있다.
• 영양은 세포로부터 혈관까지 뻗어있는 뼈모세관(canaliculi)을 통해 공급받는다.

0015

• 과립형질내세망(rough endoplasmic reticulum)은 리보솜이 부착되어 있다.

0013

다음과 같은 특징을 갖는 세포내 소기관으로 옳은 것은?

┃보기┃

• 2중막 구조로 내막은 크리스테(cristae)구조이다.
• ATP 생산에 관여한다.
• 자가복제가 가능하다.

① 사립체(미토콘드리아)(mitochondria) ② 형질내세망(endoplasmic reticulum)

③ 골지체(Golgi 's apparatus) ④ 용해소체(lysosome)

⑤ 리보솜(ribosome)

✛ **문헌** 한국해부학교수협의회 편, 생리학, 정답미디어, 2005, p.36

0014

다음과 같은 특징을 갖는 세포내 소기관으로 옳은 것은?

┃보기┃

• 리보솜이 부착되어 있지 않음
• 지질, 콜레스테롤 대사에 관여
• 고환, 난소 및 부신피질에서 스테로이드호르몬 합성
• 골격근, 심장근 세포에서 Ca^{2+} 저장소

① 사립체(미토콘드리아)(mitochondria)

② 무과립형질내세망(smooth endoplasmic reticulum)

③ 골지체(Golgi' s apparatus)

④ 과립형질내세망(rough endoplasmic reticulum)

⑤ 리보솜(ribosome)

✛ **문헌** 한국해부학교수협의회 편, 생리학, 정답미디어, 2005, p.36

0015

다음과 같은 특징을 갖는 세포내 소기관으로 옳은 것은?

┃보기┃

• 리보솜이 부착되어 세포 내 수송(물질이동 통로)
• 단백질 합성(효소, 핵산 등) 및 peptide호르몬 합성을 담당

① 사립체(미토콘드리아)(mitochondria)

② 무과립형질내세망(smooth endoplasmic reticulum)

③ 골지체(Golgi' s apparatus)

④ 과립형질내세망(rough endoplasmic reticulum)

⑤ 리보솜(ribosome)

✛ **문헌** 한국해부학교수협의회 편, 생리학, 정답미디어, 2005, p.36

0016

다음과 같은 특징을 갖는 세포내 소기관으로 옳은 것은?

▎보기▎

- 핵 주위에 위치하며 소포와 층판으로 구성
- 생산된 물질을 세포외로 분비
- 지질, 당류, 당단백질 합성

① 사립체(미토콘드리아)(mitochondria)

② 무과립형질내세망(smooth endoplasmic reticulum)

③ 골지체(Golgi's apparatus)

④ 과립형질내세망(rough endoplasmic reticulum)

⑤ 리보솜(ribosome)

✛ 문헌 한국해부학교수협의회 편, 생리학, 정담미디어, 2005, p.37

016
• 골지체의 주기능은 물질분비기능이다.

0017

다음과 같은 특징을 갖는 세포내 소기관으로 옳은 것은?

▎보기▎

- 단일막으로 둘러싸인 둥근 모양의 구조물
- 강력한 가수분해 소화효소를 함유
- 세포 내의 소화작용 담당, 자가용해(autolysis)
- 세포의 방어작용(백혈구나 대식세포에 많다)

① 사립체(미토콘드리아)(mitochondria)

② 무과립형질내세망(smooth endoplasmic reticulum)

③ 골지체(Golgi's apparatus)

④ 과립형질내세망(rough endoplasmic reticulum)

⑤ 리보솜(ribosome)

✛ 문헌 한국해부학교수협의회 편, 생리학, 정담미디어, 2005, p.37

017
• 용해소체(lysosome)는 강력한 가수분해 소화효소를 함유하고 있다.

0018

다음과 같은 특징을 갖는 세포내 소기관으로 옳은 것은?

▎보기▎

- 크고 작은 두 개의 단위체로 과립형 구조
- 주성분은 단백질(37%)과 RNA(67%)
- mRNA가 전하는 유전정보에 따라 단백질 합성하는 장소

① 사립체(미토콘드리아)(mitochondria)

② 무과립형질내세망(smooth endoplasmic reticulum)

③ 골지체(Golgi's apparatus)

④ 과립형질내세망(rough endoplasmic reticulum)

⑤ 리보솜(ribosome)

✛ 문헌 한국해부학교수협의회 편, 생리학, 정담미디어, 2005, p.38

018
• 리보솜(ribosome)은 mRNA가 전하는 유전정보에 따라 단백질 합성하는 장소이다.

해설

0019

• 과산화소체(peroxisome)는 크기나 모양이 용해소체(리소솜)과 비슷한 구형의 막성기관이다.

0019

다음과 같은 특징을 갖는 세포내 소기관으로 옳은 것은?

┃보기┃
• 크기나 모양이 용해소체(lysosome)과 비슷한 구형의 막성기관
• 과산화수소(H_2O_2)를 물과 산소로 분해
• 간(liver)과 신장(kidney)의 세포에 많음

① 사립체(미토콘드리아, mitochondria)

② 리보솜(ribosome)

③ 과산화소체(peroxisome)

④ 미세소관(microtubule)

⑤ 중심소체(centriole)

✢ **문헌** 한국해부학교수협의회 편, 생리학, 정담미디어, 2005, p.38

0020

• 미세소관(microtubule)은 중심소체, 편모, 방추사 등의 기본구조가 된다.

0020

다음과 같은 특징을 갖는 세포내 소기관으로 옳은 것은?

┃보기┃
• 튜블린(tubulin)으로 구성된 긴 막대기 모양의 소관
• 세포골격 형성, 세포 내 물질의 이동에 관여함
• 중심소체, 편모, 방추사 등의 기본구조가 됨

① 사립체(미토콘드리아, mitochondria)

② 리보솜(ribosome)

③ 과산화소체(peroxisome)

④ 미세소관(microtubule)

⑤ 중심소체(centriole)

✢ **문헌** 한국해부학교수협의회 편, 생리학, 정담미디어, 2005, p.38

0021

• 중심소체(centriole)는 9개의 미세소관이 환상으로 배열된9+0구조로 되어 있다.

0021

다음과 같은 특징을 갖는 세포내 소기관으로 옳은 것은?

┃보기┃
• 9개의 미세소관이 환상으로 배열된 9+0 구조
• 방추사를 형성하여 염색체를 이동시킴
• 세포분열시 가장 활발하게 움직이는 세포 소기관
• 섬모나 편모를 형성하는 기저체(basal body)형성

① 사립체(미토콘드리아, mitochondria)

② 리보솜(ribosome)

③ 과산화소체(peroxisome)

④ 미세소관(microtubule)

⑤ 중심소체(centriole)

✢ **문헌** 한국해부학교수협의회 편, 생리학, 정담미디어, 2005, p.39

0022

다음과 같은 특징을 갖는 세포내 소기관으로 옳은 것은?

┃보기┃

- 장원섬유, 근원섬유, 신경원섬유 등
- 세포의 골격, 구조 유지, 수축 및 운동에 관여함
- actin 단백질이 나선상으로 중합

① 사립체(미토콘드리아, mitochondria)

② 리보솜(ribosome)

③ 과산화소체(peroxisome)

④ 미세소관(microtubule)

⑤ 미세사(microfilament)

❖ 문헌 한국해부학교수협의회 편, 생리학, 정담미디어, 2005, p.40

0023

핵(nucleus)의 구성성분으로 옳은 것은?

┃보기┃

| 가. 핵막(nuclear membrane) | 나. 핵소체(nucleolus, 인) |
| 다. 염색질(chromatin) | 라. 리보솜(ribosome) |

① 가, 나, 다　②가, 다　③나, 라　④라　⑤가, 나, 다, 라

❖ 문헌 한국해부학교수협의회 편, 생리학, 정담미디어, 2005, p.40

0024

핵(nucleus)의 주요기능으로 옳은 것은?

┃보기┃

| 가. 대사 조절 | 나. 세포 분열 조절 |
| 다. 단백질 합성 조절 | 라. 유전인자의 정보센터 |

① 가, 나, 다　②가, 다　③나, 라　④라　⑤가, 나, 다, 라

❖ 문헌 한국해부학교수협의회 편, 생리학, 정담미디어, 2005, p.40

0025

핵산(nucleic acid)의 구성성분인 DNA의 염기로 옳은 것은?

┃보기┃

가. 아데닌(Adenine)　나. 시토신(Cytosine)　다. 구아닌(Guanine)　라. 우라실(Uracil)

① 가, 나, 다　②가, 다　③나, 라　④라　⑤가, 나, 다, 라

❖ 문헌 한국해부학교수협의회 편, 생리학, 정담미디어, 2005, p.43

해설

0022
• 미세사(microfilament)는 세포의 골격, 구조 유지, 수축 및 운동에 관여한다.

0023
• 핵(nucleus)의 구성
① 핵막(nuclear membrane) : 핵공을 가진 2겹의 반투과성막
② 핵인, 핵소체(nucleolus) : 호염기성을 띠며 RNA와 단백질로 구성, rRNA 합성
③ 염색질(chromatin) : DNA와 histon 단백질로 구성, 세포분열시 염색체가 됨
④ 핵질(nucleoplasm) : 핵소체와 염색질을 제외한 부분으로 리보솜과 핵산, 핵 구성물질의 합성에 필요한 분자들과 물로 이루어진 혼합물이다.

0024
• 핵의 기능 : 대사 조절, 세포분열 조절, 단백질 합성 조절, 유전인자의 정보센터

0025
• DNA 염기 : Adenine, Cytosine, Guanine, Thymine

해·설

0026
• RNA 염기 : Adenine, Cytosine, Guanine, Uracil

0026

핵산(nucleic acid)의 구성성분인 RNA의 염기로 옳은 것은?

┃보기┃
> 가. 아데닌(Adenine)　　나. 시토신(Cytosine)　　다. 구아닌(Guanine)　　라. 우라실(Uracil)

① 가, 나, 다　　② 가, 다　　③ 나, 라　　④ 라　　⑤ 가, 나, 다, 라

✣ **문헌** 한국해부학교수협의회 편, 생리학, 정담미디어, 2005, p.43

0027
• 5탄당을 중심으로 염기와 인산이 결합되어 있다.

0027

핵산(nucleic acid)을 이루는 성분으로 옳은 것은?

┃보기┃
> 가. 염기(base)　　나. 5탄당(pentose)　　다. 인산(phospate)　　라. 단백질

① 가, 나, 다　　② 가, 다　　③ 나, 라　　④ 라　　⑤ 가, 나, 다, 라

✣ **문헌** 한국해부학교수협의회 편, 생리학, 정담미디어, 2005, p.41

0028
• RNA는 DNA의 암호를 받아 정보를 전달하여 단백질을 합성한다.

0028

다음과 같은 특징을 갖는 물질로 옳은 것은?

┃보기┃
> • 유전자의 본체이며, 유전 암호를 가지고 있다.
> • 세포의 핵, 엽록체, 미토콘드리아 등에 있다.
> • 상보적인 수소결합을 하고 있다.

① DNA(deoxyribonucleic acid)　　② RNA(ribonucleic acid)
③ mRNA(messenger RNA)　　④ tRNA(transfer RNA)
⑤ rRNA(ribosomal RNA)

✣ **문헌** 한국해부학교수협의회 편, 생리학, 정담미디어, 2005, p.42

0029
• RNA는 DNA의 암호를 받아 정보를 전달하여 단백질을 합성한다.

0029

다음과 같은 특징을 갖는 물질로 옳은 것은?

┃보기┃
> • DNA의 암호를 받아 정보를 전달하여 단백질 합성
> • 세포의 핵소체(인), 리보솜, 세포질에 있다.

① DNA(deoxyribonucleic acid)　　② RNA(ribonucleic acid)
③ mRNA(messenger RNA)　　④ tRNA(transfer RNA)
⑤ rRNA(ribosomal RNA)

✣ **문헌** 한국해부학교수협의회 편, 생리학, 정담미디어, 2005, p.41

🎯 **정답**　　26 ⑤　27 ①　28 ①　29 ②

0030

세포막을 통한 물질 이동현상으로 옳은 것은?

▌보기▐

| 가. 확산(diffusion) | 나. 촉진확산(facilitated diffusion) |
| 다. 삼투(osmosis) | 라. 여과(filtration) |

① 가, 나, 다   ② 가, 다   ③ 나, 라   ④ 라   ⑤ 가, 나, 다, 라

✛ 문헌 한국해부학교수협의회 편, 생리학, 정담미디어, 2005, p.41

0030

• 물질이동은 확산(diffusion), 촉진확산(facilitated diffusion), 삼투(osmosis), 여과(filtration) 등을 통해서 이루어진다.

0031

세포막을 통한 물질의 이동 기전 중 수동수송에 속하는 것으로 옳은 것은?

▌보기▐

| 가. 확산(diffusion) | 나. 삼투(osmosis) |
| 다. 여과(filtration) | 라. 음세포작용(pinocytosis : cell drinking) |

① 가, 나, 다   ② 가, 다   ③ 나, 라   ④ 라   ⑤ 가, 나, 다, 라

✛ 문헌 한국해부학교수협의회 편, 생리학, 정담미디어, 2005, p.53

0031

• 수동수송(passive transport) : 에너지(ATP) 소모가 필요 없는 과정으로 단순한 분자들의 운동에 의한 결과로 발생하므로 자발적 이동이라고도 한다.

0032

다음에서 설명하는 물질이동 현상으로 옳은 것은?

▌보기▐

물질분자가 높은 쪽의 용질이 낮은 곳으로 이동하여 최종적으로 농도가 같아지는 현상

① 확산(diffusion)   ② 촉진확산(facilitated diffusion)   ③ 삼투(osmosis)

④ 여과(filtration)   ⑤ 능동수송(active transport)

✛ 문헌 한국해부학교수협의회 편, 생리학, 정담미디어, 2005, p.53

0032

• 물질분자가 높은 쪽의 용질이 낮은 곳으로 이동하여 최종적으로 농도가 같아지는 현상을 확산이라고 한다.

0033

다음과 같은 물질이동 현상으로 옳은 것은?

▌보기▐

• 세포막에 있는 특정한 운반단백질과 결합하여 세포막을 통과
• 농도가 높은 쪽에서 낮은 쪽으로 이동하며, 에너지를 소모하지 않음
• 확산할 수 있는 최대량이 결정되어 어느 정도 올라가면 더 이상 확산되지 않음

① 확산(diffusion)   ② 촉진확산(facilitated diffusion)   ③ 삼투(osmosis)

④ 여과(filtration)   ⑤ 능동수송(active transport)

✛ 문헌 한국해부학교수협의회 편, 생리학, 정담미디어, 2005, p.55

0033

• 확산할 수 있는 최대량이 결정되어 어느 정도 올라가면 더 이상 확산되지 않는 경우를 촉진확산(facilitated diffusion)이라고 한다.

해설

0034
• 여과지를 써서 액체와 고체 입자를 분리하는 것을 여과라 한다.

0035
• 반투막을 경계로 비투과성 용질과 투과성인 용매가 있을 때 반투과막에 미치는 압력을 삼투압이라 한다.

0036
• NaCl의 경우는 Na^+와 Cl^-로 해리되기 때문에 P=2CRT공식에 적용한다.
• $P = 2 \times 0.082 \times (273 + 20)$
  $= 2 \times 0.082 \times 293$
  $= 48.052$

0037
• 체액의 등장은 0.85~0.9%이다. 이보다 높으면 고장액, 낮으면 저장액이라 한다.

0034

다음과 같은 물질이동 현상으로 옳은 것은?

▌보기 ▌
• 내 · 외막에 압력차가 있을 때 막을 통해 액체가 이동하는 현상
• 여과지를 써서 액체와 고체 입자를 분리할 때 쓰는 방법

① 확산(diffusion)   ② 촉진확산(facilitated diffusion)   ③ 삼투(osmosis)
④ 여과(filtration)   ⑤ 능동수송(active transport)

✛ 문헌 한국해부학교수협의회 편, 생리학, 정담미디어, 2005, p.55

0035

다음과 같은 물질이동 현상으로 옳은 것은?

▌보기 ▌
• 반투막을 경계로 비투과성 용질과 투과성인 용매가 있을 때 반투과막에 미치는 압력

① 확산(diffusion)   ② 촉진확산(facilitated diffusion)   ③ 삼투압(osmosis)
④ 여과(filtration)   ⑤ 능동수송(active transport)

✛ 문헌 한국해부학교수협의회 편, 생리학, 정담미디어, 2005, p.56

0036

다음 Van't Hoff식을 이용하여 20℃에서 설탕용액 2mol의 삼투압을 구하시오.

▌보기 ▌
P = CRT
P : 삼투압(atm)   C : 용액의 몰농도
R : 기체상수(0.082)   T : 절대온도(273+t℃)

✛ 문헌 한국해부학교수협의회 편, 생리학, 정담미디어, 2005, p.56

0037

다음과 같은 상태의 용액으로 옳은 것은?

▌보기 ▌
• 어떤 용액과 삼투압이 같은 경우
• 물의 이동현상이나 세포모양에 변화를 일으키지 않는다

① 등장액(Isotonic solution)   ② 저장액(Hypotonic solution)
③ 고장액(Hypertonic solution)   ④ 현탁액(suspension)
⑤ 유탁액(emulsion)

✛ 문헌 한국해부학교수협의회 편, 생리학, 정담미디어, 2005, p.56

0038

다음과 같은 상태의 용액으로 옳은 것은?

┃보기┃

어떤 용액보다 낮은 삼투압을 가진 용액

① 등장액(Isotonic solution)
② 저장액(Hypotonic solution)
③ 고장액(Hypertonic solution)
④ 현탁액(suspension)
⑤ 유탁액(emulsion)

✛ 문헌 한국해부학교수협의회 편, 생리학, 정답미디어, 2005, p.57

0039

다음과 같은 상태의 용액으로 옳은 것은?

┃보기┃

어떤 용액보다 높은 삼투압을 가진 용액

① 등장액(Isotonic solution)
② 저장액(Hypotonic solution)
③ 고장액(Hypertonic solution)
④ 현탁액(suspension)
⑤ 유탁액(emulsion)

✛ 문헌 한국해부학교수협의회 편, 생리학, 정답미디어, 2005, p.56

0040

다음과 같은 물질이동 현상으로 옳은 것은?

┃보기┃

• 운반체 매개이동(carrier mediated transport)
• 농도나 전기적 경사에 역행하여 일어나는 물질의 이동현상

① 확산(diffusion)
② 촉진확산(facilitated diffusion)
③ 삼투(osmosis)
④ 여과(filtration)
⑤ 능동수송(active transport)

✛ 문헌 한국해부학교수협의회 편, 생리학, 정답미디어, 2005, p.59

0041

다음과 같은 물질이동 현상으로 옳은 것은?

┃보기┃

외부로부터 들어온 병원균이나 거대분자의 이물질 처리를 위한 운반방식

① 능동수송(active transport)
② 용적운반(bulk transport)
③ 확산(diffusion)
④ 여과(filtration)
⑤ 촉진확산(facilitated diffusion)

✛ 문헌 한국해부학교수협의회 편, 생리학, 정답미디어, 2005, p.60

0038

• 0.8% NaCl에 적혈구를 넣었을 때, 0.8% NaCl의 용매가 적혈구로 이동하는 현상으로 적혈구는 물을 흡수하여 부풀게 되고 심하면 용혈현상을 초래한다.

0039

• 1.0% NaCl에 적혈구를 넣으면 적혈구 내의 수분이 소금물 쪽으로 스며나가 적혈구는 수축 한다.

0040

• Na^+-k^+pump등은 능동수송에 의해 일어난다.

0041

• 용적운반
(1) 세포내이입(endocytosis)
　① phagocytosis(cell eating) : 식세포작용, 고형 물질을 삼키는 방식
　　ex) 세균을 백혈구가 먹는 방식
　② pinocytosis(cell drinking) : 음세포작용, 액성 물질을 삼키는 방식
　　ex) 효소, 호르몬, 항체 등 작은 물질이 이동, 모세혈관 벽의 세포
(2) 세포외유출(exocytosis) : 토세포 작용
　　ex) 내분비선, 소화선의 물질이 분비 소낭에 싸여 세포 밖으로 이동

🎯 정답

38 ② 39 ③ 40 ① 41 ②

0042
•총체액량 − 세포내액 − 세포외액의 조성은 60% − 40% − 20% 정도이다.

0042

성인 남성을 기준으로 한 총체액량−세포내액−세포외액의 조성으로 옳은 것은?

① 60% − 30% − 20%   ② 60% − 20% − 20%   ③ 60% − 40% − 20%

④ 70% − 20% − 10%   ⑤ 70% − 15% − 15%

✛ **문헌** 한국해부학교수협의회 편, 생리학, 정담미디어, 2005, p.63

0043
•가장 많은 세포내액의 전해질은 K^+이다.

0043

세포내액의 전해질 중 가장 많이 분포되어 있는 것은?

① K^+ ② Mg^{2+} ③ Na^+ ④ Cl^- ⑤ H^+

✛ **문헌** 한국해부학교수협의회 편, 생리학, 정담미디어, 2005, p.63

0044
•가장 많은 세포외액의 전해질은 Na^+이다.

0044

세포외액의 전해질 중 가장 많이 분포되어 있는 것은?

① K^+ ② Mg^{2+} ③ Na^+ ④ Cl^- ⑤ H^+

✛ **문헌** 한국해부학교수협의회 편, 생리학, 정담미디어, 2005, p.63

0045
•모세혈관에서 액체이동은 혈장교질삼투압과 조직교질삼투압에 의한다.

0045

모세혈관에서 액체 이동현상으로 옳은 것은?

| 보기 |

가. 액압(fluid pressure, FP)
나. 혈장교질삼투압(plasma colloidal osmotic pressure, PCOP)
다. 조직압(tissue pressure, TP)
라. 조직교질삼투압(tissue colloidal osmotic pressure, TCOP)

① 가, 나, 다   ② 가, 다   ③ 나, 라   ④ 라   ⑤ 가, 나, 다, 라

✛ **문헌** 한국해부학교수협의회 편, 생리학, 정담미디어, 2005, p.63

0046

인체의 가장 기본적인 구성단위는?

① 신경　　　　② 세포　　　　③ 기관　　　　④ 골격　　　　⑤ 조직

　✛ 문헌　이창현 외, 해부생리학, 메디컬코리아, 2007, p.57

0046
• 인체의 가장 기본적인 단위는 세포이며 조직, 조직계, 기관, 기관계 등을 형성한다.

0047

뼈 조직에 있는 세포로 옳은 것은?

> 보기
>
> 가. 뼈발생세포　　　　나. 뼈파괴세포　　　　다. 뼈모세포　　　　라. 뼈세포

① 가, 나, 다　　② 가, 다　　　③ 나, 라　　　④ 라　　　⑤ 가, 나, 다, 라

　✛ 문헌　이영돈 외, 해부생리학, 라이프사이언스, 2007, p.89

0047
• 뼈발생세포, 뼈모세포, 뼈세포는 하나의 계열에 속하는 세포이며, 뼈파괴세포는 단핵구와 큰포식세포와 관련이 있다.

0048

용액에 대한 설명이다. A, B, C에 적절한 용어는?

> 보기
>
> 혈장과 같은 삼투질 농도를 가진 용액을 (A)이라 하고 삼투질 농도가 높은 용액을 (B), 낮은 용액을 (C)이라고 한다.

	①	②	③	④	⑤
A	등장성	등장성	삼투성	확산성	이온성
B	저장성	고장성	고장성	삼투성	삼투성
C	고장성	저장성	저장성	등장성	등장성

　✛ 문헌　전국의과대학교수, Ganong's 생리학, 도서출판 한우리, 1999, p.6.

0048
• 0.9% NaCl용액은 용액속의 삼투작용 입자가 세포 속으로 이동하지 않고 대사되지 않으므로 등장성으로 남는다.

0049

세포막을 구성하는 주성분은?

① 인지질, 탄수화물　　　② 인지질, 단백질　　　③ 단백질, 탄수화물
④ 인지질, 핵산　　　⑤ 단백질, 핵산

　✛ 문헌　박인국, 생리학, 라이프사이언스, 2003, p.35.

0049
• 세포막과 세포소기관을 둘러싸고 있는 막은 주로 인지질과 단백질이다.

0050

• 지질은 탄소, 수소 및 산소원자 등으로 구성되어 있으며 수소와 산소의 구성비는 일정하지 않다.

0050

지질에 속하는 유기화합물로 옳은 것은?

| 보기 |
| 가. 지방　　　　　나. 인지질　　　　　다. 스테로이드　　　　　라. 프로스타글라딘 |

① 가, 나, 다　　② 가, 다　　③ 나, 라　　④ 라　　⑤ 가, 나, 다, 라

✛ 문헌 이영돈 외, 해부생리학, 라이프사이언스, 2007, p.18

0051

• 단백질은 100여개 이상의 아미노산이 펩티드(peptide)결합을 하여 만든다.

0051

단백질을 구성하는 기본물질로 옳은 것은?

① 인지질　　② 탄수화물　　③ 아미노산　　④ 핵산　　⑤ 단당류

✛ 문헌 이영돈 외, 해부생리학, 라이프사이언스, 2007, p.19

0052

• 세포막에 있는 단백질의 기능
－이온을 능동적으로 수송하는 펌프기능
－전기화학적 경사에 따라 물질을 수송하는 운반체 기능
－이온통로로 작용하여 활성될 때 세포 내외로 이온의 이동을 허용한다.
－신경전달물질 및 호르몬과 결합하여 생리적 변화를 일으킨다.
－막의 표면에서 효소로서 작용한다.
－항체의 가공과 자가세포의 인식

0052

세포막에 있는 단백질의 기능으로 옳은 것은?

| 보기 |
| 가. 펌프기능　　　　　나. 운반체 기능　　　　　다. 이온의 통로　　　　　라. 수용체 |

① 가, 나, 다　　② 가, 다　　③ 나, 라　　④ 라　　⑤ 가, 나, 다, 라

✛ 문헌 전국의과대학교수, Ganong's 생리학, 도서출판 한우리, 1999, p.10

0053

• 활면소포체 : 비극성물질대사
• 조면소포체 : 단백질합성
• 사립체(미토콘드리아) : ATP합성
• 리보솜 : 단백질합성
• 골지체 : 탄수화물 합성과 가공
• 중심체 : 핵분열
• 액포 : 물질 저장과 방출
• 염색질 : 유전암호

0053

단백질 합성과 관련이 있는 세포내 미세구조는?

① 소포체, 사립체(미토콘드리아)　　② 골지체, 중심체　　③ 리소좀, 활면소포체

④ 리보솜, 조면소포체　　⑤ 액포, 조면소포체

✛ 문헌 박희진 외, EMT기초의학, 현문사, 2005. p.82

0054

사립체(미토콘드리아)(mitochondria)의 기능으로 옳은 것은?

① 음세포작용　　② 소화작용　　　③ 유전기능　　④ 체내수분조절　⑤ 호흡작용

　✛ 문헌　전국의과대학교수, Ganong's 생리학, 도서출판 한우리, 1999, p.11

0055

세포내로 들어온 독성물질을 분해하는 곳으로 옳은 것은?

① 과립세포질세망　　　　② 무과립세포질세망　　　　③ 골지체

④ 핵　　　　　　　　　⑤ 핵소체

　✛ 문헌　이영돈 외, 해부생리학, 라이프사이언스, 2007, p.38

0056

상피세포의 일반적인 특징으로 옳은 것은?

┌ 보기 ┐
가. 몸의 표면을 덮는다.　　　　　　　　나. 기저막 위에 위치한다.
다. 세포 사이 연결구조가 발달되어 있다.　라. 혈관이 없다.

① 가, 나, 다　　② 가, 다　　　③ 나, 라　　　④ 라　　　　⑤ 가, 나, 다, 라

　✛ 문헌　이영돈 외, 해부생리학, 라이프사이언스, 2007, p.56

0057

상피조직의 기능으로 옳은 것은?

┌ 보기 ┐
가. 보호　　　　　나. 분비　　　　　다. 배설　　　　　라. 흡수

① 가, 나, 다　　② 가, 다　　　③ 나, 라　　　④ 라　　　　⑤ 가, 나, 다, 라

　✛ 문헌　이영돈 외, 해부생리학, 라이프사이언스, 2007, p.57

해설

0054
• 사립체(미토콘드리아)에서는 호흡작용이 일어나 ATP가 생성된다.

0055
• 어떤 독성물질에 자주 노출되면 이를 분해하기 위해 간세포의 무과립세포질세망이 많아진다.

0056
• 중간 미세섬유 단백질로서 케라틴(keratin)을 생산한다.

0057
• 경우에 따라서는 감각기능이나 수축기능도 한다.

해설

0058
• 거짓중층원주상피 : 기관과 큰 기관지의 벽에 많으며 점액을 분비하고 이동시켜 외부에서 들어온 불순물을 거른다.

0059
• 각질중층편평상피는 외부의 물리적 자극이 커지면 더욱 두꺼워진다.

0060
• 세포내액에 약 89.6%가 존재한다.

0061
• 음세포작용(pinocytosis) : 세포막이 안으로 함입하여 세포외에 있는 분자를 삼키는 작용
• 수용체−매개 세포내유입 : 세포외 분자가 세포막의 특정 수용체 단백질과 결합하는 것
• 섬모작용 : 세포의 체표면에 다수가 붙어 운동을 하는 미세소관의 움직임
• 편모작용 : 세포의 체표면에 하나 또는 두 개가 붙어 운동을 하는 미세소관의 움직임

0058

외부환경의 유해한 물질에 대한 노출로 세포가 죽더라도 점액을 분비하여 기저막을 보호할 필요가 있는 부위에 가장 적절한 상피 종류는?

① 단층원주상피　　　　② 중층편평상피　　　　③ 거짓중층원주상피
④ 이행상피　　　　　　⑤ 단층편평상피

✚ 문헌 이영돈 외, 해부생리학, 라이프사이언스, 2007, p.61

0059

심한 마찰에 노출되는 부위에 가장 적절한 상피 종류는?

① 단층원주상피　　　　② 중층편평상피　　　　③ 거짓중층원주상피
④ 이행상피　　　　　　⑤ 단층편평상피

✚ 문헌 이영돈 외, 해부생리학, 라이프사이언스, 2007, p.61

0060

인체에서 칼륨(K^+)이 가장 많이 분포되어있는 부위로 옳은 것은?

① 세포내액　　② 세포외액　　③ 원형질　　④ 치밀결합조직　　⑤ 뼈

✚ 문헌 전국의과대학교수, Ganong's 생리학, 도서출판 한우리, 1999, p.31

0061

백혈구나 간세포가 헛족을 내어 세균 등의 입자를 삼키는 작용은?

① 음세포작용　　　　　② 수용체−매개 세포내유입　　③ 섬모작용
④ 식작용　　　　　　　⑤ 편모작용

✚ 문헌 박인국, 생리학, 라이프사이언스, 2003, p.36

0062

세포내 소기관과 기능의 연결이 틀린 것은?

① 용해소체(리소좀) − 가수분해효소 함유 ② 사립체(미토콘드리아) − ATP생산

③ 리보소체(리보솜) − 단백질 합성 ④ 소포체(세포질세망) − 호흡작용

⑤ 중심소체 − 세포분열

✢ 문헌 박인국, 생리학, 라이프사이언스, 2003, p.39-40

0063

세포의 분열과정에서 염색체가 염색분체로 갈라지면서 세포의 양끝으로 이동하는 시기는?

① 사이기 ② 전기 ③ 중기 ④ 후기 ⑤ 종기

✢ 문헌 이영돈 외, 해부생리학, 라이프사이언스, 2007, p.47

0064

세포의 분열과정을 순서대로 나열한 것으로 옳은 것은?

| 보기 |

| 가. 중기 | 나. 종기 | 다. 사이기 | 라. 전기 | 마. 후기 |

① 가→나→다→라→마 ② 나→가→다→라→마

③ 다→라→가→마→나 ④ 라→가→마→다→나

⑤ 마→가→다→라→나

✢ 문헌 이영돈 외, 해부생리학, 라이프사이언스, 2007, p.47

0065

적혈구세포와 등장인 생리식염수 NaCl의 농도로 옳은 것은?

① 0.4% ② 0.6% ③ 0.9% ④ 1.2% ⑤ 1.5%

✢ 문헌 박희진 외, EMT기초의학, 현문사, 2005, p.280

해설

0062

• 소포체는 과립소포체(조면소포체)와 무과립소포체(활면소포체)가 있으며, 과립소포체는 표면에 리보솜을 가지고 있고 무과립소포체는 리보솜이 없다. 무과립소포체는 스테로이드호르몬 생성과 불활성에 관련된 효소반응의 부위, 가로무늬 근세포의 Ca^{2+} 저장 부위를 제공하며 과립소포체는 단백질 합성이 왕성한 세포와 외분비선과 내분비선 같은 분비가 활발한 세포에 많이 존재한다.

0063

• 사이기 : 세포분열 사이의 휴지기
• 전기 : 염색질 섬유가 치밀하게 모여 염색체가 형성됨
• 중기 : 중심절이 적도판을 따라 나란히 배열됨
• 후기 : 염색체가 염색분체로 갈라지면서 세포의 양끝으로 이동
• 종기 : 핵막이 다시 형성됨

0064

• 유사분열이 완료되면 후기의 늦은 시기에 세포주변에 고랑이 형성되면서 세포질분열이 시작된다. 세포질 분열은 종기를 거치면서 완료된다.

0065

• 적혈구세포의 등장액은 0.85~0.9%이며, 이보다 높으면 고장액, 낮으면 저장액이라 한다.

0066

• 전기, 중기, 후기, 말기는 유사분열기로써 염색체의 변화와 이동이 나타난다. 간기는 G₁, S, G₂기로 세분되며 세포의 성장과 DNA의 복제가 일어난다.

0066

세포주기에서 분열을 하지 않는 시기는?

① 전기 ② 중기 ③ 후기 ④ 말기 ⑤ 간기

✚ **문헌** 박인국, 생리학, 라이프사이언스, 2003, p.49

0067

• G₁(G : gap을 의미)기는 안정기로 mRNA와 단백질을 합성하며, G₂기는 염색질이 응축하여 짧고 굵은 구조가 된다.

0067

세포주기에서 DNA 복제가 일어나는 시기는?

① 전기 ② 중기 ③ G₁기 ④ S기 ⑤ G₂기

✚ **문헌** 박인국, 생리학, 라이프사이언스, 2003, p.49

0068

• 세포내 구획과 세포외 구획의 수분함량 비는 약 67 : 33이며 세포외 구획의 약20% 수분은 심혈관계에 존재하고 그것은 혈장이 차지하고 있다.

0068

세포내 구획과 세포외 구획의 수분함량 비로 옳은 것은?

① 약 25 : 75 ② 약 35 : 65 ③ 약 50 : 50 ④ 약 65 : 35 ⑤ 약 75 : 25

✚ **문헌** 박인국, 생리학, 라이프사이언스, 2003, p.84

0069

• 능동수송은 전기적 · 화학적 농도에 역행하여 일어나는 물질의 이동으로 ATP와 특정 운반체 단백질을 필요로 한다.
• 수동수송은 고농도에서 저농도로 분자와 이온이 이동하는 것으로 에너지 소모가없다.

0069

원형질막의 능동수송을 잘 설명한 것은?

┃ 보기 ┃
> 가. ATP와 특정 운반체 단백질을 필요로 한다.
> 나. 에너지 소모가 없다.
> 다. 전기적 · 화학적 농도에 역행하여 일어나는 물질의 이동
> 라. 고농도에서 저농도로 분자와 이온이 이동하는 것

① 가, 나, 다 ② 가, 다 ③ 나, 라 ④ 라 ⑤ 가, 나, 다, 라

✚ **문헌** 박인국, 생리학, 라이프사이언스, 2003, p.85

해설

0070

확산과 삼투에 관한 설명이다. (A)와 (B)의 용어로 옳은 것은?

┃보기┃

용액 속에 녹아있는 분자와 이온들이 열에너지에 의해 퍼져나가는 현상은 (A)이며, 농도가 높은 용질쪽으로 용매분자가 순확산되는 현상은 (B)(이)라 한다.

	①	②	③	④	⑤
A	삼투	농도경사	삼투	확산	전기적경사
B	확산	전기적경사	평형	삼투	농도경사

✢ **문헌** 전국의과대학교수, 생리학, 도서출판 한우리, 1999, p.4

0070

• 용액에서 입자의 운동에 의해 가스나 물질이 퍼져 나가는 현상을 확산이라 하며, 선택적투과성막을 통한 물의 순확산(net diffusion)을 삼투현상(osmosis)이라 한다.

0071

사망 후 인체의 수축현상이 일어나고 굳어지는 데 관여하는 물질로 옳은 것은?

① 칼슘 ② 비타민 ③ 무기염류 ④ 탄수화물 ⑤ 단백질

✢ **문헌** 정영태 외, 인체생리학, 청구문화사, 2002, p.251

0071

• 단백질은 체내에서 분해되면 요소, 요산이 생기고 사후에는 인체의 수축에 관여한다.

0072

원형질막의 용액 확산속도 요인으로 옳은 것은?

┃보기┃

가. 막을 중심으로 한 농도경사 나. 확산물질에 대한 막의 침투성
다. 용액의 온도 라. 막의 표면적

① 가, 나, 다 ② 가, 다 ③ 나, 라 ④ 라 ⑤ 가, 나, 다, 라

✢ **문헌** 박인국, 생리학, 라이프사이언스, 2003, p.86

0072

• 원형질막의 용액 확산속도는 막을 중심으로 한 농도경사, 확산물질에 대한 막의 침투성, 용액의 온도, 막의 표면적 등에 달려 있다.

0073

삼투압의 설명으로 옳지 않는 것은?

① 용매의 이동을 방지하는데 필요한 압력이다.

② 용액의 용질농도가 클수록 삼투압은 커진다.

③ 순수한 물은 삼투압이 0이다.

④ 360g/L 포도당 용액은 180g/L 포도당 용액보다 2배의 삼투압을 갖는다.

⑤ 삼투압은 용질의 화학적 성질에 달려 있다.

✢ **문헌** 박인국, 생리학, 라이프사이언스, 2003, p.87

0073

• 삼투압은 용질/용매의 비율에 달려 있지, 용질의 화학적 성질에 달려 있지 않다.

핵심문제

해설

0074

증가된 혈장삼투몰농도는 뇌 시상하부의 삼투압수용기를 자극하고, 삼투압수용기는 뇌하수체후엽에 나있는 축삭을 자극하는데, 이는 후엽으로 하여금 항이뇨호르몬(antidiuretic hormone, ADH)을 혈액으로 방출하게 한다. ADH는 신장에 작용해 수분보유를 촉진시켜 적은 양의 농축된 소변이 배설되도록 한다.

0075

저장액속의 적혈구는 물을 흡수해 터지는 용혈현상이 나타나고, 고장액에 적혈구를 넣었을 때는 적혈구 주변에 톱니자국이 나는 둔거치상(crenation)이 나타난다.

0076

Na^+/K^+펌프에 의해 2개의 K^+이 세포 안으로 수송되며, 3개의 Na^+이 세포 밖으로 수송되어 세포내부는 음전하를 띠게 된다. 이 수송은 에너지를 필요로 한다. 펌프가 멈추면 세포내에 증가된 Na^+농도에 의해 물의 삼투유입이 촉진되어 세포가 손상된다.

0077

분비상피는 선(gland)에 있으며 분비작용을 한다.

0074

탈수환자의 혈액삼투몰농도의 조절기전이다. 기전의 올바른 순서는?

▶보기
가. 혈장삼투몰농도 증가　　　　　나. 시상하부의 삼투압수용기 자극
다. 뇌하수체후엽의 항이뇨호르몬 방출　　　라. 수분흡수증가

① 가 → 다 → 나 → 라　　② 가 → 나 → 라 → 다　　③ 가 → 나 → 다 → 라
④ 나 → 가 → 다 → 라　　⑤ 다 → 나 → 가 → 라

✛ 문헌 박인국, 생리학, 라이프사이언스, 2003, p.89

0075

응급환자에게 고장액의 정맥주사를 투여하였다. 환자의 적혈구에 나타나는 현상으로 옳은 것은?

① 용혈　　　② 원형질 분리　　③ 팽창　　④ 둔거치상형성　　⑤ 변함없음

✛ 문헌 박인국, 생리학, 라이프사이언스, 2003, p.89

0076

Na^+/K^+펌프의 설명으로 옳은 것은?

▶보기
가. 2개의 K^+을 세포 안으로 수송한다.
나. 3개의 Na^+을 세포 밖으로 수송한다.
다. 펌프가 멈추면 Na^+농도에 의해 물의 삼투유입이 촉진된다.
라. 죽은 세포에서도 촉진확산에 의해 일어난다.

① 가, 나, 다　　② 가, 다　　③ 나, 라　　④ 라　　⑤ 가, 나, 다, 라

✛ 문헌 박인국, 생리학, 라이프사이언스, 2003, p.91

0077

화재현장에서 매연을 흡입했을 때 가래를 분비해 내는 상피로 옳은 것은?

① 보호상피(피개상피)　　　② 호흡상피　　③ 흡수상피
④ 분비상피(선상피)　　　　⑤ 배상피

✛ 문헌 강기선 외, 인체해부학, 고문사, 1996, p.23

정답　74 ③　75 ④　76 ① 77 ④

34

0078

영양물, 노폐물, 용해가스의 확산 비율에 미치는 인자로 옳은 것은?

┃ 보기 ┃

가. 농도 경사의 크기	나. 분자의 크기
다. 세포막의 면적	라. 온도

① 가, 나, 다　　② 가, 다　　　③ 나, 라　　　④ 라　　　⑤ 가, 나, 다, 라

✤ 문헌 박희진 외, EMT기초의학, 현문사, 2005, p.278

0079

다음과 같은 특징을 지닌 세포내 소기관으로 옳은 것은?

┃ 보기 ┃

- 단백질, 다당류 등을 분해하는 가수분해효소를 가지고 있다.
- 식균작용을 한다.
- 저산소증이 있을 때 많이 파괴된다.
- 백혈구와 거대 식세포에 많이 존재한다.

① 중심립(centriole)　　　　　　② 리소좀(lysosome)

③ 골지체(Golgi complex)　　　　④ 소포체(endoplasmic reticulum)

⑤ 미토콘드리아(mitochondria)

✤ 문헌 박희진 외, EMT기초의학, 현문사, 2005, p. 273

0080

체내 단백질 합성의 중추적인 역할을 하는 세포내 소기관으로 옳은 것은?

① 중심립(centriole)　　　　　　② 리소좀(lysosome)

③ 골지체(Golgi complex)　　　　④ 소포체(endoplasmic reticulum)

⑤ 미토콘드리아(mitochondria)

✤ 문헌 박희진 외, EMT기초의학, 현문사, 2005, p.274

0081

생체내에서 일어나는 삼투현상 결과를 설명한 것으로 옳은 것은?

┃ 보기 ┃

가. 50% 포도당을 정맥주사 했더니 적혈구가 용혈되었다.
나. 0.85%의 식염등장액을 정맥주사 했더니 적혈구의 변화가 없었다.
다. 0.60%의 식염저장액을 정맥주사 했더니 적혈구의 원형질이 분리되었다.
라. 25.0%의 식염고장액을 정맥주사 했더니 적혈구가 수축되었다.

① 가, 나, 다　　② 가, 다　　　③ 나, 라　　　④ 라　　　⑤ 가, 나, 다, 라

✤ 문헌 박희진 외, EMT기초의학, 현문사, 2005, p.280

해설

0078

- 영양물, 노폐물, 용해가스의 확산 비율에 미치는 인자는 농도 경사의 크기, 분자의 크기, 세포막의 면적, 온도 등이다.

0079

- 리소좀 : 단백질, 다당류 등을 분해하는 가수분해효소를 가지고 있다.
  식균작용을 한다.
  저산소증이 있을 때 많이 파괴된다.
  백혈구와 거대 식세포에 많이 존재한다.

0080

- 리보솜 : 많은 양의 RNA 및 단백질로 구성된 거대분자

0081

- 생리적 식염수의 등장은 0.85%이다.

0082
• 농도기울기(concentration gradient)란 어느 한쪽의 물질이 다른쪽보다 많은 상태이며 보통 막을 경계로 형성된다.

0082

어떤 물질이 세포막을 경계로 한쪽보다 다른쪽에 더 많이 있을 때 이를 무엇이라고 하는가?

① 전위　　　② 확산　　　③ 분극　　　④ 용액　　　⑤ 농도기울기

✛ 문헌 이영돈 외, 해부생리학, 라이프사이언스, 2007, p.134

0083
• Na^+-K^+-ATP분해효소는 3개의 Na^+을 세포 밖으로 퍼내고 2개의 K^+을 세포 안으로 들여보내는 기전성 분자펌프이다.

0083

Na^+-K^+-ATP분해효소가 기전성인 이유는?

① 농도기울기를 역행해서 나트륨이 이동한다.

② ATP형태의 에너지가 필요하다.

③ 나트륨과 칼륨을 반대방향으로 이동시킨다.

④ 서로 다른 량의 나트륨과 칼륨을 반대방향으로 이동시킨다.

⑤ 나트륨과 칼륨을 같은 방향으로 이동시킨다.

✛ 문헌 이영돈 외, 해부생리학, 라이프사이언스, 2007, p.134

0084
• Na^+은 세포외액에서 가장 풍부한 양이온으로 체수분의 조절에 극히 중요하다.

0084

세포외액에서 가장 풍부한 전해질로 옳은 것은?

① Na^+　　② Ca^{++}　　③ K^+　　④ Mg^+　　⑤ H^+

✛ 문헌 김세은 외, 응급약리학, 한미의학, 2003, p.81

0085
• 뉴클레오티드는 염기, 5탄당, 인산이 1:1:1로 결합되어 있다.

0085

뉴클레오티드의 화학적 구성물질 3가지로 옳은 것은?

① 염기, 5탄당, 인산　　② 탄수화물, 당, 효소　　③ 5탄당, 효소, 단백질

④ 효소, 단백질, 탄소　　⑤ 단백질, 탄수화물, 지질

✛ 문헌 박희진 외, EMT기초의학, 현문사, 2010, p.266

0086

부적합 이식편을 이식했을 때 거부의 매개반응에 관여하는 세포로 옳은 것은?

① α-세포   ② β-세포   ③ δ-세포   ④ T-세포   ⑤ K-세포

✛ **문헌** 박희진 외, EMT기초의학, 현문사, 2010, p.517

0087

동물세포내 수분함유량 변화에 따른 세포의 모양을 설명한 것이다. (A)와 (B)의 내용으로 옳은 것은?

▌보기▐

동물세포를 (A)에 넣으면 수축하고, (B)에 넣으면 팽창한다.

① A : 고장액   B : 저장액   ② A : 고장액   B : 등장액

③ A : 저장액   B : 고장액   ④ A : 등장액   B : 고장액

⑤ A : 저장액   B : 등장액

✛ **문헌** 박희진 외, EMT기초의학, 현문사, 2010, p.272

0088

다음과 같은 물질이동 현상으로 옳은 것은?

▌보기▐

• 물질분자가 고농도에서 저농도로 경사에 다라서 이동하는 현상
• 폐에서 산소와 이산화탄소 교환
• 속도를 결정하는 요인은 농도경사, 전기적 경사, 물질분자의 크기 등

① 여과   ② 능동수송   ③ 확산   ④ 삼투   ⑤ 탈수

✛ **문헌** (사)한국응급구조학회, 현장응급처치학, 정담미디어, 2010, p.223

0089

DNA의 염기가 아닌 것은?

① 아데닌   ② 우라실   ③ 구아닌   ④ 티민   ⑤ 시토신

✛ **문헌** 박희진 외, EMT 기초의학, 현문사, 2010, p.267

해설

0086

• 수용자의 세포가 공여자의 조직을 비자기성분으로 인식하게 되면 수용자의 면역기전이 작동되어 공여자의 조직을 파괴하게 되는데, T-세포 매개반응에 의해 거부반응이 일어난다.

0087

• 동물세포를 고장액에 넣으면 수축하고, 저장액에 넣으면 팽창하여 결국 용혈현상을 일으킨다.

0088

• 긴뼈(장골) : 넙다리뼈(대퇴골), 정강뼈(경골), 종아리뼈(비골), 위팔뼈(상완골), 자뼈(척골), 노뼈(요골) 등

0089

• DNA의 염기 : 아데닌, 구아닌, 시토신, 티민
• RNA의 염기 : 아데닌, 구아닌, 시토신, 우라실

0090
• 구연산회로(TCA cycle)는 미토콘드리아에서 일어난다.

0091
• 사립체에서 호흡작용을 하고 ATP를 생산

0092
• 미세아교세포(microglia)는 중추신경계통의 토박이 큰포식세포이다.

0093
• 1ATP는 약 7.4Cal의 열량을 방출한다.

0094
• 1분자의 포도당으로부터 4분자의 ATP가 생산되어, 해당작용 초기에 2분자의 ATP가 사용되므로 순 ATP의 생산량은 2분자이다.

0090

구연산회로(TCA cycle)에서 아세틸조효소가 옥살아세트산에 작용하여 형성하는 물질은?

① 피루브산　② 글루탐산　③ ATP　④ 인산　⑤ 포도당

✛ 문헌 박희진 외, EMT 기초의학, 현문사, 2010, p.264

0091

ATP 등의 에너지를 생산하는 세포의 소기관은?

① 골기체　② 소포체　③ 핵　④ 염색체　⑤ 사립체

✛ 문헌 박희진 외, EMT 기초의학, 현문사, 2010, p.264

0092

단핵구-큰포식세포 계열에 속하는 것으로 옳은 것은?

① 별아교세포　　② 희소돌기아교세포　　③ 미세아교세포

④ 슈반세포　　⑤ 뇌실막세포

✛ 문헌 이영돈 외, 해부생리학, 라이프사이언스, 2007, p.182

0093

아데노신3인산(adenosine triphosphate, ATP)의 설명으로 옳지 않은 것은?

① ADP와 Pi로 분해될 때는 다량의 에너지가 방출된다.

② 아데노신에 인산기가 3개 달린 유기화합물이다.

③ 모든 생물의 세포내에 풍부하게 존재한다.

④ 생물의 에너지대사에 매우 중요한 역할을 한다.

⑤ 1ATP는 약 3Cal의 열량을 방출한다.

✛ 문헌 박인국, 생리학, 라이프사이언스, 2003, p.63

0094

해당작용의 설명으로 옳지 않은 것은?

① 세포질에서 일어난다.

② 포도당이 분해되는 대사회로이다.

③ 1분자의 포도당으로부터 2분자의 순 ATP가 생산된다.

④ 1분자의 포도당으로부터 2분자의 피루브산이 생성된다.

⑤ 해당작용 초기에 4분자의 ATP가 사용된다.

✛ 문헌 박인국, 생리학, 라이프사이언스, 2003, p.69

0095

운동시 골격근에서 생성된 젖산 일부가 간에서 당신생을 통해 포도당으로 변하는 경로는?

① 크렙스회로(Krebs cycle) ② TCA 회로

③ 코리회로(Cori cycle) ④ 시트르산회로(citric acid cycle)

⑤ 구연산회로

✚ 문헌 박인국, 생리학, 라이프사이언스, 2003, p.71

0096

크렙스회로(Krebs cycle)에서 FAD(flavin adenine dinucleotide)의 환원물질은?

① FADH ② FADH$_2$ ③ NAD ④ NADH ⑤ NADH$_2$

✚ 문헌 박인국, 생리학, 라이프사이언스, 2003, p.72

0097

시안화물(cyanide)에 의한 피로, 두통, 발작 등의 독성효과와 관련이 있는 대사과정으로 옳은 것은?

① 해당작용 ② 구연산회로 ③ 코리회로 ④ 전자전달계 ⑤ 젖산회로

✚ 문헌 박인국, 생리학, 라이프사이언스, 2003, p.75

0098

사망 후 인체의 수축현상이 일어나고 굳어지는데 관여하는 물질로 옳은 것은?

① 칼슘 ② 비타민 ③ 무기염류 ④ 탄수화물 ⑤ 단백질

✚ 문헌 정영태 외, 인체생리학, 청구문화사, 2002, p.251

조직

01 조직(Tissue)

같은 기원과 동일한 형태의 세포가 모여 한 가지 특별한 기능을 하는 세포의 집단으로 상피조직, 근육조직, 신경조직, 결합조직 등 4가지로 분류할 수 있다.

1) 상피조직(Epithelial tissue)
- 인체의 표면과 몸안(체내)의 내면을 덮고 있는 막을 이루는 조직으로 발생학적으로는 외배엽, 중배엽, 내배엽의 모든 곳에서 유래된다.
- 피부 표피층 중 가장 심부에 위치하는 것은 배엽층(종자층)이다.

(1) 편평상피(squamous epithelium)
세포의 모양은 납작하고 둘레는 매우 얇으며 윤활액이 분비되어 심장운동의 마찰력을 감소시켜준다.

(2) 원주상피(columnar epithelium)
- 원주모양의 세포가 빽빽하게 접합된 조직으로 장소에 따라서는 분비기능이 뚜렷하고 위나코의 점막과 같이 점액을 분비하거나 특별히 위액성분을 분비하는 곳도 있다.
- 위, 호흡기 내면(코의 점막) 위액 분비

(3) 섬모상피(ciliated epithelium)
- 원주상피가 변형된 것인데 세포의 표면에 가는 털 모양의 돌기, 즉 섬모가 나 있다.
- 기관지 내면, 난관 등에 분포한다.

(4) 입방상피(cuboidal epithelium)
- 짧은 프리즘 모양으로 표면은 다각형 모자이크 상으로 보이며 사각형이다.
- 난소의 표면

(5) 중층상피(stratified epithelium)
- 여러 층으로 되어 있는 조직으로 주로 신체의 외피를 이루고 층에 따라 세포의 모양이 다르다.
- 각질화되어 염색도 되지 않고 계속 떨어져 나간다.

(6) 내피(endothelium)
- 편평상피의 일종으로 심장, 혈관 및 림프관의 내면을 이루고 있는 것을 특히 내피라고 한다.
- 모세혈관의 조직막

(7) 단층편평상피(simple squamous epithelium)
- 편평한 상피세포가 한 층에 나란히 배열되어 있다.
- 가슴막(흉막), 허파꽈리(폐포), 혈관, 각막, 토리주머니(사구체낭)의 내피

(8) 단층입방상피(simple cuboidal epithelium)
- 입방형의 상피세포가 한 층에 나란히 배열되어 있으며 가로, 세로, 높이가 거의 같은 모양이다.
- 갑상샘 소포, 호흡 세기관지, 수정체에서 볼 수 있고 샘, 분비관 등에서도 볼 수 있다.

(9) 단층원주상피(simple columnar epithelium)
- 원주형의 상피세포가 한 층에 나란히 배열되어 있지만 구성하고 있는 세포와 길이는 같다.
- 위장관의 내면과 자궁, 난관 등의 내면에서 볼 수 있다.

(10) 중층편평상피(stratified squamous epithelium)
- 편평한 세포는 표층에만 존재하며 중층에서부터 심층에 걸쳐 입방형 또는 원주형의 세포가 분포한다.
- 표피, 입안(구강), 식도, 항문 등의 점막상피에서 볼 수 있다.

(11) 중층원주상피(stratified columnar epithelium)
- 표층의 세포는 원주형을 이루고 심층의 세포는 표면이

얇다.
- 후두덮개(후두개), 후두, 남성요도, 타액샘 같은 큰 관에서 볼 수 있다.

⑫ 거짓중층원주상피(pseudo stratified columnar epithelium)
- 세포내에 있는 핵들이 서로 다른 위치에 배열되어 있기 때문에 중층인 것처럼 보이는 것
- 턱밑샘(악하선)과 남성요도 부위에서 볼 수 있다.

⑬ 이행상피(transitional epithelium)
- 방광벽의 신축에 따라서 중층편평상피에서 중층원주상피로 바뀌는 상피이다.
- 방광, 요도, 요관에 분포

⑭ 샘상피(glandular epithelium)
- 피부의 표피 및 점막의 상피조직이 심층에 있는 결합조직내로 함몰되어 분비작용을 하는 것으로 분비물을 도관을 통하여 체표나 장기의 내강으로 방출하는 외분비샘과 분비물을 혈액이나 조직액으로 방출하는 내분비샘이 있다.
- 땀샘(한선), 피지샘(피지선), 젖샘(유선), 침샘(타액선), 간, 이자(췌장) 등이 있다.

2) 근육조직(Muscular tissue)
신체나 기관의 운동은 이 조직의 활동에 의하여 일어난다. 구조에 따라 가로무늬근(횡문근)과 민무늬근(평활근)으로 나누며 위치에 따라 가로무늬근(횡문근)을 뼈대근(골격근)과 심장근으로, 민무늬근(평활근)을 내장근으로 분류한다.

⑴ 가로무늬근(횡문근 striated muscle)
- 뼈대근(골격근, 수의근), 심장근(불수의근)
- 가로무늬근, 근세포, 근섬유라 한다. 수의근

⑵ 민무늬근(평활근 smooth muscle)
가로무늬가 없는 근세포, 세포의 길이도 가로무늬근(횡문근)에 비해 짧다. 소화관벽, 혈관벽(불수의근)

⑶ 심근(cardiac muscle)

가로무늬가 있는 근세포이며 심장수축 작용 자동능이 있으며 불수의근이다.

3) 신경조직(Nervous tissue)
외부 환경과 개체의 연관을 갖게 하며 자극과 반응을 전도하는 작용이 있으며 가지돌기(수상돌기)와 축색돌기가 있고 정보를 통합 처리한다.

⑴ 감수체(receptor)
외부에서 오는 자극을 받아들이는 작용

⑵ 전도성
신경의 흥분을 한곳에서 다른 곳으로 전달하는 일

4) 결합조직(Connective tissue)
조직과 조직 사이를 기계적으로 연결, 결합시키는 주된 기능

⑴ 지방조직(adipose tissue)
- 체내 여러 곳에 존재, 비교적 큰 세포이며 세포내에서는 공포가 있고 공포안에는 지방질이 채워져 있다.
- 지방은 남자에서 체중의 18%, 여자에서는 체중의 28%를 차지한다.
- 지방의 역할 : 에너지 발생원, 완충작용, 열 절연작용

⑵ 연골과 뼈(cartilage & bone)
- 인체의 형태를 유지하는 데 지주 역할을 한다.
- 뼈조직은 처음 연골조직이 있던 곳에 뼈(골)세포가 들어와서 만들어진다.
- 어린이의 뼈대(골격)는 연골조직이 많으며 연령이 많아지면서 뼈(골)세포로 바뀐다.
- 뼈조직
  - 뼈모세포(골모세포) : 뼈의 바탕질(기질)을 만듦
  - 뼈파괴세포(파골세포) : 바탕질(기질)을 파괴, 흡수하여 신경이나 혈관을 통하게 하는 구멍을 만들어서 뼈를 질서 있는 구조물로 만든다.

⑶ 혈액
- 혈장 : 혈청, 섬유소
- 혈구 : RBC, WBC, platlet

해·설

001
· 중간미세섬유 단백질 : 케라틴(keratin), 비멘틴(vimentin), 데스민(desmin), 신경미세섬유(neurofilament), 아교세포섬유산성단백(glial fibrillary acidic protein, GFAP)

002
· 중간미세섬유 단백질 : 케라틴(keratin), 비멘틴(vimentin), 데스민(desmin), 신경미세섬유(neurofilament), 아교세포섬유산성단백(glial fibrillary acidic protein, GFAP)

003
· 세포가 모여 조직이 되고 조직은 기관을 형성한다. 기관은 기관계를 형성하고 여러 기관계가 모여 하나의 개체를 이룬다.

004
· 호르몬 감수성 지방분해 효소억제, 글리세롤 포스페이트 합성 증가 등의 효과가 있다.

0001

조직의 중간미세섬유 단백질의 개수로 옳은 것은?

① 2개　　② 3개　　③ 4개　　④ 5개　　⑤ 6개

✛ 문헌 이영돈 외, 해부생리학, 라이프사이언스, 2007, p.55

0002

조직의 중간미세섬유 단백질로 옳은 것은?

보기
가. 케라틴(keratin)　　　　나. 비멘틴(vimentin)
다. 데스민(desmin)　　　　라. 신경미세섬유(neurofilament)

① 가, 나, 다　② 가, 다　③ 나, 라　④ 라　⑤ 가, 나, 다, 라

✛ 문헌 이영돈 외, 해부생리학, 라이프사이언스, 2007, p.56

0003

특정한 기능을 수행할 수 있도록 모인 유사한 세포들의 집단으로 옳은 것은?

① 조직　　② 기관　　③ 기관계　　④ 소기관　　⑤ 계통

✛ 문헌 이영돈 외, 해부생리학, 라이프사이언스, 2007, p.68

0004

지방조직에서의 인슐린 효과로 옳은 것은?

보기
가. 포도당 유입 증가　　　　나. 지방산 합성 증가
다. 지단백질 지방분해 활성　　라. 세포 K^+ 섭취 증가

① 가, 나, 다　② 가, 다　③ 나, 라　④ 라　⑤ 가, 나, 다, 라

✛ 문헌 전국의과대학교수, Ganong's 생리학, 도서출판 한우리, 1999, p.360

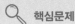

0005

부종의 원인으로 옳은 것은?

┃보기┃

가. 높은 동맥혈압	나. 정맥폐쇄
다. 조직단백질 농도 증가	라. 혈장단백질 농도 감소

① 가, 나, 다   ② 가, 다   ③ 나, 라   ④ 라   ⑤ 가, 나, 다, 라

✛ 문헌 박인국 외, 생리학, 라이프사이언스, 2003, p.304

0006

외피계의 기능으로 옳은 것은?

┃보기┃

가. 보호	나. 체온조절	다. 배설	라. 비타민 D 생산

① 가, 나, 다   ② 가, 다   ③ 나, 라   ④ 라   ⑤ 가, 나, 다, 라

✛ 문헌 정영태 외, 인체해부생리학, 청구문화사, 2004, p.69

해설

0005

• 부종의 원인 :
  - 혈압증가 또는 정맥폐쇄 : 모세혈관 여과압의 증가에 의해 조직액이 모세혈관의 세동맥 말단에서 형성된다.
  - 조직단백질 농도 증가 : 모세혈관의 세정맥내에서 삼투작용에 의한 수분의 이동이 감소한다.
  - 혈장단백질 농도 감소 : 모세혈관의 세정맥 말단 속으로 삼투작용 감소에 의해 일어난다.
  - 림프관 폐쇄 : 림프배수의 봉쇄로 발생.

0006

• 외피계(Integumentary system)는 보호, 체온조절, 배설, 감각, 비타민 D의 생산기능 등이 있다.

신경섬유

01 구분

1) 신경

- 산만신경계
  - hydra(강장동물) : 자세포
- 집중신경계
  - 환상(ring) : 편형동물(플라나리아)
  - 사다리(제상) : 지렁이
  - 관상(tube) ┬ 중추부 : 뇌, 척수
              └ 말초부 ┬ 뇌 신경 12쌍
                      ├ 척추신경 31쌍
                      └ 자율신경 ┬ 교감신경
                                └ 부교감신경

02 신경원(Neuron)

- 신경계는 그 구성하는 형태적, 기능적 최소 단위인 신경세포(뉴런 neuron)과 신경아교세포(신경교 neuroglia)로 되어 있다.
- 닛슬소체(Nissl's body), 랑비에결절(Ranvier's node), 수초(myelin sheath), 신경집세포(슈반초 Schwann's sheath) 등으로 구성되어 있다.
- 신경세포(뉴런)의 형태는 신경계의 부위에 따라 여러 가지로 되어 있으나 기본적인 특징은 여러 개의 돌기와 세포체로 구성되어 있으며 물리, 화학적 자극에 반응하여 나타나는 흥분을 다른 조직으로 전달해 주는 기능적 최소단위이다.

1) 신경세포체

세포막, 원형질 및 핵으로 구성되며 크기는 다양하다.
- 신경원섬유(neurofibril) : 매우 가느다란 신경섬유로 세포질내에 그물 모양으로 배열되어 있으며 세포질과 세포돌기를 지지해 주는 역할을 한다.
- 신경미세소관(neurotubule) : 신경세포체의 그물(망상)

조직 사이에 있는 미세한 관으로 주로 대사산물의 운반 및 세포체를 지지해 주는 역할을 한다.
- 닛슬소체(Nissl's body) : 호반세포라고도 하며 염기성 색소에 염색되는 과립으로 RNA로 구성되어 있다. 단백질 합성, 세포체에 영양 공급 및 재생, 이물질에 대한 식작용을 한다.

2) 신경돌기

세포체로부터 나오는 가늘고 긴 신경섬유로 흥분을 세포체에서 종말단추로 전달하는 긴 축삭돌기(axon)와 세포막으로부터 돌출되어 있는 짧은 여러 개의 가지돌기(수상돌기 dendrite)로 구성되어 있다.

- 축삭(axon) : 핵이 있는 세포체(soma)로 굵고 길이가 긴 돌기이며 세포체에서 종말단추 쪽으로 흥분을 전달한다.
- 가지돌기(수상돌기 dendrite) : 세포체내에서 나오는 길이가 짧은 돌기로 다른 신경세포(뉴런)의 축삭돌기, 그 측지의 종말가지 및 가지돌기(수상돌기)와 연접하여 흥분을 세포체로 전달해 주는 기능을 한다.

3) 연접(시냅스 Synapse)

- 수많은 신경세포(뉴런)가 서로 연락하여 복잡한 그물을 만드는 것이 신경계이다. 연락방식은 일정하여서 한 신경세포(뉴런)의 축삭돌기는 반드시 다음 신경세포(뉴런)에 접속한다. 즉 신경세포(뉴런)와 신경세포(뉴런)가 만나는데 이러한 접속부위를 연접(시냅스 synapse)라고 한다.
- 연접(시냅스) 전달의 특징은 연접(시냅스) 전 신경세포(뉴런)로부터 화학 전달물질이 방출된 후 연접(시냅스) 후막에 있는 수용체와 결합할 때 흥분이 전도되므로 신호전달은 일방향성이다.

(1) 일방통행성 전도(one-way conduction)

- 연접(시냅스)은 연접(시냅스) 전 신경세포로부터 연접

(시냅스) 후 신경세포로 한쪽 방향으로만 자극을 전달하며 앞뿌리(전근)의 축삭을 따라 역행하는 자극은 척수운동신경을 탈분극 시킨 후 사라져 버린다.
- 이것은 연접(시냅스) 후막에 도달한 자극은 연접(시냅스) 전달물질을 방출할 수 없고 연접(시냅스) 전 말단에 도달한 자극만이 화학적 신경전달물질을 분비시킬 수 있기 때문이다.

(2) 신경전달물질
- 아세틸콜린(acetylcholine) : 작고 투명한 연접(시냅스) 소포에 싸여 있으며 콜린성 신경세포의 말단 단추(button)에 고밀도로 분포하고 초산염과 콜린의 반응에 의해 합성된다.
- 콜린에스터라제(cholinesterase) : 아세틸콜린을 콜린과 초산염으로 가수분해시킨다.
- 아세틸콜린 수용체
  - 자율신경절에 있는 수용체에는 별 영향을 미치지 않으면서 민무늬근(평활근)과 분비샘에 대한 아세틸콜린의 흥분작용을 모방하는 무스카린성 수용체(muscarinic receptor)와,
  - 교감신경절에서 소량의 아세틸콜린은 신경절후 신경세포를 자극하지만 다량의 경우는 신경절전 신경세포로부터 신경절이후 신경세포로의 신경충격 전달을 차단하는데 이러한 작용은 아트로핀의 영향을 받지 않고 니코틴(nicotine)에 의해서 모방된다. 결국 아세틸콜린의 이러한 작용은 니코틴성 작용으로 이 수용체를 니코틴성 수용체(nicotinic receptor)라 한다.
- 노르에피네피린(norepinephrine): 대부분의 교감신경절후 말단에 존재하는 화학전달물질로 α와 β수용체에 모두 작용하지만 α아드레날린성 수용체에 더 친화력이 있다.
- 에피네피린(epinephrine) : 노르에피네피린의 메틸화물로서 부신속질(수질)에서 분비되지만 연접(시냅스)후 교감신경 말단에서의 신경전달물질은 아니며 α와 β수용체에 작용하지만 β아드레날린성 수용체에 더 친화력이 있다.
- 도파민(dopamine) : 자율신경절과 뇌의 어떤 부위들에 위치하는, 작고 강하게 형광 염색되는 세포들에서는 카테콜라민 합성이 도파민에서 멈추며 이 카테콜라민이 연접(시냅스) 전달물질로 분비된다.

- 세로토닌(serotonin) : 세로토닌성 신경세포로부터 방출되면 능동적인 재흡수 기전에 의해 재흡수된다.
- 히스타민(histamine) : 히스타민성 수용체는 H_1, H_2, H_3의 세 가지가 있으며 모두 말초조직과 뇌에서 발견된다. 흥분, 성적 활동, 뇌하수체 앞엽(전엽)호르몬의 분비조절, 혈압, 수분의 섭취 등과 관련이 있다.

4) 말이집(수초)의 유무에 따라
- 말이집신경섬유(유수신경) : 대부분 척추동물에서 볼 수 있고 신경의 전달속도가 빠르다.
- 민말이집신경섬유(무수신경) : 교감신경, 후(嗅)신경, 대부분 무척추동물

03 흥분과 전도

1) 안정막전위(막전위 Membrane potential)
- 세포막의 내외는 분극(polarization)을 이루고 있는데 이러한 전기적인 대립상태에서 나타난 전압을 막전위라 한다.
- 세포막 외부에 대해 내부는 음성을 나타내며 근육세포막의 안정막전위는 −90mV이고 신경섬유의 안정막 전위는 약 −75mV이다.
- 안정막전위는 세포내외에 있는 이온의 배치상황이 다르고 Na^+과 K^+을 능동적으로 이동시키는 기전(Na^+-K^+ pump)이 세포막에 있기 때문이다.

2) 활동전위(Action potential)
- 조직이 흥분을 일으킬 때 −70mV에서 +30mV로 막전위가 변했다가 다시 빠르게 원래의 안정막전위 수준으로 돌아가는데 이러한 탈분극과 재분극이 일어나는 일련의 막전위의 변화과정을 활동전위라고 한다.

자극전	자극	탈분극 (depolarization)	재분극 (repolarization)
−70mv	−55mv	0mv~+35mv	−70mv
발화점 (firing point)		지나치기 (over shoot)	후전압 (after potential)

04 흥분의 전도(Conduction)
- 신경세포에서 활동전위가 발생하면 세포 전체의 막전위

가 일시에 변하지는 않고 세포의 일부에서 발생되는 활동전위가 축삭을 따라 전도되는데 이를 흥분전도라 한다.
- 신경축삭돌기 막의 한 부위에서 활동전위가 발생하면 그 부위와 바로 인접부위 사이에 국소 전류가 흐르게 되며 인접부위에서는 국소전류가 막 내부에서 외부로 흘러 막전위는 역전위를 넘게 된다. 이때 탈분극(depolarization)이 일어나 새로운 활동전위가 생긴다. 이와 같이 새로운 활동전위가 축삭돌기 들에 의해 연속적으로 일어나기 때문에 흥분은 전도된다.

1) 흥분전도의 3원칙
- 두 방향 전도(double direction conduction) : 신경섬유의 한 점을 자극하면 흥분은 그 점에서 시작하여 두 방향으로 전도된다.
- 절연 전도(isolated conduction) : 어느 섬유가 흥분하더라도 그 흥분은 이웃의 다른 섬유에는 결코 옮기지 않는다.
- 불감쇠 전도(decrementless conduction) : 섬유의 직경이 일정하면 전도속도는 전도하는 동안에 변화하지 않는다.

2) 전방전도의 법칙(Law of forward conduction)
- 신경의 전달방식은 세포체 → 축삭돌기 → 다음 신경세포(뉴런)의 가시돌기(수상돌기) 순으로 일방적이다.
- 역행성 흥분은 축삭돌기를 거슬러 올라가 세포체로 향한다.

05 신경의 흥분성

1) 문턱(역치 Threshold)
흥분을 일으킬 수 있는 최소한의 자극, 즉 신경섬유를 흥분시킬 수 있는 최소의 자극강도로 신경섬유의 막 전위를 $-55mV$까지 떨어뜨릴 수 있는 자극강도이다.

2) 흥분성
약한 자극으로 흥분하는 것은 흥분성이 높고 강한 자극을 주어야만 흥분하는 것은 흥분성이 낮은 것이다.
ex) 아무리 큰 자극을 주어도 활동전위를 발생시킬 수 없으며 흥분성이 없어지는 기간을 절대불응기라 한다.

3) 실무율(All or none principle)
- 자극을 가했을 때 반응이 전혀 일어나지 않거나(문턱 이하) 최대의 반응을 일으키는(문턱 이상의 자극) 현상을 실무율이라 한다. 그러므로 활동전위의 크기와 충격파의 전도속도는 신경섬유의 조건에 따라 다를 수 있을 뿐이며 자극의 강도나 자극의 종류와는 관계가 없다.
- 실무율에 따르는 근육은 심장근이다.
- 신경섬유 하나하나는 실무율에 따르나 신경 다발은 실무율에 따르지 않는다.

4) 불응기(Refractory period)
- 신경섬유에 활동전위가 한번 지나가면 얼마 동안은 다음의 자극에 의하여 활동전위가 발생될 수가 없고 얼마 동안의 시간이 지난 후에야 비로소 다음의 자극에 의하여 활동전위가 발생하게 된다. 이 시간을 신경섬유의 불응기라고 하며 $0.001 \sim 0.005$초 정도이다.
- 절대불응기 : 활동전위가 가시전압의 상행각으로 폭발적으로 이루어지는 시기에는 아무리 강한 자극을 주어도 반응이 일어나지 않는다.
- 상대불응기 : 활동전위가 하행각이 되면 선행자극 강도보다 더 큰 자극을 주면 신경섬유는 흥분하여 활동전위를 일으킨다.

06 축삭 운반(Axonal transport)

- 축삭은 활동전압을 전달하며 세포체에서 합성된 단백질들을 신경말단으로 이동시킨다.
- virus나 세균독은 신경말단에서 세포체 쪽으로 운반한다(역행성 운반).
- 축삭운반의 3기전
  - 능동적 대사 에너지에 의존한다 : 축삭에 산소결핍이나 에너지 대사장애가 발생하면 운반에 장애가 생기고 회복되면 정상운반을 한다.
  - 미세관(microtubules)에 의한 운반이다 : ATPase가 ATP를 분해하여 미세관(microtubules)을 운반한다. 콜히친(colchicine), 빈카 알칼로이드(vinca alkaloids)를 주입하면 억제된다.
  - transport-filament가설 : 액틴(Actin)을 포함하고 있는 transport-filament는 미세관(microtubules)을 따라 미끄러져 이동한다는 것

07 역행성 운반(Retrograde transport)

- 축삭운반의 반대로 소아마비 바이러스, herpes 바이러스, tetanus toxin과 세균 독 물질 등이 신경말단에서 축삭을 통해 세포체로 이동되는 경우를 역행성 운반이라고 한다.
- acetylcholinesterase 및 horseradish peroxidase (HRP) 등을 신경조직내에 주입하면 신경종말에서 흡수되어 축삭을 통해 세포체까지 운반된다.

08 신경아교세포(신경교 Neuroglia)

- 신경세포(뉴런)의 주위에 있으며 신경세포(뉴런) 수보다 많다.
- 신경세포(뉴런)와 신경아교세포(신경교)와의 간격은 15~20nm이며 이 간격을 통해 물질교환을 한다.
- 신경세포(뉴런)의 지지와 방어역할을 하며 신경세포(뉴런)가 흥분할 때 K^+의 유출로 세포외액에 K^+을 증가시킨다.
- 신경섬유의 세포막 전압 변동 조절

0001
• 척수의 배측각에서의 하행성 세로토닌성 시스템은 통증의 전달을 억제하기도 한다.

0002
• 뇌의 히스타민은 각성, 성적행동, 혈압조절, 통각역치, 식욕, 전뇌하수체 호르몬 분비조절 등에 관여한다.

0003
• 뇌에는 4가지 아민성계가 있는데, 이들이 있는 세포체는 뇌의 일부분에 국한되어 존재하지만 신경계 거의 대부분에 축삭 줄기를 내고 있는 공통점을 가지고 있다.

0004
• 시냅스(synapse)는 한 뉴런과 두 번째 세포 사이의 기능적 연결부이다.

0001

세로토닌(serotonin)의 기능으로 옳은 것은?

보기			
가. 환각과 정신이상	나. 혈관수축작용	다. 프로락틴 분비촉진	라. 장관운동촉진

① 가, 나, 다   ② 가, 다   ③ 나, 라   ④ 라   ⑤ 가, 나, 다, 라

✛ 문헌 전국의과대학교수협의회, Ganong's 생리학, 도서출판 한우리, 1999, p.285

0002

히스타민(histamine)의 기능으로 옳은 것은?

보기			
가. 각성	나. 성적행동	다. 혈압조절	라. 통각역치

① 가, 나, 다   ② 가, 다   ③ 나, 라   ④ 라   ⑤ 가, 나, 다, 라

✛ 문헌 전국의과대학교수협의회, Ganong's 생리학, 도서출판 한우리, 1999, p.288

0003

뇌에서 볼 수 있는 아민성계(aminergic system)로 옳은 것은?

보기	
가. 세로토닌(serotonin)계	나. 노르에피네프린(norepinephrine)계
다. 에피네프린(epinephrine)계	라. 히스타민(histamine)계

① 가, 나, 다   ② 가, 다   ③ 나, 라   ④ 라   ⑤ 가, 나, 다, 라

✛ 문헌 전국의과대학교수협의회, Ganong's 생리학, 도서출판 한우리, 1999, p.285

0004

뉴런(neuron)의 해부학적 구성요소로 옳은 것은?

보기			
가. 세포체	나. 수상돌기	다. 축삭	라. 시냅스(synapse)

① 가, 나, 다   ② 가, 다   ③ 나, 라   ④ 라   ⑤ 가, 나, 다, 라

✛ 문헌 박인국, 생리학, 라이프사이언스, 2003, p.98

생리학

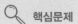

0005

신경말단에서 세포체로 역방향 축삭수송이 일어나는 질환으로 옳은 것은?

| 보기 |

| 가. 파상풍 | 나. 감기 | 다. 광견병 | 라. 홍역 |

① 가, 나, 다　　② 가, 다　　③ 나, 라　　④ 라　　⑤ 가, 나, 다, 라

✛ 문헌 박인국, 생리학, 라이프사이언스, 2003, p.99

0006

신경자극을 감각수용기로부터 중추신경계에 전달하는 뉴런(neuron)은?

① 연합뉴런　② 체성뉴런　③ 자율뉴런　④ 신경뉴런　⑤ 감각뉴런

✛ 문헌 박인국, 생리학, 라이프사이언스, 2003, p.99

0007

평활근과 심근, 선 등과 같은 불수의 효과기를 자극하는 뉴런(neuron)은?

① 연합뉴런　　　　② 체성뉴런　　　　③ 자율뉴런

④ 신경뉴런　　　　⑤ 감각뉴런

✛ 문헌 박인국, 생리학, 라이프사이언스, 2003, p.99

0008

신경계의 지지세포와 그 기능의 연결이 잘못된 것은?

① 슈반세포 – 수초를 형성

② 위성세포 – 말초신경계의 신경절내 세포체를 지지

③ 희소돌기아교세포 – 중추신경계의 축삭을 둘러싼 수초를 형성

④ 소교세포 – 중추신경계에서 뉴런의 외부환경을 조절하는데 도와줌

⑤ 상의세포 – 뇌의 뇌실과 척수의 중심관 내강표면을 덮음

✛ 문헌 박인국, 생리학, 라이프사이언스, 2003, p.101

해설

0005
• 허피스 바이러스(herpes virus), 광견병 바이러스와 파상풍 독소 등은 신경말단에서부터 세포체로 축삭수송이 일어나는 것으로 알려졌다.

0006
• 연합뉴런 : 중추신경계내에 주로 위치한 다극성 뉴런
• 체성뉴런 : 골격근 반사와 의지적 통제를 담당
• 자율뉴런 : 평활근과 심근, 선 등과 같은 불수의 효과기를 자극
• 신경뉴런 : 감각섬유와 운동섬유의 집합

0007
• 자율뉴런 : 평활근과 심근, 선 등과 같은 불수의 효과기를 자극
• 신경뉴런 : 감각섬유와 운동섬유의 집합

0008
• 소교세포 – 퇴화된 이물질을 포식함
• 성상세포 – 중추신경계에서 뉴런의 외부환경을 조절하는데 도와줌
• 희소돌기아교세포(=희돌기교세포), 상의세포(=뇌실막세포)

0009

• 뇌는 4분 이상 산소공급이 멈추면 손상이 오기 시작한다.

0009

산불진화 중 구급대원이 갑자기 쓰러졌다. 이 때 산소결핍으로 가장 민감하게 손상을 받는 세포는?

① 골세포 ② 지방세포 ③ 연골세포 ④ 배상세포 ⑤ 신경세포

✛ 문헌 이영돈 외, 해부생리학, 라이프사이언스, 2007, p.171

0010

• 말초신경계의 모든 축삭은 슈반초(sheath of Schwann)로 둘러싸여 있고, 말초신경계와 중추신경계의 어떤 축삭은 수초(myelin sheath)로 둘러싸여 있다.

0010

말초신경계의 축삭을 둘러싸고 있는 것으로 옳은 것은?

① 랑비에결절(nodes of Ranvier) ② 시냅스(synapse)

③ 희돌기교세포 ④ 축삭돌기

⑤ 슈반초(sheath of Schwann)

✛ 문헌 박인국, 생리학, 라이프사이언스, 2003, p.101

0011

• 다발말초신경염 : 급성 또는 아급성의 산재성 염증, 또는 대칭적으로 분포한 말초신경의 변성.
• 다발신경종 : 다수의 신경종을 특징으로 하는 상태.
• 다발상피종증 : 상피에서 생기는 양성 종양이 다발성으로 나타나는 것.
• 다발색전증 : 다수의 작은 색전에 의한 색전증.

0011

중추신경계의 여러 부위에 뉴런의 수초가 파괴되어 일어나는 질환은?

① 다발말초신경염 ② 다발성경화증 ③ 다발신경종

④ 다발상피종증 ⑤ 다발색전증

✛ 문헌 박인국, 생리학, 라이프사이언스, 2003, p.103

0012

• 신경전달물질인 글루탐산(glutamic acid)은 성상세포에 흡수되어 글루타민(glutamine)으로 전환된다. 그 다음 글루타민은 성상세포로부터 방출되고 신경 전달물질을 재생산하는데 이용된다.
• 소교세포 – 퇴화된 이물질을 포식함 성상세포 – 중추신경계에서 뉴런의 외부환경을 조절하는데 도와줌
• 희소돌기아교세포(=희돌기교세포), 상의세포(=뇌실막세포)

0012

신경전달물질인 글루탐산(glutamic acid)을 글루타민(glutamine)으로 전환하는 세포는?

① 슈반세포 ② 소교세포 ③ 성상세포 ④ 희돌기교세포 ⑤ 상의세포

✛ 문헌 박인국, 생리학, 라이프사이언스, 2003, p.104

0013

신경전달물질인 아세틸콜린(acetylcholine)의 분비부위로 옳은 것은?

보기

가. 자율신경 절전신경의 말단	나. 부교감신경 절후신경의 말단
다. 뇌의 많은 부위	라. 망막의 일부 무축삭 세포의 말단

① 가, 나, 다   ② 가, 다   ③ 나, 라   ④ 라   ⑤ 가, 나, 다, 라

✤ 문헌 전국의과대학 교수, Ganong's 생리학, 도서출판 한우리, 1999, p.98

• 땀샘과 근육의 혈관이완을 지배하는 교감신경 절전신경섬유 부위에서도 분비된다.

0014

파킨슨병(Parkinson's disease) 치료에 도파민(dopamine)대신 전구물질인 L-도파(levodopa)를 투여하는 이유로 옳은 것은?

① 약효가 도파민보다 훨씬 강하므로   ② 흡수력이 도파민보다 빠르므로

③ 화학적 변성이 없으므로   ④ 혈액-뇌장벽을 통과할 수 있으므로

⑤ 약효 지속시간이 길어서

✤ 문헌 박인국, 생리학, 라이프사이언스, 2003, p.104

• L-도파는 혈액-뇌장벽을 통과할 수 있으나 도파민은 통과할 수 없기 때문이다.

0015

한 뉴런과 두 번째 세포사이의 기능적 연결부는?

① 랑비에결절(nodes of Ranvier)   ② 시냅스(synapse)

③ 희돌기교세포   ④ 축삭돌기

⑤ 슈반초(sheath of Schwann)

✤ 문헌 박인국, 생리학, 라이프사이언스, 2003, p.109

• 시냅스(synapse)는 한 뉴런과 두 번째 세포사이의 기능적 연결부이다.

0016

독소에 의한 신경작용을 서술한 내용이다. (A), (B), (C), (D)의 용어로 옳은 것은?

보기

• 보툴리늄(botulinum)독소는 (A)방출을 막아 (B)마비를 일으키고, 파상풍(tetanus)독소는 (C)를 봉쇄하여 (D)마비를 일으킨다.

	①	②	③	④	⑤
A	아드레날린	아드레날린	아세틸콜린	아세틸콜린	아세틸콜린
B	이완성	경련성	이완성	경련성	이완성
C	흥분성시냅스	흥분성시냅스	억제성시냅스	억제성시냅스	흥분성시냅스
D	경련성	이완성	경련성	이완성	경련성

✤ 문헌 박인국, 생리학, 라이프사이언스, 2003, p.112

• 보툴리늄독소와 파상풍독소는 신경전달을 방지하여 마비를 일으키는 세균의 생성물질들이다. 이 신경독소들은 단백질가수분해효소로 작용한다.

해설

0017

• 신경가스는 골격근의 아세틸콜린에스테라아제(Acetylcholinesterase, AchE)의활성을 억제하는 작용을 한다. 신경가스를 흡입하면 Ach가 분해 되지 않으므로 Ach가 계속해서 수용체 단백질과 결합하고 시냅스 후 세포를 자극하여 경련성마비를 일으킨다.

0018

• 세로토닌(serotonin) : 뉴런에 의해 신경전달물질로 작용한다.
• 도파민(dopamine) : 도파민작동성 뉴런에 의해 신경전달물질로 작용한다.
• 노르에피네프린(norepinephrine) : 중추신경계와 말초신경계에서 신경전달물질로 작용한다.
• 글루탐산(glutamic acid) : 중추신경계에서 흥분성 신경전달물질로 작용한다.

0019

• 전두엽의 기능 : 골격근 수의운동 통제, 개성, 지적활동, 구두교신 등

0020

• 체성감각은 대뇌 두정엽의 기능이다.

0017

신경가스를 흡입할 경우 경련성마비를 일으키는 이유로 옳은 것은?

① 아세틸콜린이 분해되지 않으므로
② 아세틸콜린이 수용체 단백질과 쉽게 분해되기 때문에
③ K^+이온이 세포외부로 확산되므로
④ Na^+이온이 세포외부로 확산되므로
⑤ 아세틸콜린이 무스카린성 수용체와 결합하므로

✛ 문헌 박인국, 생리학, 라이프사이언스, 2003, p.117

0018

신경전달물질로 옳은 것은?

┃보기┃
| 가. 세로토닌(serotonin) | 나. 도파민(dopamine) |
| 다. 노르에피네프린(norepinephrine) | 라. 글루탐산(glutamic acid) |

① 가, 나, 다 ② 가, 다 ③ 나, 라 ④ 라 ⑤ 가, 나, 다, 라

✛ 문헌 박인국, 생리학, 라이프사이언스, 2003, p.118

0019

대뇌 전두엽의 기능으로 옳은 것은?

┃보기┃
| 가. 지적활동 | 나. 체성감각 |
| 다. 구두교신 | 라. 시각인지 |

① 가, 나, 다 ② 가, 다 ③ 나, 라 ④ 라 ⑤ 가, 나, 다, 라

✛ 문헌 박인국, 생리학, 라이프사이언스, 2003, p.131

0020

대뇌 후두엽의 기능으로 옳은 것은?

┃보기┃
| 가. 지적활동 | 나. 체성감각 |
| 다. 구두교신 | 라. 시각인지 |

① 가, 나, 다 ② 가, 다 ③ 나, 라 ④ 라 ⑤ 가, 나, 다, 라

✛ 문헌 박인국, 생리학, 라이프사이언스, 2003, p.131

0021

자율운동신경계의 효과기 기관(A)과 중추신경으로부터 효과기에 이르는 뉴런의 수 (B)로 옳은 것은?

	①	②	③	④	⑤
A	골격근	골격근	평활근	심근	선
B	1	2	1	2	3

✛ 문헌 박인국 외, 생리학, 라이프사이언스, 2003, p.151

0022

보툴리누스 독소(botulinum toxin)에 의해 분비가 차단되어 근육마비를 일으키게 되는 근 섬유 자극물질은?

① 에피네프린(epinephrine) ② 아세틸콜린(acetylcholine)
③ 노르에피네프린(norepinephrine) ④ 히스타민(histamine)
⑤ 카테콜아민(catecholamine)

✛ 문헌 박인국 외, 생리학, 라이프사이언스, 2003, p.234

0023

교차신경반사에 관한 예이다. (A), (B), (C), (D)에 알맞은 내용은?

┃보기┃

오른발로 압정을 밟으면 오른발 신근의 (A)과 굴근의 (B)으로 발을 움츠리게 된다. 반대로 왼발은 움추림반사가 일어나면서 전신을 지지하기 위해 굴근이 (C)하고 신근은(도) (D)한다.

	①	②	③	④	⑤
A	이완	이완	이완	수축	수축
B	수축	수축	이완	이완	이완
C	이완	수축	수축	이완	수축
D	수축	이완	수축	수축	이완

✛ 문헌 박인국 외, 생리학, 라이프사이언스, 2003, p.254

0024

신경계의 기능적 · 구조적 단위로 옳은 것은?

① 신경원(neuron) ② 신경교세포(neuroglia) ③ 네프론(nephron)
④ 축삭(axon) ⑤ 가지돌기(수상돌기 dendrite)

✛ 문헌 한국해부학교수협의회 편, 생리학, 정담미디어, 2005, p.256

해설

0021
• 자율운동신경계의 효과기 기관은 평활근, 심근, 선 등이며 중추신경으로부터 효과기에 이르는 뉴런의 수는 2개이다.

0022
• Clostridium botulinum 세균으로부터 생성되는 보툴리누스 독소(botulinum toxin)는 아세틸콜린(acetylcholine)분비를 억제하여 근육을 마비시킨다.

0023
• 오른발로 압정을 밟으면 오른발 신근의 이완과 굴근의 수축으로 발을 움츠리게 된다.

0024
• 신경원(neuron): 신경계의 구조적 최소 단위인 동시에 물리, 화학적 자극에 반응하는 흥분성과 이를 다른 세포에 전달하는 전도성을 지닌 기능적 단위이다.

0025

- 신경원은 세포의 대사가 일어나는 중심부인 세포체와 수상돌기, 그리고 축삭돌기로 구성되어 있다.

0026

- 과립형질내세망과 자유리보솜이 결합한 것으로 신경세포의 세포질내에 존재하며 기능으로는 신경원의 영양과 재생에 관여한다.

0027

- 수상돌기는 세포체로부터 나뭇가지 모양으로 분지된 돌기이고, 세포체와 더불어 외부신호를 받아들이는 기능을 수행한다.

0028

- 도약전도: 활동전압을 발생시킬 수 있는 장소로 빨리 전달되는 현상 즉 한곳의 랑비에결절에서 생긴 활동전압이 다음의 랑비에결절로 마치 징검다리를 건너뛰듯이 전도되는 양상

0025

신경원을 이루는 해부학적 부위명으로 옳은 것은?

┃보기┃
가. 세포체(cell body)　　　　　　　나. 가지돌기(수상돌기)(dendrite)
다. 축삭돌기(axon)　　　　　　　　라. 소교세포(microglia)

① 가, 나, 다　　② 가, 다　　③ 나, 라　　④ 라　　⑤ 가, 나, 다, 라

✛ 문헌 한국해부학교수협의회 편, 생리학, 정담미디어, 2005, p.257

0026

Nissl's body를 볼 수 있는 곳은?

① 콩팥단위(nephron)　　② 신경단위(neuron)　　③ 신경아교(neuroglia)

④ 뼈단위(osteon)　　⑤ 근육원섬유마디(sarcomere)

✛ 문헌 한국해부학교수협의회 편, 생리학, 정담미디어, 2005, p.257

0027

외부로부터의 자극을 세포체로 받아들이는 구심성섬유(afferent fiber)는?

① 세포체(cell body)　　② 가지돌기(수상돌기 dendrite)　　③ 신경아교(neuroglia)

④ 축삭돌기(axon)　　⑤ 미토콘트리아(mitochondria)

✛ 문헌 한국해부학교수협의회 편, 생리학, 정담미디어, 2005, p.257

0028

도약전도를 가능하게 하는 신경원의 부위는?

① 세포체(cell body)　　　　　　② 가지돌기(수상돌기 Dendrite)

③ 축삭돌기(axon)　　　　　　　④ 슈반초(Schwann's sheath)

⑤ 랑비에결절(node of Ranvier)

✛ 문헌 한국해부학교수협의회 편, 생리학, 정담미디어, 2005, p.258

0029

신경교세포의 기능으로 옳은 것은?

보기

가. 수초의 생산 나. 신경원세포의 영양공급과 성장
다. 세포외액의 K^+의 완충작용 라. 뇌 − 혈관장벽 형성

① 가, 나, 다 ② 가, 다 ③ 나, 라 ④ 라 ⑤ 가, 나, 다, 라

✛ 문헌 한국해부학교수협의회 편, 생리학, 정답미디어, 2005, p.259−260

0030

신경세포의 안정 시 세포막의 안·밖의 전압 차이로 옳은 것은?

① −70mV ② −80mV ③ −90mV ④ −100mV ⑤ −110mV

✛ 문헌 한국해부학교수협의회 편, 생리학, 정답미디어, 2005, p.263

0031

활동전압을 일으키는 최소의 자극 강도로 옳은 것은?

① 역치 ② 실무율법칙 ③ 불응기 ④ 안정막 전압 ⑤ 도약전도

✛ 문헌 한국해부학교수협의회 편, 생리학, 정답미디어, 2005, p.265

0032

축삭의 국소전류가 랑비에 결절에서 다음 마디로 점프하여 전도되는 현상은?

① 불응기 ② 역치 ③ 실무율법칙 ④ 도약전도 ⑤ 안정막 전압

✛ 문헌 한국해부학교수협의회 편, 생리학, 정답미디어, 2005, p.267

0033

synapse로 방출되어 자극을 전달하는 물질로 옳은 것은?

① caffeine ② adrenaline ③ insulin ④ acetylcholine ⑤ glucagon

✛ 문헌 한국해부학교수협의회 편, 생리학, 정답미디어, 2005, p.269

해설

0029
• 중추신경계의 지지세포를 신경교세포(neuroglia)라고 하며 상의세포, 성상교세포, 희돌세포 및 소교세포가 여기에 해당되고 신경원을 보호하고 지지하는 역할을 한다.

0030
• 세포막을 경계로 하여 세포 안쪽은 바깥쪽에 비하여 음전하(−)를 띄고 있고 일반적으로 신경세포에서는 −70mV, 근육세포에서는 −90mV 정도를 유지하고 있다.

0031
• 역치: 신경세포가 자극에 의하여 활동전압이 일어나는 경계부

0032
• 도약전도(saltatory conduction): 한곳의 랑비에결절에서 생긴 활동전압이 다음의 랑비에결절로 마치 징검다리를 건너뛰듯이 전도되는 양상

0033
• acetylcholine: 가장 널리 알려진 물질로 척추동물의 운동신경, 자율신경의 절전섬유, 부교감신경의 절후섬유, 중추신경계의 일부 신경원 말단에서 유리되는 전달물질이다.

0034

• 34

• 대표적인 신경전달물질의 하나인 acetylcholine은 신경원이 흥분하면 종말단추의 소포에서 유리되고, 시냅스간격을 지나 표적세포를 흥분 또는 억제

흥분전달물질인 acetylcholine이 저장되어 있는 부위로 옳은 것은?

① 세포체　　　② 축삭　　　③ 핵　　　④ 종말단추　　　⑤ 수상돌기

✛ 문헌 한국해부학교수협의회 편, 생리학, 정답미디어, 2005, p.269

0035

• 35

• 신경조직(nervous tissue)은 신체 전체에 퍼져 있는 종합통신망으로 신경계의 기능적 단위인 신경원과 이를 지지하고 보호해주는 신경교세포로 구성되어 있다.

신경조직에 대한 설명으로 옳은 것은?

▣ 보기 ▣
가. 신경원과 신경교로 구성되어 있다.
나. 하나의 긴 축삭돌기와 여러 개의 짧고 굵은 가지돌기로 이루어져 있다.
다. 축삭종말을 종말단추라고도 한다.
라. 신경돌기는 신경섬유를 형성하며 축삭과 수상돌기의 두 종류가 있다.

① 가, 나, 다　　　② 가, 다　　　③ 나, 라　　　④ 라　　　⑤ 가, 나, 다, 라

✛ 문헌 한국해부학교수협의회 편, 생리학, 정답미디어, 2005, p.269

0036

• 36

• 뇌를 보호하기위해 뇌와 두개골 사이에는 뇌척수막(meninges)이 있고, 뇌척수막은 맨 바깥의 희고 질긴 섬유성 결합조직인 경막(dura matter), 중간층의 거미줄 모양으로 얽혀 있는 지주막(arachnoid membrane), 그리고 맨 안쪽의 혈관이 분포하는 연막(pia matter)으로 이루어져 있다.

척수막의 외부에서 내부로의 순서가 옳은 것은?

① 연막－경막－지주막　　　　　　② 경막－지주막－연막

③ 지주막－경막－연막　　　　　　④ 연막－지주막－경막

⑤ 지주막－연막－경막

✛ 문헌 한국해부학교수협의회 편, 생리학, 정답미디어, 2005, p.278

0037

• 37

• 세포 외부에 Na^+농도가 감소하면 활동전위의 크기를 감소시키지만, 안정막전위에는 별 영향이 없다. K^+농도가 증가되면 안정막 전위를 감소시킨다.

신경의 활동전위 동안의 이온 흐름을 설명한 것이다. A, B의 내용으로 옳은 것은?

▣ 보기 ▣
세포 외부에 Na^+농도가 감소하면 활동전위의 크기도(는) (A)되고, K^+농도가 증가되면 안정막 전위도(를) (B)시킨다.

	①	②	③	④	⑤
A	증가	증가	감소	감소	감소
B	증가	감소	증가	감소	안정

✛ 문헌 전국의과대학교수, Ganong's생리학, 도서출판 한우리, 1999, p.62

0038

신경의 활동전위 동안의 이온 흐름을 설명한 것이다. A, B의 내용으로 옳은 것은?

보기

> 세포 외부에 Ca^{2+}농도가 감소하면 신경과 근육세포의 흥분성을 (A)시키고, 세포외부에 Ca^{2+}농도가 증가하면 흥분성을 (B)시킴으로써 막을 안정시킨다.

	①	②	③	④	⑤
A	증가	증가	감소	감소	감소
B	증가	감소	증가	감소	안정

✛ 문헌 전국의과대학교수, Ganong's생리학, 도서출판 한우리, 1999, p.62

0039

탈분극에 의한 전도가 진행 중인 신경원으로 옳은 것은?

① + + + + + + + +
+ + + + + + + +

　　신경원 내부

+ + + + + + + +
− − − − − − − −

② − − − − − − − −
+ + + + + + + +

　　신경원 내부

+ + + + + + + +
− − − − − − − −

③ − − − − − − − −
− − − − − − − −

　　신경원 내부

+ + + + + + + +
− − − − − − − −

④ − − − − − − − −
− − − − − − − −

　　신경원 내부

− − − − − − − −
− − − − − − − −

⑤ + + + + + + + +
+ + + + + + + +

　　신경원 내부

+ + + + + + + +
+ + + + + + + +

✛ 문헌 이창현 외, 해부생리학, 메디컬코리아, 2007, p.199

0040

신경조직의 축삭돌기 기능으로 옳은 것은?

① 흥분을 받아드림　　② 신경세포의 지지　　③ 흥분의 전도와 전달

④ 신경세포에 혈액공급　　⑤ 자극에 대한 반응 판단

✛ 문헌 김양호 외, 인체생리학, 현문사, 2009, p.20

0041

활동전압이 가시전압의 상행각으로 폭발적으로 이루어지는 시기로 아무리 강한 자극을 주어도 반응이 일어나지 않는 시기는?

① 효과기　　② 흥분기　　③ 역치기　　④ 불응기　　⑤ 안정기

✛ 문헌 박희진 외, EMT 기초의학, 현문사, 2010, p.295

해설

0038

• 세포 외부에 Ca^{2+}농도가 감소하면 활동전위를 발생시키는 Na^+과 K^+전도도의 변화를 일으키는 데 필요한 탈분극 양을 감소시킴으로써 신경과 근육세포의 흥분성을 증가시킨다. 역으로 세포 외부에 Ca^{2+}농도가 증가하면 흥분성을 감소시킴으로써 막을 안정시킨다.

0039

• 정상 안정막 전위일때

+ + + + + + + +
− − − − − − − −

　　신경원 내부

− − − − − − − −
+ + + + + + + +

• 탈분극과 활동전위가 발생하였을 때

− − − − − − − −
+ + + + + + + +

　　신경원 내부

+ + + + + + + +
− − − − − − − −

0040

• 신경조직의 축삭돌기는 흥분의 전도와 전달을 담당하며, 수초(말이집)로 싸여있다.

0041

• 활동전압이 가시전압의 상행각으로 폭발적으로 이루어지는 시기인 불응기에는 아무리 강한 자극을 주어도 반응이 일어나지 않는다. 0.001−0.005초

근육계

01 구조

- 인체의 운동을 일으키는 조직으로, 자극을 받아 활동전위를 발생한다. 흥분하면서 수축을 하는 근조직은 구조와 수축방식에 따라 뼈대근(골격근), 심근, 민무늬근(평활근)으로 나뉜다.
- 근육
  - 가로무늬근(횡문근 striated muscle)
    * 뼈대근(골격근 skeletal muscle)
    * 심장근(cardiac muscle)
  - 민무늬근(평활근 smooth muscle)
    * 다단위 민무늬근(평활근 multi-unit smooth muscle)
    * 내장민무늬근(평활근 visceral smooth muscle)

1) 뼈대근(골격근)의 미세구조

- 한 개의 근섬유는 수백에서 수천개의 근원섬유(myofibril)로 구성되어 있다.
- 근원섬유는 근육원섬유마디(근절 sarcomere)라는 단위가 세로로 나란히 배열되어 있는데 이 근절이 근육수축의 기능적 단위이다.
- 한 개의 근육원섬유마디(근절)는 두꺼운 근 필라멘트(thick filament)와 가느다란 근 필라멘트(thin filament)로 구성되어 있다.
- 두꺼운 근 필라멘트(thick filament)는 미오신(myosin)이라는 단백질로 되어 있으며 가느다란 근 필라멘트(thin filament)는 액틴(actin)이라는 단백질로 되어 있다.
- A-band : 미오신과 액틴이 겹쳐 있는 곳
- I-band : 액틴 필라멘트만 있는 부분
- H-band : 미오신 필라멘트만 있는 부분
- M-line : 미오신 필라멘트가 약간 부풀어 오른 곳으로 A-band의 중앙에 위치한다.
- Z-band : I-band의 중앙에 위치하며 근절과 근절의 연결부위이다.

02 생리적 특성

- 근섬유는 자극을 받게 되면 근원섬유의 길이가 수축된다.
- 근섬유는 잡아당기면 길어지고 방치하면 원상태로 돌아간다.
- 자극을 받게 되면 흥분하여 여러 가지의 변화를 일으킨다.
- 근섬유의 한끝을 자극하여도 이 흥분은 근섬유 전체로 전달된다.

03 근수축 기전

- A. F. Huxley(영)의 활주설(sliding theory)
  - 근수축시에는 가느다란 액틴 필라멘트가 굵은 미오신 필라멘트 사이로 미끄러져 들어가서 인접한 액틴 필라멘트의 길이가 단축되어 중복된다. 따라서 근육이 이완될 때는 액틴 필라멘트가 미끄러져 나오고 수축할 때는 반대 방향으로 미끄러져 들어간 다음 서로 떨어진다. 이러한 작용에 필요한 중요한 에너지원은 ATP이다.
- 가느다란 액틴 필라멘트와 굵은 미오신 필라멘트를 연결하는 돌기를 교차교량체(cross bridge)라고 하는데 이 교차교량체는 미오신 분자의 일부이며 미오신 필라멘트쪽에 붙어 있는 부분은 고정되어 있다.
- 가느다란 액틴 필라멘트는 트로포닌(troponin), 트로포미오신(tropomyosin)이라는 조절 단백질로 구성되는데 이들 단백질은 미오신의 교차교량체와 액틴 필라멘트가 결합하는 것을 억제한다. 즉 이 두 개의 조절단백질 때문에 근수축이 억제된다.
- 트로포닌에는 Ca^{2+} 결합부위가 있는데 여기에 Ca^{2+}이 결합하게 되면 트로포닌(troponin)-트로포미오신(tropomyosin)의 억제작용이 소실하게 된다. 따라서 미오신의 교차교량체와 액틴 필라멘트가 결합하게 되어 근수축이 일어난다.

04 뼈대근(골격근)의 수축과 이완

1) 수축기전
- 운동뉴런의 신경흥분이 신경근접합부에 도달되면 신경 말단에서 아세틸콜린(acetylcholine)이 유리되어 근섬유 세포막에 있는 감수체와 결합한다.
- 활동전압이 근세포막과 가로세관(trans세관)을 따라 전도된다.
- 근형질세망의 종말수조(terminal cisternae)로부터 Ca^{2+}이 유리
- Ca^{2+}이 troponin과 결합
- actin 부위를 덮고 있던 tropomyosin이 이동되어 actin의 결합부위가 노출된다.
- 고에너지 myosin head가 actin과 결합
- 고에너지 myosin head에 저장된 에너지에 의해 가는 다란 필라멘트가 당겨진다.
- 고에너지 myosin head와 ATP가 결합하면 myosin은 actin과 분리된다.
- ATP → ADP + pi로 되고 고에너지 myosin이 다시 생성되어 고에너지 myosin head가 actin과 결합하고 고에너지 myosin head에 저장된 에너지에 의해 가는 다란 필라멘트가 당겨지는 과정이 반복된다.
- Ca^{2+}은 근형질세망의 종말수조(terminal cisternae)로 능동수송되어 되돌아간다.
- tropomyosin은 원래 위치로 돌아가고 고에너지 myosin과 actin의 상호작용도 끝난다.
- 근수축은 멈추고 근섬유는 이완된다.

2) 이완과정
- Ca^{2+}이 근소포체로 능동수송
- Ca^{2+}이 트로포닌으로부터 유리
- 액틴과 미오신의 결합이 끊어짐

05 근수축 에너지원

- 근수축에 이용되는 직접적인 에너지는 ATP로서 사용되는 경우는 다음과 같다.
  - 수축과정에 있어서 교차교량체의 운동
  - 이완과정에 있어서 근소포체로 Ca^{2+}의 회수
  - 교차교량체와 엑틴의 결합유지 및 주기적 분리과정

- 근수축에 이용되는 에너지의 생성은 다음과 같은 과정으로 합성된다.
  - 크레아틴 인산(phosphocreatine)과 ADP로부터 합성
  - 글리코겐이 포도당에서 피루브산(pyruvic acid)을 거쳐 젖산(lactic acid)으로 되는 해당과정에서 생성
  - 미토콘드리아 속에서 이루어지는 산화적 인산화(oxidative phosphorylation) 과정에서 합성
  - 혈장속 유리지방산(free fatty acid)의 β-산화 과정에서 합성
- 근육운동시 ATP가 소모되고 젖산, CO_2, 무기인산염 등이 축적된다.

06 근수축 종류

1) 연축(Twitch)
- 신경-근 연접의 표본 신경섬유 위에 문턱(역치) 이상의 자극을 가했을 때 근육은 급속한 하나의 수축을 일으킨다. 이것을 근연축이라 한다.
- 연축의 시간적 변동을 기록한 곡선을 연축곡선(twitch curve)이라 하며 잠복기, 수축기, 이완기로 나눌 수 있다.
- 뼈대근(골격근)의 1회 연축에 소요되는 시간은 약 0.1초 정도이다.

2) 강축(Tetanus)
- 근육에 계속적인 자극을 주어 긴장 상태에 있는 것으로 완전강축과 불완전강축이 있다. 수축기에는 ATP가 소모된다.
- 완전강축 : 자극과 자극 사이의 간격이 아주 짧다.
- 불완전강축 : 연속 자극을 주되 자극과 자극 사이에 여유가 있는 것.

3) 긴장(Tonus)
근육의 덩어리는 운동신경으로부터 부분적으로 자극을 계속하여 받고 있기 때문에 근육의 부분적인 수축을 지속하고 있다. 중추신경으로부터 오는 흥분충동으로 인한 지속적인 약한 수축상태를 긴장이라고 한다.

4) 구축(강직 Contracture)
- 뼈대근(골격근)은 병적 상태에서 활동전위가 유발되지 않고서도 강축을 일으킬 때가 있는데 이것을 구축(강

직)이라고 한다.

- 유발원인 : 저칼슘혈증
- 부갑상선을 제거하면, 혈중 칼슘 농도는 저하되고, 인 농도는 증가하여 강직이 발생한다.
- 구축(강축)은 가역적인 강한 수축현상인데 반해 강직은 비가역적인 구축(강축)현상이다.
- 사후 → 근육 내에는 ATP도 없고 활동전위도 없다 → 경직(이것을 사후강직 : rigor mortis)라 한다.
- 사후강직에 의한 수축은 매우 강력하며 팔이 안 펴진 다. 사후강직은 심장, 목, 팔, 다리 순으로 일어나고 영 양상태, 운동상태에 따라 시간이 흐르면 풀린다. 풀리는 순서는 팔, 다리, 목, 심장 순으로 이것으로 사망시간을 추정할 수도 있다.

5) 경직(Rigor)

불가역적인 지속적 수축이다. 액틴과 미오신이 결합한 복 합체를 경직복합체(rigor complex)라고 한다. 여기에 ATP가 결합하면 복합체는 해리되고 이완하며 ATP가 고 갈되면 경직이 지속된다.

07 근육의 열 발생

체내에서 열을 가장 많이 생산하는 부위는 뼈대근(골격 근)이며 고에너지 인산결합, 열 등으로 나타난다.

- 안정열(resting heat) : 안정시 방출되는 열로 기초 대 사 과정이 밖으로 나타나는 것이다.
- 초기열(initial heat) : 수축하는 동안 안정열 이상으로 생산되는 열
- 활성화열(activation heat) : 근육이 수축할 때마다 생 산되는 열
- 단축열(shortening heat) : 근육이 단축하는 거리에 따 라 비례하는 열
- 회복열(recovery heat) : 근육을 수축 이전상태로 회복 시키는 대사과정에서 발생하는 열
- 이완열(relaxation heat) : 등장성 수축을 한 근육이 이 전의 길이로 회복될 때 회복열 이외에 여분으로 발생되 는 열

08 신경-근 사이의 흥분전달

1) 전달물질

- 운동신경의 섬유가 근 섬유에 가까워지면 마이엘린 껍질 (myelin sheath)이 없어지고 근 섬유의 표면에 인접하 게 되면 신경섬유의 끝이 약간 부풀어 올라 커진다. 이 것을 신경종말이라고 하며 신경종말이 접촉하는 근섬유 의 근막은 약간 함몰되어 종판을 이룬다. 신경종말과 종 판의 연결을 신경-근 연접이라 하고 이 부위로 아세틸 콜린(acetylcholine)이 분비되어 자극을 전달하게 된다.
- 신경근의 신경종말에서 분비되는 전달체는 아세틸콜린 이다.

2) 기전(Mechanism)

- 운동신경 섬유가 근섬유에 가까워지면 수초(myelin sheath)가 없어지고
- 신경섬유 끝은 약간 부푼다(신경종말)
- 신경섬유가 접촉하는 근섬유 부분은 약간 함몰한다 (종판).
- 신경종말과 종판 사이의 간격은 약 $500 \overset{\circ}{A}$이고 이곳을 신경-근 연접(neuromuscular junction)이라 한다.
- 신경종말에는 아세틸콜린(acetylcholine)이 저장되어 있다.
- 접합부로 아세틸콜린(acetylcholine)이 분비된다 (receptor-ach. complex).
- 막의 탈분극이 발생하여 흥분한다.
- 한편, 아세틸콜린에스테라아제(acetylcholinesterase) 가 작용하여 아세틸콜린 복합체(acetylcholine complex) 를 가수분해한다.
- 그러므로 아세틸콜린(acetylcholine)의 작용은 약 2msec이내에 완료되고 3~5msec후에는 정상으로 회 복된다.

$$\text{acetylcholine} \xrightarrow{\text{acetylcholinesterase}} \text{choline+acetic acid}$$

$$\text{acetic acid + Co A} \xrightarrow{\text{acetylkinase}} \text{acetyl Co A+H}_2\text{O}$$

$$\text{choline+acetyl Co A} \xrightarrow{\text{choline acetylase}} \text{acetylcholine+Co A}$$

09 근육의 활동전압과 수축

- 세포막의 탈분극이 수축을 일으키는데는 세포질그물(형질 내세망)과 Ca^{++}이 주된 역할을 한다.
- 뼈대근(골격근) 수축시 직접적인 에너지원은 ATP이다.

1) 에너지와 산소부채

- 근수축에 쓰이는 에너지는 ATP, 글리코겐(glycogen), 산소, 고에너지 인산염 등이고
- 근수축 결과 생성되는 물질은 젖산, 이산화탄소, 무기인산염 등이다.
- 근수축 에너지를 직접 공급하는 것은 주로 고에너지 인산염이다.
- 그러므로 산소가 부족한 곳에서 근육을 자극하면 쉽게 피로해진다.

2) 기전(Mechanism)

- ATP $\xrightarrow{\text{ATPase}}$ ADP+pi+에너지(근수축에 직접 이용된다)

- phosphocreatine creatine + pi + 에너지*

- ADP $\xrightarrow{\text{에너지*}}$ ATP 재합성에 쓰인다.

- phosphocreatine+ADP $\longrightarrow$ creatine+ATP

이때 ATP가 재합성되기 위해서는 phosphocreatine이 계속 재합성되어야 한다. 이때 또 ATP가 필요하다.

- 필요한 ATP는 glucose 젖산 + 에너지에서 얻는다.
- 1/5 젖산 + O_2 $\longrightarrow$ CO_2+H_2O + 에너지#

- 4/5 젖산 $\xrightarrow{\text{에너지#}}$ glucose
- 그러므로 산소가 부족하면 젖산의 산화가 적어 glycogen 재합성이 안되고 젖산만 쌓인다.
- 그러므로 피로감을 느낀다.

10 심장근(Cardiac muscle)

1) 구조

- 가로무늬는 뼈대근(골격근)과 비슷하며 Z선도 있다.
- 심근의 성질이 뼈대근(골격근)과 다른 점은 자동성이 있다는 것이다.
- 다수의 긴 사립체(미토콘드리아)가 근원섬유와 밀접하게 접촉되어 있다.
- 심장근의 세포 사이에 원형질간 다리가 존재하지 않지만 합포체 같은 기능을 나타낼 수 있다.

2) 전기적 특성

- 포유류의 심장근 세포의 안정막 전위는 약 −90mV이며 자극이 주어지면 활동전위가 전파되어 수축을 일으킨다.
- 탈분극은 약 2ms 정도 지속되고 고평부(plateau)기와 재분극은 200ms이상 지속된다.
- Na^+농도의 변화는 심장근에서 안정막 전위에 영향을 주는 반면 세포외 Na^+의 농도변화는 활동전위의 크기에 영향을 미친다.
- 전위의 변화
  - 1기 : 초기의 빠른 재분극은 Na+ 통로가 닫혀 일어난다.
  - 2기 : 이어 나타나는 고평부는 다소 느린 전압-gated 칼슘통로가 지속적으로 열리기 때문이다.
  - 3기 : 마지막으로 재분극은 Ca^{2+}통로가 닫히고 K^+내부 정류기 통로를 통한 K유출이 일어나 나타난다.
  - 4기 : 안정전위의 회복

3) 기계적 성질

- 심장근의 수축반응은 탈분극이 시작한 후 바로 시작하여 활동전위기간의 약 1.5배 지속된다.
- 심장근은 일반적으로 느리고 비교적 ATPase 활성도가 낮다.
- 심장근에서 초기섬유의 길이와 총 장력간의 관계는 뼈대근(골격근)과 비슷하다. 즉 안정길이에서 자극시 발생하는 장력은 최대이다.
- 심장근 섬유의 길이와 장력과의 관계는 Starling의 법칙이 작용한다.
  - 몸안에서 초기섬유의 길이는 심장의 이완기 충만 정

도에 의해 결정되며 심실에서 발생되는 압력은 발생된 총 장력에 비례한다는 법칙

11 민무늬근(평활근 Smooth muscle)

- 가로무늬가 없으며 액틴과 미오신이 있고 이들이 서로 미끄러져 수축을 일으킨다.
- 트로포미오신은 있으나 트로포닌은 없고 근소포체가 있으나 잘 발달되어 있지 않다.
- 사립체(미토콘드리아)의 수가 적으며 대사는 해당에 크게 의존한다.
- 내장민무늬근(평활근 visceral smooth muscle)과 다단위 민무늬근(평활근 multiunit smooth muscle)으로 나뉘는데 내장 민무늬근(평활근)은 주로 내장벽에서 관찰되고 다단위 민무늬근(평활근)은 눈의 홍채 같은 정교한 구조에서 관찰된다.

12 내장민무늬근(내장평활근)

- 막전위가 불안정하며 신경지배에 관계없이 지속적이고 불규칙적인 수축을 한다.
- 근소포체가 발달되어 있지 않으며 수축을 유발하는 세포내 칼슘은 세포외액으로부터 유입되어 증가한다.
- 수축과 이완은 다음과 같은 기전으로 일어난다.
  - 무스카린성 수용체에 아세틸콜린 결합
  - 세포안으로 Ca^{2+} 유입증가
  - 미오신의 활성화
  - 미오신 ATPase 활성의 증가, 미오신과 액틴의 결합
  - 수축
  - 미오신의 탈인산화
  - 이완 또는 지속적인 수축

0001

근육에 존재하는 중간미세섬유 단백질로 옳은 것은?

① 케라틴(keratin)

② 비멘틴(vimentin)

③ 데스민(desmin)

④ 신경미세섬유(neurofilament)

⑤ 아교세포섬유산성단백(glial fibrillary acidic protein, GFAP)

✛ 문헌 이영돈 외, 해부생리학, 라이프사이언스, 2007, p.56

0002

골격근이 수축할 때 쓰이는 에너지원으로 옳은 것은?

① 젖산   ② 요산   ③ 산소   ④ 아데노신3인산(ATP) ⑤ 조효소

✛ 문헌 전국의과대학 교수, Ganong's 생리학, 1999, p.72

0003

환자가 사망하자 근육섬유에 있는 ATP와 포스포릴크레아틴(phosphorylcreatine)이 완전히 고갈되었다. 이 사망자에서 나타나는 근육상태로 옳은 것은?

① 마비   ② 이완   ③ 강축   ④ 강직   ⑤ 수축

✛ 문헌 전국의과대학 교수, Ganong's 생리학, 1999, p.77

0004

근육에서의 인슐린 효과로 옳은 것은?

┃보기┃

가. 포도당 유입 증가	나. 글리코겐 합성 증가
다. 아미노산 섭취 증가	라. 세포 K^+ 섭취 증가

① 가, 나, 다   ② 가, 다   ③ 나, 라   ④ 라   ⑤ 가, 나, 다, 라

✛ 문헌 전국의과대학교수, Ganong's 생리학, 도서출판 한우리, 1999, p.360

0005

심근의 흥분과 수축에 관여하는 이온으로 옳은 것은?

① K^{2+} ② Mg^{2+} ③ Ca^{2+} ④ Fe^{2+} ⑤ H^+

✛ 문헌 박인국, 생리학, 라이프사이언스, 2003, p.280

0001

• 근육조직은 수축성이 있으며 중간미세섬유 단백질로 데스민(desmin)이 있다.

0002

• ATP내 고에너지 인산의 가수분해는 미오신 분자의 머리에 있는 ATPase활성에 의해 촉매되며 이 에너지에 의해 수축이 일어난다.

0003

• 근육섬유에 있는 ATP와 포스포릴크레아틴(phosphorylcreatine)이 완전히 고갈되면 근육은 강직상태가 된다. 이 강직은 사후에 나타나는데 이를 사후 강직(rigor)이라고 한다.

0004

• 리보솜에서의 단백질 합성 증가, 단백질 이화작용 억제, 케톤체 섭취 증가 등의 효과가 있다.

0005

• 심근세포의 탈분극은 근초에 있는 전압조절성 Ca^{2+}채널의 개방을 자극한다. 이것에 의해 Ca^{2+}이 농도구배에 따라 세포속으로 확산된다.

0006

• 근육세포의 수축과정 : 안정상태 → 미오신과 액틴의 결합 → 미오신 머리의 젖힘 → 액틴과 미오신의 분리 → ATP의 분해

근육세포의 수축과정이다. 단계별로 순서가 옳은 것은?

보기

| 가. 미오신과 액틴의 결합 | 나. 미오신 머리의 젖힘 |
| 다. 액틴과 미오신의 분리 | 라. ATP분해 |

① 가→나→다→라 ② 가→나→라→다 ③ 나→가→다→라
④ 나→가→라→다 ⑤ 다→라→가→나

✢ **문헌** 이영돈 외, 해부생리학, 라이프사이언스, 2007, p.144

0007

• 또한, 근절 양쪽의 가는 필라멘트가 가운데로 끌려감에 따라 H띠는 수축하는 동안 짧아진다.

근수축의 필라멘트 활주설로 옳은 것은?

보기

가. 근절의 단축에 의해 근원섬유가 단축된다.
나. 근절의 단축은 근필라멘트의 활주에 의해 이루어진다.
다. 액틴이 미오신 사이로 끌려 들어간다.
라. A띠 사이의 I띠가 짧아진다.

① 가, 나, 다 ② 가, 다 ③ 나, 라 ④ 라 ⑤ 가, 나, 다, 라

✢ **문헌** 박인국 외, 생리학, 라이프사이언스, 2003, p.238

0008

• 이완된 근육에서의 Ca^{2+} 농도는 매우 낮으며, Ca^{2+} 농도가 $10^{-6}M$ 이상일 때 근수축이 일어난다.

근세포가 자극을 받아 수축할 때 근형질내에 증가하는 이온으로 옳은 것은?

① Na^+ ② Cl^- ③ K^+ ④ Ca^{2+} ⑤ P^-

✢ **문헌** 박인국 외, 생리학, 라이프사이언스, 2003, p.241

0009

• Ca^{2+}의 근형질세망 복귀에는 능동수송이 필요하고 ATP의 가수분해가 필요하다.

근 이완 시 Ca^{2+}의 근형질세망 복귀에 필요한 에너지원으로 옳은 것은?

① AMP ② ADP ③ ATP ④ 크레아틴 인산 ⑤ 단백질

✢ **문헌** 박인국 외, 생리학, 라이프사이언스, 2003, p.243

0010

근수축의 세기에 영향을 미치는 인자로 옳은 것은?

┃보기┃

가. 근섬유의 수   나. 자극의 빈도   다. 근섬유의 두께   라. 근섬유의 처음길이

① 가, 나, 다   ② 가, 다   ③ 나, 라   ④ 라   ⑤ 가, 나, 다, 라

✛ **문헌** 박인국 외, 생리학, 라이프사이언스, 2003, p.245

0011

골격근의 특징으로 옳은 것은?

┃보기┃

가. 잘 발달된 근형질세망과 가로세관   나. 필라멘트 속에 트로포닌이 있음
다. 신경자극 없이 수축할 수 없음   라. 간극접합이 있음

① 가, 나, 다   ② 가, 다   ③ 나, 라   ④ 라   ⑤ 가, 나, 다, 라

✛ **문헌** 박인국 외, 생리학, 라이프사이언스, 2003, p.258

0012

평활근의 특징으로 옳은 것은?

┃보기┃

가. 잘 발달된 근형질세망과 가로세관   나. 필라멘트 속에 트로포닌이 있음
다. 신경자극 없이 수축할 수 없음   라. 간극접합이 있음

① 가, 나, 다   ② 가, 다   ③ 나, 라   ④ 라   ⑤ 가, 나, 다, 라

✛ **문헌** 박인국 외, 생리학, 라이프사이언스, 2003, p.258

0013

근수축에 쓰이는 에너지원으로 옳은 것은?

┃보기┃

가. ATP   나. 인산크레아틴   다. 글리코겐   라. 젖산

① 가, 나, 다   ② 가, 다   ③ 나, 라   ④ 라   ⑤ 가, 나, 다, 라

✛ **문헌** 이창현 외, 해부생리학, 메디컬코리아, 2007, p.199

해·설

0010

• 근섬유의 세기는 다양한 인자에 의해 영향을 받는데, 근섬유의 수, 자극의 빈도, 각 근섬유의 두께와 안정 시 근섬유의 처음 길이 등이 포함된다.

0011

• 가로무늬가 있는 근절 속에 배열된 액틴과 미오신이 있다.
• Ca^{2+}이 근형질세망으로부터 유래한 세포질로 방출된다.
• 근섬유는 독립적으로 자극을 받고 간극접합이 없다.

0012

• 가로무늬가 없으며, 불충분하게 발달된 근형질세망으로 되어 있다.

0013

• ATP → ADP + 인산 + 7.4Cal 에너지 발생
• 인산크레아틴(creatine phosphate) : ATP보다 더 오래 근육섬유에 저장되고 ATP보다 4~6배 정도 더 많다.
• 글리코겐(glycogen) : 근육이나 간에 존재하는 글루코스(glucose)형태로 저장되어 있다.

혈액

01 혈액의 기능

- O_2, CO_2 운반 및 교환
- 영양물질의 운반
- 노폐물의 배설
- 면역작용
- 생체의 수분조절
- 체온 조절
- 호르몬(Hormone) 운반
- 콜로이드(교질), 삼투압 조절
- 산−염기 평형 조절
- 혈압 조절
- 체액 조절

02 혈액의 조성

- Blood
  − 혈장(액체성분, plasma)
    * serum(혈청) ┌ albumin
                  └ globulin
  * fibrinogen(섬유소원)
  − 혈구(고형성분, cell)
    * RBC(erythrocyte)
    * WBC(leucocyte)
    * Platelet(thrombocyte)
  − blood clot(피덩이)
- PH : 7.4(7.2~7.4)
- 비중 : 1.055(1.056~1.066)
- 물 80%, 단백질 18%, 지질 등 2%

03 혈액량

체액 중 혈액이 차지하는 비율은 약 5%이다. 체중의 약 8~8.5%(1/12~1/13)차지, 즉 60kg인 정상 성인의 혈액 량은 약 5L이다.

(1) 적혈구용적률(hematocrit, Hct)

- 혈액을 3,000rpm에서 15분 동안 원심분리하여 침전된 적혈구의 전체 혈액에 대한 백분율로 정상치는 약 45% 이다.
- 20% 이하이면 빈혈을 의심할 수 있으며 65% 이상이 면 혈구과다증을 의심할 수 있다.

(2) 전혈액량

- 혈관 계통 전체에 있는 전혈액량은 70~100㎖/Kg, 체 중의 약 8%(1/13)이며 누워있을 때는 혈장의 감소와 더 불어 전혈액량이 감소하며 운동 시는 증가한다.
- 임신 중에는 초기부터 전혈액량이 증가하고 말기에는 32%까지 증가하며 분만 후에는 약 1주일간에 걸쳐 정 상 값으로 회복한다.
- 출혈 시에는 혈관수축, 혈액저장소에서의 혈액의 공급, 조직액의 혈관이행 등이 일어나며 혈압과 전혈액량의 회복이 기도됨으로써 천천히 일어나는 출혈에서는 전 혈액량의 1/2을 잃어도 생명을 유지할 수 있으나 전 혈 액량의 1/3을 급속히 잃어버리면 혈압이 하강하고 순환 장애를 일으켜 생명이 위험해진다.

04 혈액의 분포

- 심장 : 250mL(5%)
- 허파(폐) : 1,300mL(25%)
- 동맥 : 600mL(11%)
- 모세혈관 : 300mL(6%)
- 정맥 : 2,200mL(42%)
- 간, 지라(비장) 등에 저장된 량 : 550mL(10%)

05 적혈구의 생성과 성숙

- Hb함량의 이상과 요독증, 각종의 내분비장애, 시아노코바라민, 엽산, 피리독신, 철의 결핍시에 적혈구 감소가 나타나며 심한 근 작업, 신경흥분 산소결핍에 의하여 생리적으로 증가한다.
- 급속히 일어나는 적혈구 증가는 지라(비장), 기타 혈액저장소에서 공급된 것이며 지속적인 산소결핍(고산지 거주)에서 보는 증가는 골수기능 항진에 의한 것이다.

06 골수(Bone marrow)

- 태생기 때는 혈구세포가 간이나 지라(비장)에서 생성되지만 성인의 혈구 및 혈소판은 골수에서 만들어진다.
- 소아의 혈구세포는 모든 뼈조직의 골수공간(골수강)에서 활발하게 생성되나 20세가 되면 위팔뼈(상완골)와 넙다리뼈(대퇴골)를 제외한 엉덩뼈(장골)의 골수공간은 불활성화가 된다.
- 활성이 왕성한 골수를 적색골수(red marrow), 지방이 침윤되어 불활성화된 골수를 황색골수(yellow marrow)라 한다.

07 적혈구(RBC, Erythrocyte)

1) 특성
- 원반모양
- 수명 : 3~4개월(120일)
- 파괴 장소 : 간, 지라(비장)
- 적혈구용적률(Hct) : 남자는 약 47%, 여자는 약 42%

2) 생성
- 생성장소 : 골수
  - 20세까지 : 골수
  - 20세 이후 : 적골수 : 납작뼈(편평골), 엉덩뼈(장골)의 뼈끝(골선단)
- RBC생성 조혈 자극 hormone : erythropoietin(적혈구생성소)
- hemoglobin(혈색소)을 가지고 있다.
  - porphyrin ring(포르피린 고리) 4개 → heme(헴) 분자
  - heme분자 4개 → hemoglobin

- Hb량은 15mg/혈액량 100ml 정도이고 1mg의 Hb은 1.34ml의 산소와 결합한다.
- 조혈과정
  - 붉은 골수에 있는 그물세포(세망세포 reticulum cell) → 혈구모세포(hemocytoblast) → 호염기적혈모구(basophil erythroblast) → 뭇색듬적혈모구(poly chromatophil erythroblast) → 정상적혈모구(normoblast) → 그물적혈구(reticulocyte) → 적혈구(erythrocytes).

3) 기능
O_2운반(산소와 쉽게 결합)

4) 적혈구 과다증

(1) 생리적 과다증(physiological polycythemia)
- 평지생활을 하다 4,500m 정도의 고산지대 생활을 할 때 600~800만/1mm3로 증가
- 탈수 때

(2) 악성 적혈구 과다증(polycythemic vera)
- 1,100만/1mm3로 증가
- hematocrit가 80%로 증가
- 적혈구 수가 비정상적으로 2배 이상 증가하고 산소는 상대적으로 감소하여 청색증이 나타난다.

08 지라(비장)

1) 기능
- 구형 적혈구와 다른 비정상적인 적혈구를 제거하는 중요한 혈액여과기이다.
- 많은 혈소판을 포함하고 있으며 면역계에서도 중요한 역할을 한다.

2) 지라(비장)의 순환
- 두 구간으로 구성
- 빠른 구간은 주로 영양공급 기능을 담당하며 혈액은 혈관내에 머물러 있고
- 느린 구간은 지라굴(비장동)에 들어가기 전에 혈액이 동맥 밖으로 나와 많은 포식세포와 림프구를 통하여 삼

출된 후 다시 일반 순환계로 되돌아간다. 이 과정에서 포식세포는 세균을 제거하고 면역반응을 시작한다.

09 산소 해리곡선

- 헤모글로빈과 산소의 결합은 heme(헴)이 가지고 있는 철에 의해서 이루어지기 때문에 그 결합도는 산소분압에 따라서 변한다. 이러한 헤모글로빈과 산소결합도(%)와의 관계를 나타내는 곡선을 산소결합곡선 또는 산소 해리곡선이라고 한다.
- 혈액의 산소분압이 증가하면 산소와 결합하는 헤모글로빈의 양이 증가하고 산소분압이 감소하면 산소와 결합하는 헤모글로빈의 양이 감소하기 때문에 이 곡선은 완만한 S자형 곡선을 형성하게 된다.
- CO_2의 분압이 증가할수록 Hb의 산소포화도는 감소하고 해리도는 증가한다.
- 조직세포속에 CO_2나 젖산의 농도가 증가할수록 Hb의 산소포화도는 감소하고 해리도는 증가한다.
- pH가 낮을수록 Hb의 산소포화도는 감소하고 해리도는 증가한다.
- 온도가 높을수록 Hb의 산소포화도는 감소하고 해리도는 증가한다.
- 해발이 높을수록 Hb의 산소포화도는 감소하고 해리도는 증가한다.

10 빈혈(Anemia)

- 적혈구 감소, 혈색소 함량 감소(산소운반 능력감소)로 일어난다.
- RBC의 수 : 400만개/mm^3 이하일 때
- Hemoglobin : 10~12gm% 이하(정상 15gm%)일 때
- Hematocrit : 30% 이하(적혈구 용적비 45%)일 때
- 빈혈의 종류
  - 출혈성 빈혈(출혈에 의해 철 성분 소실로 빈혈이 초래된다)
  - 재생불량성 빈혈
  - 용혈성 빈혈
  - 성숙 부전빈혈(maturation failure anemia)
- 증상
  - 아찔한 감, 혈색이 좋지 않음, 숨차고, 쉽게 지친다

- 1일 Fe 1mg을 섭취

11 백혈구(WBC, Leucocyte)

1) 특성
- 적혈구보다 크고 직경이 1~1.25배
- 핵이 있다.
- WBC 수 : 8,000~9,000/mm3
- 백혈구의 수명
  - 매우 다양, 수시간~수백일
  - 과립성 백혈구는 평균 12시간(세균 등이 감염하면 탐식 후 죽으므로 짧을 수도 있다.)
  - 단핵구는 수주~수개월
  - 림프구는 100~200일
- 백혈구의 이상
  - Leukocytosis(백혈구 증다증) : 10,000개/mm^3 이상
  - Leukemia(백혈병) : 조혈기의 진행성 악성 질환으로 혈액과 골수에 백혈구 및 아구가 비정상적으로 증가하는 것.
  - Leukopenia(백혈구 감소증) : 5,000개/mm^3 이하

2) 분류
(1) 과립백혈구(granular leukocyte)
- neutrophilis(호중성구)
  - 세균탐식능력이 제일 강하다.
  - 산성, 염기성에 염색이 잘된다.
  - 사멸 → pus(고름)
  - 세균에 대한 포식작용, 급성염증시 증가
  - 급성막창자꼬리염(급성충수염)시 가장 활발
- eosinophilis(호산성 백혈구)
  - 기생충감염, allergy성 질환시 증가
  - protein 분해효소가 있어 이물에 대한 해독작용

(2) 무과립백혈구(agranular leukocyte)
- bosophil(호염기구)
  - heparin 함유
  - 청색으로 염색되는 과립
  - 혈액응고 방지
- lymphocyte(림프구)
  - 림프조직

- 면역반응과 관계
- 림프샘에서 생성
- β-γ globulin을 만든다.
- 항체의 성질
- monocyte(단핵구)
  - 백혈구 중 가장 크다.
  - 강한 탐식작용

3) 백혈구 생성

- 과립성 백혈구, 단핵구는 골수에서 생성
- 과립세포는 골수중에 있는 모세포에서, 림프구와 단핵 세포는 주로 림프조직(림프절, 지라(비장), 가슴샘(흉선), 편도샘, 작은창자(소장)의 Peyer판)에서 생성되며 소수 는 골수에서 생성된다. 수명은 2~3일 정도이며 지라 (비장), 간장 기타의 세망내피계에서 파괴된다. 세망내 피계에 속하는 세포를 조직구라 하며 일명 대식세포라 고도 한다.
- 림프구는 대부분 림프조직(림프샘, 지라(비장), 편도선, 가슴샘(흉선)에서 생성 → 가슴림프관(흉관)을 통해 혈 관으로 이동, 소수는 골수에서 생성

4) 기능

- 호중성구 : 세균 탐식하는 능력이 가장 큰 백혈구
- 호산구 : allergic reaction, Tubercullin 반응
- 호염기구 : 세포내에 heparin(강력한 항응고제)을 함유 하고 있기 때문에 혈관내에서 혈액이 응고되는 것을 방 지한다. 특수한 경우 이외는 세균을 탐식하지 않는다.
- 림프구(lymphocyte) : 림프샘에서 생성되고 탐식능력 이 없으며 항체가 있어 면역에 관여한다. 혈장내에 β-γ globulin을 생성한다.
- 단핵구 : 한 개의 큰 핵이 있으며 다른 백혈구보다 수명 이 길다.
- 조직구 : 포식작용(식균작용)에 의하여 신체를 방위하는 외에 노패된 혈구를 처분하고 세포내의 혈색소에 빌리 루빈을 만든다.

5) 비만세포(Mast cell)

- 결합조직이 많은 곳에서 볼 수 있는 풍부한 과립을 가 지고 있는 유주세포로, 특히 상피세포의 표면 아래에 풍부하다.

- 이들 세포의 과립에는 히스타민, 헤파린 및 여러 단백 분해효소가 들어 있다.
- 세포막에는 IgE의 수용체를 가지고 있으며 알레르기성 반응을 유발시키며 기생충 감염에 대한 방어역할을 한다.

6) 포식작용(식균작용) 기전

- 이물질 침입이나 파괴된 자체조직이 발견되면 그 주위 에 질소물질인 leukotaxine(류코탁신), necrosin(네크 로신) 등이 발생한다.
- 이물질은 모세혈관벽의 투과성을 촉진한다. 그러므로 백혈구가 쉽게 누출된다.
- 이물질의 농도가 높은 쪽으로 백혈구가 이동한다.
- 세균이나 이물질의 막전위는 +이고 백혈구의 막전위는 -이므로 서로 부착한다.
- 세균이 식작용에 대해 감수성을 갖도록 하는 항체인 opsonin(옵소닌), tropin(트로핀), agglutinin(응집소) 등의 물질이 백혈구막에 작용하여 막을 약화시킨다.
- 포음작용(음세포작용 pinocytosis)이 발생하여 이물질 이 백혈구 내로 이동한다.
- 백혈구 내에 있는 myeloperoxidase(미엘로페르옥시 다제)에 의해 분해된다.
- 한계점에 도달하면 백혈구 자신도 파괴되는데 이를 고 름(농 pus)이라고 한다.

12 면역기전

- 항원 항체 반응에 의해 저항성이 생기는 것
  - 인공면역 : 예방접종
  - 영구면역 : 한번 직접 병에 걸려서 면역이 생기는 것 (병후면역)으로 유행성 감기의 경우는 면역이 생기지 않는다.
- 체액성 면역(humoral immunity)
  - B림프구에 의해 중계되며 이 세포들은 혈장단백질 중 γ글로블린 분획에 해당되는 항체를 생성한다.
- 세포성 면역(cellular immunity)
  - T림프구에 의해 중계되며 이 체계는 지연성 알레르기 반응과 이식 조직에 대한 거부반응에 관여한다.

1) 조직이식

- 이식된 조직에 대한 거부반응은 T세포가 관여한다.

- 같은 종에서도 피부나 콩팥(신장)조직의 이식은 일시적으로 작용을 하는 듯 하다가 수혜자가 이식된 조직에 대하여 면역반응이 유발되어 결국 이식된 조직은 괴사되고 거부된다.
- 거부반응을 전혀 일으키지 않는 조직이식은 일란성 쌍생아 경우뿐이다.

2) 자가면역
- 면역계는 자기와 비자기를 구별하는 능력이 있다.
- B 및 T세포의 일부는 자신의 자가항원에 대한 항체와 수용체를 형성한다.

13 혈소판(Platelet)

- 골수에 있는 거대핵세포(megakaryocyte)에서 세포질이 여러 파편 조각으로 떨어져 나와 순환혈액으로 들어가서 혈소판이 된다.
- 혈액이 체외로 유출될 때 맨 먼저 파괴된다.
- 크기는 $2 \sim 4\mu$ 정도이며, 핵이 없다. 수는 20만~30만 개/mm^3 정도
- 혈소판의 수가 감소하면 혈병퇴축(clot retraction)이 결손되며 파열된 혈관의 수축이 지연된다. 그 결과 쉽게 타박상이 생기며 다발성 피하출혈을 특징으로 하는 혈소판 감소형 자반증(thrombocytopenic purpura)이 초래된다.
- 혈소판의 수가 증가되면 혈전증(thrombosis)이 생기기 쉽다.
- 초자기구 표면에 잘 붙는다.
- 기능
  - 모세관 투과성의 억제작용, 집합작용, 응집작용
  - Thrombocyte(혈소판)의 점착 작용
  - Thrombocyte(혈소판)는 혈액응고 촉진
  - Thrombocyte blood clot를 수축
  - 혈관 밖으로 나왔을 때 혈액응고에 필요한 thromboplastin(트롬보플라스틴) 생성에 관여하는 혈소판 인자를 만들어낸다.

14 지혈(Hemostasis)

1) 지혈의 3단계

- 국소적 혈관수축작용
- 손상부위로 혈소판 집합
- 혈액응고 기전에 의한 혈액응고.

2) Morawitz의 혈액응고설

혈소판(thrombocyte) 파괴

thrombokinase

↓Ca^{++}

활성화 단계 : prothrombin ⟶ thrombin

↓

응고단계 : fibrinogen ⟶ fibrin + 혈구

↓

혈병 응축단계 : 피덩이(혈병 blood clot)

3) 혈액응고 방지법
- 수산화나트륨(수산염), 구연산나트륨(구연산염), 헤파린, 히루딘 등은 혈액응고 억제 물질이다.
- 수산화나트륨 첨가 : Ca^{2+}을 침전시킨다.
- 구연산나트륨 첨가 : Ca^{2+}을 침전시킨다.
- 저온상태 유지 - 효소 작용억제
- Hirudin이나 Heparin을 가한다 : 트롬빈을 침전시킨다.
- 저어준다 : 피브린을 제거한다.

4) 항응고 기전(Anticlotting mechanism)
- 혈액은 응고를 촉진하는 향응고제(procoagulant)와 항응고제(anticoagulant)사이에 평형을 이루고 있다.
- thromboxane A_2는 혈소판 응집을 촉진하고, 혈관수축을 촉진한다.
  prostacyclin은 혈소판 응집을 방지하고, 혈액응고를 억제한다.
- 정상시 : 항응고제 작용 > 향응고제 작용
- 혈관 파손시 : 항응고제 작용 < 향응고제 작용

5) 지혈이상
- 지혈의 이상은 혈관이 손상을 입었을 때 혈액응고가 지연되는 혈액상실증(실혈병 hemorrhagic disease)과 혈관 내에서 쉽게 혈액응고가 일어나는 혈전증(thrombosis)이다.
- 혈액상실증(실혈병)은 혈장 Ca의 부족, 혈액응고인자

(factor Ⅶ, Ⅸ 및 Ⅹ)의 결핍 및 혈소판 수의 감소 등으로 생긴다.
- 응고인자 Ⅷ의 결핍으로 야기되는 혈액상실증(실혈병)의 대표적인 것이 혈우병 A(hemophilia A)이다.

15 혈장단백질

- 혈장단백질 중의 albumin, fibrinogen은 간장에서 합성되고 globulin은 그물내피계(세망내피계) 세포, 림프조직, 기타에서 합성된다.
- 이들 혈장단백질은 침전법, 전기영동법, 초원심법 등에 의하여 Albumin, globulin, fibrinogen의 세분획(fraction)으로 나눌 수 있다. 이 중에서 albumin과 Globulin의 양적비를 A/G비(ratio)라 하고 보통 1.0~1.5 범위이다.

16 혈액의 삼투압

- 생체내에는 많은 반투막으로 구분되어 있다. 조직액, 분비액 등도 일반적으로 혈장과 삼투압을 갖기 때문에 혈장 삼투압의 항상성은 여러 가지 기능을 정상으로 유지하는데 중요하다
- 혈장과 삼투압이 같은 식염수(0.9%)를 등장액, 또는 생리적 식염수라고 한다. 이것에 KCl, $CaCl_2$, $NaHCO_3$ 등을 가해 이온조성을 혈장과 비슷하게 한 용액을 Ringer액이라 한다.

17 혈장단백질의 생리작용

- 조직단백질과 혈장단백질 사이에 교환성이 있어 예비단백질 결핍 시에 이용하고 혈장단백질이 정상보다 적어진 상태를 저단백증이라 한다.
- 혈장단백질에 의한 삼투압을 혈장콜로이드삼투압(colloid osmotic pressure : 25~30mmHg)이라 하고 주로 albumin에 의해서 유지되고 있으며 혈압에 역행해서 혈관내의 수분을 보존하고 혈중 단백질 감소시에는 혈장수분이 조직에 나와 부종(edema)을 일으킨다.
- 완충물질로서 혈액의 산염기평형을 유지하며 혈액에 점성을 부여하여 동맥혈압을 유지하게 하는 작용을 한다.
- 혈액응고에 관계하는 인자(fibrin을 석출하는

fibrinogen)를 갖고 있으며 면역물질은 γ-globulin이나 일부는 β-globulin에 있다.
- 혈액성분 중에 예를 들면 빌리루빈은 α-globulin과 철은 β-globulin과, 사이록신, 콜레스테롤, 인지질, 비타민 A, 스테로이드 hormone은 globulin과 결합해서 존재하고 있다.
- albumin과 globulin의 양(A/G)비가 커지면 적혈구 침강속도가 빨라진다.

18 혈장(Plasma)

- 체중의 약 5%에 해당되므로 60kg인 사람의 경우는 약 3,000mL 정도이다.
- 혈액의 50~60%로 혈장의 90%는 수분이다.
- 성분
  - 혈장 단백질 : 혈장의 7% 차지
  - 기타 : Na, Cl, HCO, CO, HPO, SO, K 등의 수많은 이온 및 무기분자
- 특히 K^+은 환자가 대사성 산증일 때 혈액내에 많이 증가하는 전해질이다.
- 혈장은 방치해 두면 바로 응고된다.
- 기능
  - 세포에 단백질을 공급한다.
  - 혈액의 점성도를 일정하게 유지하여 혈류를 원활하게 한다.
  - 피브리노겐, 프로트롬빈이 있어서 실혈 시 혈액응고에 관여한다.
  - 혈장 단백질은 주로 간에서 만들어진다.

19 혈액형

1) ABO식 혈액형

- 사람의 적혈구막에는 응집원이라는 여러 가지 항원이 있다. 그 중에서도 가장 중요한 것이 A와 B라는 응집원이다. 그리고 혈장 중에는 α와 β라는 응집소가 있다.
- 혈액내에 있는 응집원과 응집소의 종류와 그 유무에 따라 일반적으로 사람의 혈액형을 네가지, 즉 A, B, O, AB형으로 나눌 수 있다.
- AB형은 적혈구막에는 A와 B응집원이 있고, 혈청에는 α와 β라는 응집소가 없다.

2) Rh식 혈액형

- Macacus rhesus(리서스) 원숭이의 혈구와 사람의 혈구사이에 공통적으로 존재하는 물질이다.
- Rhesus 원숭이의 혈구로 면역된 토끼의 혈청을 사람의 적혈구에 적용시키면 응집하는 경우와 응집하지 않는 경우가 있다. 응집하는 경우는 Rh인자를 가지고 있기 때문에 Rh(+)라고 표현하고 응집이 일어나지 않으면 Rh인자를 가지고 있지 않기 때문에 Rh(-)라고 표현한다.
- Rh(-)의 출현빈도는 백인의 경우 13~15%로 높으며 동양인의 경우는 0~2%로 매우 낮다.

3) 태아적모구증(태아적아구증)

- Rh(-)인 모친이 Rh(+)인 태아를 임신하게 되면 태아에 대해 항 Rh(+)항체를 생산한다. 두번째의 임신에서는 항체생산이 증대되고 항체는 태반을 통과해서 태아혈구를 파괴하여 17%에서 용혈성 질환이 일어난다.
- 태아는 황달과 빈혈, 미숙한 적혈구의 출현을 수반한 태아적모구증이 된다.
- 맨 처음의 출산 후에 항Rh(+)항체를 주사하여 수동면역을 부여하면 항체생산을 방지할 수 있다.

4) 수혈(Transfusion)

- 30~40%의 혈액 손실이 있을 때 혈압유지가 어렵고 쇼크가 우려되면 수혈을 한다.
- 수혈액 내의 적혈구에 대한 응집소를 가지고 있는 환자에게 혈액을 공급하면 치명적인 수혈반응이 일어난다.
- 혈액형이 AB형인 사람은 응집소가 없어 ABO 부적합성으로 인한 수혈반응을 유발하지 않고 어떤 형의 혈액도 수혈받을 수 있으므로 '만능수혈자(universal recipient)' 라고 한다.
- 혈액형이 O형인 사람은 적혈구에 A, B항원이 모두 없어 ABO 부적합성으로 인한 수혈반응을 유발하지 않고 누구에게나 수혈할 수 있으므로 '만능공혈자(universal donor)' 라고 한다.
- 수혈효과를 얻기 위한 조건
  - 수혈시기, 수혈속도, 수혈량, 수액종류
  - 시기 : 실혈성 shock에 빠지기 전
  - 속도 : 긴급시는 50~100mL/min
    보통 때는 50~100mL/hr
  - 양 : 실혈량보다 많게

20 혈당

- 혈액에 함유되어 있는 포도당을 혈당(blood sugar)이라 하며 공복 시 정상치는 80~120mg/dL 정도이다.
- 혈장 중에는 약 80mg/dL가 있고 환원능의 계측에 의하여 정량하면 당 이외의 환원물질이 소량 함유되어 있음을 알 수 있다.
- 정상인은 식후 당질이 흡수되어도 혈당값은 150mg/dL를 넘는 수가 없고 혈당값이 증가하면 간장이 이것을 글리코겐으로 저장하여 과도한 증가를 막는다.
- 일단 조직에서 혈당을 소비하면 간에 저장된 글리코겐은 분해되어 혈중에 방출되고 대략 일정한 혈당수준을 유지한다.
- 혈당조정 기능은 간에서 이루어진다.
- 질식하면 저장된 간의 당질은 수일 내에 거의 소비되고 그 후는 주로 간에 있는 단백질에서 포도당의 생성이 이루어진다. 이 경우에 정상보다 낮은 혈당수준이 유지된다(저혈당)반대로 혈당값이 180mg/dL을 넘으면 고혈당이 되고 오줌에 당분이 나온다(당뇨).

21 림프(Lymph)

- 동맥에 의해서 전신으로 퍼진 혈액성분은 그 일부가 모세혈관에서 조직으로 들어가서 조직의 대사물과 혼합되어 조직액을 형성한다. 조직액은 다시 모세혈관에 흡수되어 정맥으로 수송되며 일부는 림프관으로 운반되는데 이 액체를 림프라고 한다.
- 조직에 침입한 세균, 이물질은 림프에 의하여 림프절에 운반되며 여기에 억류된 세균은 림프절에서 그물내피계(세망내피계) 세포의 포식작용(식균작용)에 의하여 처분된다.
- 세균이 림프절을 통과해서 혈액 중으로 이행하면 폐혈증(sepsis)을 일으킨다.

0001

혈액의 정상 수소이온지수(pH)범위는?

① 7.2±0.05 ② 7.3±0.05 ③ 7.4±0.05 ④ 7.5±0.05 ⑤ 7.6±0.05

✛ 문헌 박인국, 생리학, 라이프사이언스, 2003, p.20

0002

혈액의 수소이온지수(pH)증감에 관여하는 완충용액 쌍은?

① 젖산과 수소   ② 젖산과 유기산   ③ 탄산과 염산

④ 중탄산염과 탄산   ⑤ 중탄산염과 염산

✛ 문헌 박인국, 생리학, 라이프사이언스, 2003, p.20

0003

적혈구의 설명으로 옳은 것은?

| 보기 |
가. 원반구조이다.   나. 10일 정도 생존한다.
다. 헤모글로빈이 있어 적색을 띤다.   라. 림프구, 단핵구 등이 있다.

① 가, 나, 다   ② 가, 다   ③ 나, 라   ④ 라   ⑤ 가, 나, 다, 라

✛ 문헌 한국해부학교수협의회 편, 생리학, 정담미디어, 2005, p.32

0004

백혈구의 설명으로 옳은 것은?

| 보기 |
가. 핵과 미토콘드리아가 있다.   나. 모세혈관벽을 통해 이동할 수 있다.
다. 호중구가 가장 많다.   라. 무과립백혈구에는 림프구와 단핵구가 있다.

① 가, 나, 다   ② 가, 다   ③ 나, 라   ④ 라   ⑤ 가, 나, 다, 라

✛ 문헌 박인국, 생리학, 라이프사이언스, 2003, p.265

해설

0001
• pH의 감소나 증가를 막기 위해 중탄산염과 탄산이 완충용액 쌍(buffer pair)으로 작용하여 혈액 pH는 7.35~7.45 사이를 유지한다.
• 동맥혈의 pH가 7.35이하로 떨어질 경우 산증(acidosis)이라하고, 7.45이상일 때는 알칼리증(alkalosis)이라한다.

0002
• pH의 감소나 증가를 막기 위해 중탄산염과 탄산이 완충용액 쌍(buffer pair)으로 작용하여 혈액 pH는 7.35-7.45 사이를 유지한다.

0003
• 120일 정도의 수명으로 노후한 적혈구는 간, 비장, 골수의 식세포에 의해 제거된다.

0004
• 백혈구를 확인하는데 사용하는 염료는 '에오신(eosin)'이라는 홍적색 염료와 '염기성 염료'라는 청자색 염료의 혼합물이다. 과립이 분홍색으로 염색되는 백혈구를 호산구(eosinophil), 청색으로 염색되면 호염기구(basophil), 두 염료에 염색이 되지 않으면 호중구(neutrophil)라고 한다.

0005

• hematocrit : 전체 혈액에 대한 적혈구의 용량비

0005

정상인의 적혈구용적률(헤마토크리트) 값으로 옳은 것은?

	①	②	③	④	⑤
남자	25~32	39~52	42~58	50~58	60~68
여자	30~38	34~48	38~56	42~48	50~58

✛ 문헌 정영태, 인체해부생리학, 청구문화사, 2004, p.324

0006

• 혈소판의 생존기간은 약 5~9일이며, 비장과 간에 의해 파괴된다.
• 혈병에서 서로 결합한 혈소판들은 세로토닌(serotonin)을 방출하여 혈관수축을 자극함으로써 손상부위로의 혈류를 감소시킨다. 또한, 혈액응고에 관여 한다.

0006

혈소판의 설명으로 옳은 것은?

┌ 보기 ┐
가. 생존기간은 약 5~9일이다.   나. 비장과 간에 의해 파괴된다.
다. 혈액응고에 관여한다.   라. 세로토닌(serotonin)을 방출한다.

① 가, 나, 다   ② 가, 다   ③ 나, 라   ④ 라   ⑤ 가, 나, 다, 라

✛ 문헌 박인국, 생리학, 라이프사이언스, 2003, p.265

0007

• 적혈구의 Hb +4O₂ → Hb(O₂)₄

0007

혈액성분 중 산소운반에 관여하는 것으로 옳은 것은?

① 혈소판   ② 적혈구   ③ 호염기구   ④ 임파구   ⑤ 중성구

✛ 문헌 정영태, 인체해부생리학, 청구문화사, 2004, p.63

0008

• 전체 백혈구에서 각각 차지하는 비율은 호산구 약 1~3%, 호중구 약 54~62%, 호염기구 약 1% 이하, 단핵구 약 3~9%, 림프구 25~33%

0008

백혈구에서 가장 많이 차지하는 성분은?

① 호산구   ② 호중구   ③ 호염기구   ④ 단핵구   ⑤ 림프구

✛ 문헌 박인국, 생리학, 라이프사이언스, 2003, p.266

0009

조절물질인 사이토카인(cytokine)의 설명으로 옳은 것은?

① 백혈구 발달단계를 자극 ② 적혈구 발달단계를 자극 ③ 혈소판 발달단계를 자극

④ 적혈구 항원을 형성 ⑤ 혈액형을 결정

✛ 문헌 박인국, 생리학, 라이프사이언스, 2003, p.266

0009

• 다기능성장인자-1(multipotent growth-1), 인터루킨-1(interleukin-1), 인터루킨-3(interleukin-3) 등 여러 종류의 사이토카인(cytokine)은 백혈구 발달단계를 자극하는 자가조절물질이다.

0010

부모 모두의 표현형이 A형인 경우 자녀에서 나타날 수 있는 혈액형은?

① A형 뿐 ② A형과 O형 ③ O형 뿐 ④ AB형 뿐 ⑤ A형과 B형

✛ 문헌 박인국, 생리학, 라이프사이언스, 2003, p.266

0010

• 표현형이 A형이면 유전자형은 AA와 AO이므로 A형과 O형의 자녀가 태어날 수 있다.

0011

공혈자와 수혈자의 관계가 원만한 경우는?

	①	②	③	④	⑤
공혈자	A	B	AB	O	Rh$^+$
↓	↓	↓	↓	↓	↓
수혈자	B	O	A	AB	Rh$^-$

✛ 문헌 박인국, 생리학, 라이프사이언스, 2003, p.268

0011

• 수혈한 혈장의 양이 적은 경우, O형은 만능공혈자이며 AB형은 만능수혈자이다.

0012

혈액응고에 관여하는 활성효소인 트롬빈(thrombin)의 기능으로 옳은 것은?

① 피브린(fibrin)을 피브리노겐(fibrinogen)으로 전환시킨다.

② 프로트롬빈(prothrombin)을 활성화시킨다.

③ Ca^{++}을 침전시킨다.

④ 피브리노겐을 피브린으로 전환시킨다.

⑤ 트롬보플라스틴(thromboplastin)을 활성화시킨다.

✛ 문헌 박인국, 생리학, 라이프사이언스, 2003, p.271

0012

• 불활성효소인 프로트롬빈(prothrombin)이 활성효소인 트롬빈(thrombin)으로 전환되어 가용성 피브리노겐을 피브린 단량체로 전환시킨다. 이 피브린 단량체들은 서로 결합하여 불용성인 피브린중합체를 형성함으로써 혈소판전색을 지지하는 그물망이 형성된다.

해설

0013

• 동맥내의 혈장은 pH7.35~7.45로 평균 7.4
이다. 혈액의 pH가 7.35이하로 감소하면
pH가 정상 pH보다 산성쪽에 있기 때문
에 산증이라 하고, 7.45이상으로 증가하
면 정상 pH보다 알칼리쪽에 있기 때문에
알칼리증이라고 한다.

0013

산증(acidosis)으로 정의할 수 있는 동맥혈의 pH 범위로 옳은 것은?

① 7.26~7.35   ② 7.36~7.45   ③ 7.46~7.55   ④ 7.56~7.65   ⑤ 7.66~7.75

✛ 문헌 박인국, 생리학, 라이프사이언스, 2003, p.272

0014

• 동맥내의 혈장은 pH7.35~7.45로 평균 7.4
이다. 혈액의 pH가 7.35이하로 감소하면
pH가 정상 pH보다 산성쪽에 있기 때문
에 산증이라 하고, 7.45이상으로 증가하
면 정상 pH보다 알칼리쪽에 있기 때문에
알칼리증이라고 한다.

0014

알칼리증(alkalosis)으로 정의할 수 있는 동맥혈의 pH 범위로 옳은 것은?

① 7.05~7.14   ② 7.15~7.24   ③ 7.25~7.34   ④ 7.35~7.44   ⑤ 7.45~7.54

✛ 문헌 한국해부학교수협의회 편, 생리학, 정담미디어, 2005, p.36

0015

• 혈액속의 유리수소농도가 감소되면 혈
액 pH가 증가할 수 있다.

0015

혈액의 pH가 증가될 때의 산－염기의 반응식으로 옳은 것은?

① $H_2SO_4 \rightarrow 2H^+ + SO^{4-}$ ② $2H^+ + SO^{4-} \rightarrow H_2SO_4$ ③ $H^+ + HCO^{3-} \rightleftarrows H_2CO_3$

④ $H^+ + HCO^{3-} \rightarrow H_2CO_3$ ⑤ $H_2CO_3 \rightarrow H^+ + HCO^{3-}$

✛ 문헌 박인국 외, 생리학, 라이프사이언스, 2003, p.20

0016

• 70% 정도가 중탄산염(HCO_3^-) 형태로 운
반되며 중탄산염은 H^+를 완충할 수 있으
며, 그에 의해 동맥혈의 pH가 정상으로
유지되도록 해준다.

0016

혈액 중에서 가장 많이 운반되는 이산화탄소의 형태는?

① 용해 CO_2 ② carbaminohemoglobin   ③ 탄산칼륨

④ 중탄산염   ⑤ 탄산칼슘

✛ 문헌 박인국 외, 생리학, 라이프사이언스, 2003, p.379

생리학

0017

혈액의 산−염기평형에 대한 pH와 CO_2분압 상태이다. (A), (B), (C), (D)에 알맞은 내용은?

> ┃보기┃
>
> 호흡성 산증의 경우 pH는 (A)고 CO_2분압은(도) (B)으며, 대사성 산증의 경우는(도) pH는 (C)고 CO_2분압은(도) (D)다.

	①	②	③	④	⑤
A	낮	낮	높	높	높
B	높	낮	높	낮	낮
C	낮	높	낮	높	낮
D	낮	높	낮	낮	낮

✢ **문헌** 박인국 외, 생리학, 라이프사이언스, 2003, p.382

0018

70kg 성인의 몸을 구성하는 정상적인 혈액량으로 옳은 것은?

① 4.0~4.5L   ② 4.5~5.0L   ③ 5.5~6.0L   ④ 6.0~6.5L   ⑤ 6.5~7.0L

✢ **문헌** 한국해부학교수협의회 편, 생리학, 정담미디어, 2005, p.75

0019

혈액 중 액체성분에 해당하는 것을 무엇이라 하는가?

① 전혈   ② 혈장   ③ 림프액   ④ 혈구   ⑤ 체액

✢ **문헌** 응급구조사 평가문제, 대학서림, 2006, p.42

0020

혈액의 구성에 대한 설명으로 옳은 것은?

> ┃보기┃
>
> 가. 혈액량은 체중의 약 1/12~1/13(약 8%)를 차지한다.
> 나. 45%의 혈구와 55%의 혈장성분으로 구성되어 있다.
> 다. 혈구는 적혈구, 백혈구, 혈소판으로 구성되어 있다.
> 라. 적혈구와 혈소판은 무핵세포이고 백혈구는 유핵세포이다.

① 가, 나, 다   ② 가, 다   ③ 나, 라   ④ 라   ⑤ 가, 나, 다, 라

✢ **문헌** 한국해부학교수협의회 편, 생리학, 정담미디어, 2005, p.38

해설

0017

• 호흡성 산증의 경우 pH는 7.35보다 낮으며, CO_2분압은 41mmHg보다 높다. 대사성 산증의 경우 pH는 7.35보다 낮으며, CO_2분압도 39mmHg보다 낮다.

0018

• 성인의 총혈액량은 체중의 8~9%인 약 5~6L이다.

0019

• 혈장은 액체 성분으로 원심분리 시 혈구의 상부에 위치한다.

0020

• 혈액의 구성
  − 혈액량은 체중의 약 1/12~1/13(약 8%)를 차지한다.
  − 45%의 혈구와 55%의 혈장성분으로 구성되어 있다.
  − 혈구는 적혈구, 백혈구, 혈소판으로 구성되어 있다.
  − 적혈구와 혈소판은 무핵세포이고 백혈구는 유핵세포이다.

생리학

해설

21
- 혈장 단백질은 약 7~8g/100ml 정도이다.

22
- 혈장 100ml 속에 약 7g이 들어있으며, 그 중 알부민이 50~70%, 글로불린 중 α글로불린이 2~12%, β글로불린이 5~18%, γ글로불린이 13~20%, 섬유소원이 4~10%를 차지한다.

23
- 혈장단백질은 글로불린과 알부민이 대부분을 차지한다.

24
- 혈액의 일반기능
(1) 운반작용
 ① 영양소의 운반 : 장에서 흡수한 영양소들을 각 신체부위로 운반하여 세포들의 생존과 기능 유지가 가능하도록 한다.
 ② 가스의 운반 : 폐로부터 각 조직으로 산소를 운반하여 에너지 생성을 위한 산화작용을 하게하며, 그로 인하여 생성된 이산화탄소를 다시 폐로 운반하여 체외로 방출하게 한다.
 ③ 노폐물 운반 : 각 조직의 대사산물인 urea, uric acid, lactic acid, creatinine 등을 신장과 같은 배설기관으로 운반한다.
 ④ 호르몬 운반 : 내분비선에서 분비되는 호르몬을 표적기관(target organ)으로 운반하여 소기의 기능이 발현되도록 하며, 여러 가지 자극물질을 중추로 운반하여 호흡조절과 체온조절 등에 관여한다.
(2) 조절작용
 ① 전해질 및 수분조절 : 혈액과 조직사이, 혈장교질삼투압 유지
 ② 체온조절 : 체표면에서 열발산
 ③ 체액의 pH조절 : 완충계가 있어 적은 범위의 pH조절
(3) 방어 및 식균작용
 ① leukocyte : 식균작용
 ② plasma : 항체가 있어 감염으로부터 방어
(4) 지혈작용
 ① 혈액응고 : platelet → 혈액응고 인자와 결합하여 지혈

0021

혈장의 성분 중 가장 많은 유기물질로 옳은 것은?

① 탄수화물　　　② 단백질　　　③ 지방　　　④ 무기질　　　⑤ 비타민

✜ 문헌 한국해부학교수협의회 편, 생리학, 정담미디어, 2005, p.74

0022

혈장단백질의 구성성분으로 옳은 것은?

┃보기┃

가. albumin　　　나. globulin　　　다. fibrinogen　　　라. Hematocrit

① 가, 나, 다　　② 가, 다　　③ 나, 라　　④ 라　　⑤ 가, 나, 다, 라

✜ 문헌 한국해부학교수협의회 편, 생리학, 정담미디어, 2005, p.74

0023

혈장단백질의 정상치로 옳은 것은?

① 약 5~6g/100ml　　　　② 약 6~7g/100ml　　　　③ 약 7~8g/100ml

④ 약 8~9g/100ml　　　　⑤ 약 9~10g/100ml

✜ 문헌 한국해부학교수협의회 편, 생리학, 정담미디어, 2005, p.74

0024

혈액의 일반적인 기능으로 옳은 것은?

┃보기┃

가. 가스대사　　　나. 영양소 운반　　　다. 노폐물 운반　　　라. 신체방어

① 가, 나, 다　　② 가, 다　　③ 나, 라　　④ 라　　⑤ 가, 나, 다, 라

✜ 문헌 한국해부학교수협의회 편, 생리학, 정담미디어, 2005, p.40

0025

혈액 내에서 볼 수 없는 구조물로 옳은 것은?

① 적혈구　　② 혈소판　　③ 림프구　　④ 트롬빈　　⑤ 백혈구

✛ 문헌 한국해부학교수협의회 편, 생리학, 정답미디어, 2005, p.75

0026

혈장 성분 중 항체와 관계가 깊은 것은?

① 알부민(albumin)　　② 글로불린(globulin)　　③ 혈소판(platelets)

④ 섬유소원(fibrinogen)　　⑤ 프로트롬빈(prothrombin)

✛ 문헌 한국해부학교수협의회 편, 생리학, 정답미디어, 2005, p.75

0027

다음 중 혈청단백이 아닌 것은?

① 섬유소원(fibrinogen)　　② 알부민(albumin)　　③ 면역글로불린(immune globulin)

④ 알파1 글로불린($\alpha1-$globulin)　　⑤ 베타글로불린($\beta-$globulin)

✛ 문헌 한국해부학교수협의회 편, 생리학, 정답미디어, 2005, p.75

0028

골수조혈이 시작되는 시기로 옳은 것은?

① 태생 5주　　② 태생 3개월　　③ 태생 5개월　　④ 태생 7개월　　⑤ 생후 1년

✛ 문헌 한국해부학교수협의회 편, 생리학, 정답미디어, 2005, p.76

해설

0025
• 트롬빈 : 혈액이 응고할 때 피브리노겐이 피브린으로 변화하는 반응에서 촉매역할을 하는 단백질 가수분해효소의 하나.

0026
• 특히 γ글로불린은 항체와 관련이 있다.

0027
• 면역글로불린(immune globulin)은 γ글로불린을 구성하는 주요 단백질이다.

0028
• 조혈 : 혈액의 세포성분인 각종 혈구를 생산하는 것
①태아 : 난황낭, 간장, 비장에서 조혈(태생 5개월경 골수조혈 시작)
②출생 후(성년 이전) : 대퇴골, 상완골 등의 긴 뼈 들의 적골수에서 조혈
③성년 이후 : 추골, 늑골, 흉골 및 골반골, 두개골 등의 편평골에서 생성

해설

0029

• 혈액은 적색의 불투명한 유동체이며 다소 점성이 있고 특이한 냄새를 갖고 있는데, 색깔은 적혈구 중의 혈색소(hemoglobin) 때문으로 동맥혈은 선홍색이고 정맥혈은 암적색에 가깝다. 냄새는 혈액 중에 포함되어 있는 지방산에 의한 것으로 음식에 따라 차이가 있다.
혈액의 화학성분 중에서 가장 많은 부분을 차지하는 것은 수분이다.
(80%: 수분, 18%: protein, 2%: 지방, 무기질, 질소화합물)

0030

• 동맥혈은 선홍색이고 정맥혈은 암적색에 가깝다.

0031

• 혈장의 삼투압은 포함된 물질의 총몰농도에 비례하는데, 그중에서도 Na^+와 Cl^-가 총삼투압의 90% 이상을 차지한다.

0032

① 등장액(isotonic solution) : 체액의 삼투압과 같은 삼투압을 가진 용액
예) 0.9% NaCl용액인 생리식염수
② 고장액(hypertonic solution) : 높은 삼투압을 가진 용액
예) 1.0% NaCl
③ 저장액(hypotonic solution) : 낮은 삼투압을 가진 용액
예) 0.8% NaCl

0029

혈액에 대한 설명으로 옳은 것은?

① 적색의 불투명한 유동체이며 점성이 없다.　② 가장 많은 성분은 수분이다.

③ 동맥혈은 암적색이다.　　　　　　　　④ 정맥혈은 선홍색이다.

⑤ 냄새는 혈중 단백질에 의한 것이다.

✤ 문헌 한국해부학교수협의회 편, 생리학, 정담미디어, 2005, p.77

0030

혈액 성분에 대한 설명으로 올바르지 않은 것은?

① 산도는 pH 7.4±0.2로 약알칼리이다.

② 비중은 1.055~1.065로 물보다 약간 무겁다.

③ 물에 대한 상대 점도는 약 4.7이고, 점성도가 높아지면 혈압이 높아진다.

④ 동맥혈은 암적색이고, 정맥혈은 선홍색이다.

⑤ 냄새는 혈중 단백질에 의한 것이다.

✤ 문헌 한국해부학교수협의회 편, 생리학, 정담미디어, 2005, p.77

0031

일반적으로 혈장의 정상적인 삼투압으로 옳은 것은?

① 100mOsm/L　② 200mOsm/L　③ 300mOsm/L　④ 400mOsm/L　⑤ 500mOsm/L

✤ 문헌 한국해부학교수협의회 편, 생리학, 정담미디어, 2005, p.78

0032

체액의 삼투압과 같은 용액으로 옳은 것은?

① 등장액(isotonic solution)　　　　　② 고장액(hypertonic solution)

③ 저장액(hypotonic solution)　　　　④ 현탁액(suspension)

⑤ 유탁액(emulsion)

✤ 문헌 한국해부학교수협의회 편, 생리학, 정담미디어, 2005, p.78

0033

혈구용적비를 설명한 것이다. ( )안의 RPM으로 옳은 것은?

▶ 보기 ◀

• ( )rpm에서 15분간 원심분리하여 침전된 혈구층의 눈금을 %로 표시한 것

① 1,000　　　② 2,000　　　③ 3,000　　　④ 4,000　　　⑤ 5,000

✛ 문헌 한국해부학교수협의회 편, 생리학, 정답미디어, 2005, p.78

0034

교통사고로 출혈이 심한 환자가 응급실에 실려왔는데 혈액검사 상 환자의 Hct가 38%였다면 출혈량은 약 몇 ㎖가 되겠는가? (단, 정상 Hct는 48%이다)

① 200　　　② 400　　　③ 600　　　④ 800　　　⑤ 1,000

✛ 문헌 한국해부학교수협의회 편, 생리학, 정답미디어, 2005, p.78

0034
• Hct 1%는 혈액 약 100㎖에 해당된다.

0035

적혈구의 산소운반 색소로 옳은 것은?

① 물　　　② 지질　　　③ 전해질　　　④ 헤모글로빈　　　⑤ 효소

✛ 문헌 한국해부학교수협의회 편, 생리학, 정답미디어, 2005, p.78

0035
• Hb + 4O$_2$ → Hb(O$_2$)$_4$

0036

적혈구의 특성으로 옳은 것은?

▶ 보기 ◀

가. 혈구의 99%　　　나. 무핵　　　다. 크기는 약 7.7㎛　　　라. 남자의 경우 약 300만 /1㎣

① 가, 나, 다　　　② 가, 다　　　③ 나, 라　　　④ 라　　　⑤ 가, 나, 다, 라

✛ 문헌 한국해부학교수협의회 편, 생리학, 정답미디어, 2005, p.78

0036
① 적혈구의 구성 : 혈구의 99% 차지
② 무핵
③ 크기 : 평균 7.7㎛, 가장자리 2.2㎛, 중앙부위 1.0㎛
④ 정상치 : 남 500만 /1㎣, 여 450만 /1㎣, 유아 650만/1㎣
⑤ 파괴장소 : 매일 0.8%가 지라, 간에 있는 대식세포

0037

성인 남성의 적혈구 정상치로 옳은 것은?

① 100만 /1㎣　② 200만 /1㎣　③ 300만 /1㎣　④ 400만 /1㎣　⑤ 500만 /1㎣

✛ 문헌 한국해부학교수협의회 편, 생리학, 정답미디어, 2005, p.78

0037
• 정상치 : 남 500만 /1㎣, 여 450만 /1㎣, 유아 650만/1㎣

0038

• 적혈구생성소(erythropoietin) : 콩팥에서 생산하는 적혈구 생성의 체액성 조절작용을 하는 물질.

0038

신성적혈구조혈인자에 의해 분비되는 적혈구 조혈을 자극하는 물질로 옳은 것은?

① parathormone   ② androgen   ③ erythropoietin

④ glucocorticoid   ⑤ vasopressin

✛ **문헌** 한국해부학교수협의회 편, 생리학, 정담미디어, 2005, p.78

0039

• 적혈구아세포(proerythroblast) → 염기성적혈구아세포(basophilic erythroblast) → 다염성적아세포(polychromatic erythroblast) → 망상적혈구(reticulocyte) → 적혈구(erythrocyte)

0039

적혈구 형성의 각 단계이다. 과정의 순서가 옳은 것은?

▌보기▐

가. 적혈구아세포   나. 염기성적혈구아세포   다. 다염성 적아세포   라. 망상적혈구

① 가 → 나 → 다 → 라   ② 가 → 다 → 나 → 라   ③ 나 → 가 → 다 → 라

④ 나 → 가 → 라 → 다   ⑤ 다 → 라 → 가 → 나

✛ **문헌** 한국해부학교수협의회 편, 생리학, 정담미디어, 2005, p.78

0040

• 헤모글로빈(hemoglobin)
– 적혈구의 33~34%를 차지하는 색소단백질
– 산소와 이산화탄소 운반의 기능단위
– 산-염기 평형에 중요한 역할을 담당
– globin 1개와 4개의 heme색소로 구성
– 철(Fe)함량은 약 0.33%
– 혈액 1ml에 Hb 12~16g(헤모글로빈 농도가 10g이하로 떨어지면 빈혈)
– 1g의 Hb은 1.34ml의 산소와 결합하므로 혈액 1ml에 약 20ml 산소 함유
– 1일 폐에서 조직으로 600L 산소 운반

0040

헤모글로빈(hemoglobin)에 대한 설명으로 옳은 것은?

▌보기▐

가. 적혈구의 33~34%를 차지하는 색소단백질   나. 산소와 이산화탄소 운반의 기능단위
다. 산-염기 평형에 중요한 역할을 담당   라. globin 1개와 4개의 heme색소로 구성

① 가, 나, 다   ② 가, 다   ③ 나, 라   ④ 라   ⑤ 가, 나, 다, 라

✛ **문헌** 한국해부학교수협의회 편, 생리학, 정담미디어, 2005, p.80

0041

• 헤모글로빈(hemoglobin)
– 적혈구의 33~34%를 차지하는 색소단백질
– 산소와 이산화탄소 운반의 기능단위
– 산-염기 평형에 중요한 역할을 담당
– globin 1개와 4개의 heme색소로 구성
– 철(Fe)함량은 약 0.33%
– 혈액 1ml에 Hb 12~16g(헤모글로빈 농도가 10g이하로 떨어지면 빈혈)
– 1g의 Hb은 1.34ml의 산소와 결합하므로 혈액 1ml에 약 20ml 산소 함유
– 1일 폐에서 조직으로 600L 산소 운반

0041

헤모글로빈(hemoglobin)에 대한 설명으로 옳은 것은?

▌보기▐

가. 철(Fe)함량은 약 0.33%이다   나. 혈액 1ml에 Hb 12~16g
다. 1g의 Hb은 1.34ml의 산소와 결합   라. 1일 폐에서 조직으로 600L 산소 운반

① 가, 나, 다   ② 가, 다   ③ 나, 라   ④ 라   ⑤ 가, 나, 다, 라

✛ **문헌** 한국해부학교수협의회 편, 생리학, 정담미디어, 2005, p.80

🎯 **정답**   38 ③   39 ①   40 ⑤   41 ⑤

0042

적혈구의 평균수명으로 옳은 것은?

① 약 50일　　② 약 70일　　③ 약 90일　　④ 약 120일　　⑤ 약 150일

✛ 문헌 한국해부학교수협의회 편, 생리학, 정담미디어, 2005, p.78

0043

적혈구의 파괴 장소로 옳은 것은?

① 지라　　② 담낭　　③ 췌장　　④ 신장　　⑤ 위

✛ 문헌 한국해부학교수협의회 편, 생리학, 정담미디어, 2005, p.78

0044

황달(yellow jaundice)의 원인으로 옳은 것은?

┃보기┃
가. 간기능 저하　　나. 총담관의 폐쇄　　다. 과도한 용혈　　라. 췌장의 기능 상실

① 가, 나, 다　　② 가, 다　　③ 나, 라　　④ 라　　⑤ 가, 나, 다, 라

✛ 문헌 한국해부학교수협의회 편, 생리학, 정담미디어, 2005, p.80

0045

정상적인 빌리루빈(bilirubin)의 수치로 옳은 것은?

① 0.5~1.2mg/100ml　　② 1~2mg/100ml　　③ 2~3mg/100ml

④ 3~4mg/100ml　　⑤ 4~5mg/100ml

✛ 문헌 한국해부학교수협의회 편, 생리학, 정담미디어, 2005, p.81

0046

핵황달의 경계수치는 얼마인가?

① 10mg/100ml　　② 20mg/100ml　　③ 30mg/100ml

④ 40mg/100ml　　⑤ 50mg/100ml

✛ 문헌 한국해부학교수협의회 편, 생리학, 정담미디어, 2005, p.81

해설

0047

• 혈액 100㎖당 Hb의 함량이 15g

0047

빈혈에 대한 설명으로 옳은 것은?

┃ 보기 ┃

가. 적혈구 수가 400만/㎣ 이하	나. 혈액 100㎖당 Hb의 함량이 10g이하
다. hematocrit가 30%이하	라. hemoglobin이 16mg/100ml

① 가, 나, 다　　② 가, 다　　　③ 나, 라　　　④ 라　　　⑤ 가, 나, 다, 라

　✛ **문헌** 한국해부학교수협의회 편, 생리학, 정담미디어, 2005, p.81

0048

• 혈장단백질은 주로 간에서 만들어진다.

0048

혈장의 기능으로 옳은 것은?

┃ 보기 ┃

가. 단백질을 세포에 공급한다.
나. 혈액의 점성도를 일정하게 유지하여 혈류를 원활하게 한다.
다. Fibrinogen, prothrombin이 있어 실혈 시 혈액 응고에 관여한다.
라. 혈액의 교질삼투압을 부위에 따라 서로 다르게 조절한다.

① 가, 나, 다　　② 가, 다　　　③ 나, 라　　　④ 라　　　⑤ 가, 나, 다, 라

　✛ **문헌** 박희진 외, EMT기초의학, 현문사, 2005, p. 331

0049

• 총 백혈구 중 종류별 세포의 비율은 대략 다음과 같다.
　다형핵성 호중구 : 62%
　다형핵성 호산구 : 2.3%
　다형핵성 호염구 : 0.4%
　단핵구 : 5.3%
　림프구 : 30.0%

0049

백혈구 중 세포의 비율이 가장 많은 것은?

① 다형핵성 호중구　　　② 다형핵성 호산구　　　③ 다형핵성 호염구

④ 단핵구　　　　　　　⑤ 림프구

　✛ **문헌** 의학계열교수, 의학생리학, 정담, 2002, p.447

0050

Morawitz의 혈액 응고과정을 도식화한 것이다. (A) (B) (C)에서 작용하는 물질로 옳은 것은?

▌보기▐

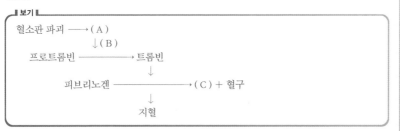

혈소판 파괴 ──→ (A)
             ↓(B)
프로트롬빈 ──────→ 트롬빈
                 ↓
피브리노겐 ──────→ (C) + 혈구
              ↓
           지혈

① A : Ca^{++}　　　　　B : K^+　　　　　C : 피브린
② A : 히루딘　　　　　B : Ca^{++}　　　　C : 수산화나트륨
③ A : 히루딘　　　　　B : K^+　　　　　C : 수산화나트륨
④ A : 트롬보키나제　　B : Ca^{++}　　　　C : 피브린
⑤ A : 트롬보키나제　　B : K^+　　　　　C : 구연산나트륨

✛ **문헌** 박희진 외, EMT기초의학, 현문사, 2010, p.324

0051

혈장의 구성요소로 옳은 것은?

① 섬유소원　　② 적혈구　　③ 알부민　　④ 백혈구　　⑤ 혈소판

✛ **문헌** (사)한국응급구조학회, 현장응급처치학, 정담미디어, 2010, p.223

해·설

0050

• 수산화나트륨, 구연산나트륨 등은 혈액응고 방지제이다.

0051

• 혈구(고형성분) : 섬유소원, 적혈구, 백혈구, 혈소판
• 혈장(액체성분) : 알부민, 글로불린

심장

01 구조와 기능

심장은 수축과 이완작용(펌프작용)에 의하여 혈액을 밀어 내어 혈액을 순환시키는 기관이다.

1) 구조

- 심근은 뼈대근(골격근)과 달리 자동성이다(불수의근).
- 심장은 4개의 방으로 구성된다.
  - 2심방 오른심방(Rt. atrium), 왼심방(Lt. atrium)
  - 2심실 오른심실(Rt. ventricle), 왼심실(Lt. ventricle)
- 방실판(atrio-ventricular valve)과 반달첨판(반월판 semilunar valve)
- 심방과 심실 사이의 판막 → 혈액의 역류 작용 방지
  - Tricuspid valve(삼첨판) : 오른심에 있는 판막 → 판막 조각이 3개 이므로 삼첨판
  - Bicuspid valve(승모판, 이첨판) : 왼심에 있는 판막으로 2장이므로 승모판, 이첨판
  - Pulmonary valve(허파동맥판) 반달첨판(반월판)(semilunar valve)
  - Aortic valve(대동맥판)
- 판막의 기능
  - 방실구(오른 = 삼첨판, 왼 = 이첨판)(승모판)와 동맥구(허파동맥판, 대동맥판)에는 판막이 있어 혈액의 역류를 방지하고 있다. 판막이 염증 등으로 인해 변형되어서 결합이 나빠지든지, 상호유착하면 폐쇄부전 또는 협착을 일으키고, 혈행역학적 능률이 떨어지며 심근에 과도한 부담이 주어진다. 이것이 판막장애이다.
- 심방(atrium)
  - 왼심방 : 산화 혈액, 즉 동맥혈이 들어 있는 허파정맥(pulmonary veins)과 연결되어 있다.
  - 오른심방 : 위대정맥(superior vena cava)과 아래대정맥(inferior vena cava)이 연결되어 있다.
  - 심방의 벽은 심실벽에 비해 얇다.
- 심실(ventricle) : 전혈관에 혈액을 수송하기 위하여 혈압을 높이려면 벽이 심방보다 두터워야 한다.
  - 몸순환(대순환)의 왼심실은 산소로 충만된 혈액을 전신으로 보내는 순환계이다.
- 무게 : 230~340g(평균 250g)
- 크기 : 자기의 주먹만 하다.
- 심장꼭대기(심첨 apex) : 심장의 맨끝. 심장은 중심선에서 2/3가 왼쪽으로 치우쳐 있으므로 심장꼭대기는 왼쪽에 있다. 5번째 갈비뼈(늑골)위에 심장꼭대기(심첨)가 자리 잡고 있다.
- 심낭 : 심장을 둘러싼 주머니. 심장과 심장사이의 층으로 심낭액이 들어 있다.

2) 기능

(1) 심장박동의 자동능

심장은 신경을 절단하거나 체외로 적출해도 적당한 환경만 주어지면 한동안은 일정한 리듬을 유지하면서 박동을 계속하는데 이를 심장박동의 자동능(automatism)이라고 한다.

(2) 자극전도

- 오른심방에서 위대정맥이 접속되는 곳에 있는 특수심근군인 굴심방결절(sinus node)(심박조율기전위, 길잡이 pacemaker)에서 가장 먼저 흥분이 발생하여 심장의 박동을 주재하고 정상적인 리듬이 시작된다.
  이 자극은 심방, 방실결절(atrioventricular node, A-V node)을 지나 방실다발(A-V bundle, His bundle), 심장전도근육(Purkinje fiber)순으로 전도되어진다.

(3) 심장 주기(cardiac cycle)

- 심방의 수축개시부터 심실의 수축은 끝나고 대동맥판과 허파동맥판이 닫힐 때까지를 수축기라 하고 심장의 수축기와 그 다음의 확장기를 통틀어 심장주기라 한다.
- 정상인의 심장주기는 약 0.8초이며 그 중 수축기가 약

0.3초, 확장기가 약 0.5초이다. 심장주기는 심방의 수축, 심실의 수축, 심실의 확장 등 3기로 나눈다.

왼오른심방의 수축기 → 왼오른심실의 수축기 → 심방심실의 이완기

(0.11초)   (0.27초)   (0.42초) ⇒ 0.8초

- 심장주기 중 좌심실압력이 증가되는 시기는 심실등장성 수축기이다.
- 나트륨의 혈청 전해질 농도가 상승하면 심장의 흥분 간격이 단축된다.
- 심장주기를 심실을 기본으로 하여 수축기, 확장기의 2기로 나눌 때는 심방수축기를 심실 확장기내에 포함시킨다.

02 심전도(Electrocardiogram, ECG)

- 1903년 독일의 Einthoven이 고안한 것으로 심장에서 발생되는 미약한 전기적 변동을 심전계로 받아들인 후 증폭하여 기록한 것.
- 표준사지 유도법(standard limb leads)
  - 쌍극유도법으로 심장에서 비교적 먼 곳의 전기적 변동을 그릴 때 필요
    오른쪽 팔목-왼쪽 팔목 사이의 전기적 변동(제1유도)
    오른쪽 팔목-왼쪽 발목 사이의 전기적 변동(제2유도)
    왼쪽 팔목-왼쪽 발목 사이의 전기적 변동(제3유도)
- 심장앞 단극 유도법 : 심장에서 가까운 부분의 전기적 변동
  V1∼ V6의 6개 전극에서 개별적인 전압을 기록한다.
- P파 : 굴심방결절(동방결절)이 흥분된 직후에 시작하여 왼오른심방으로 퍼져서 심방전체에 퍼지면 끝난다. 이 때 심방근이 수축하여 혈액을 심실로 보낸다.
- QRS파 : 심실이 탈분극할 때 나타나는 전기적 변동으로 흥분이 방실결절 → 방실다발 → 왼, 오른갈래 → 심장전도근육섬유 → 심실근에 전달되는 과정이다.
- T파 : 탈분극한 심실근이 재분극될 때 그려지는 것

03 심부정맥(arrhythmia)

1) 정상 심박수

- 정상인에서 심박동은 굴심방결절(동방결절)에서 유래되는데 이를 정상 굴율동(normal sinus rhythm, NSR)이라고 한다.

- 안정시 심박수는 약 70회/분이며 수면 중에는 느려지고(느린맥, 서맥 bradycardia) 정서적인 흥분, 운동, 발열상태에서는 증가된다(빠른맥, 빈맥 tachycardia).

2) 비정상 심장박동조율기

- 비정상적인 상황에서 방실결절 및 심전도계의 다른 부위는 심장박동조율기가 될 수 있다.
- 심방과 심실 사이의 전도가 완전히 차단되었을 때 완전 또는 3도 방실차단(complete or third degree heart block)이 발생하고 심실은 심방과는 독립적으로 낮은 속도로 박동한다. 이를 심실고유율동(idioventricular rhythm)이라고 한다.
- 전도차단은 방실결절의 이상(AV nodal block)에 의하거나 결절 아래쪽 심전도계의 이상(infranodal block)에 의할 수 있다.

3) 심방성 부정맥(atrial arrhythmia)

(1) 심방성 빠른맥(빈맥 atrial tachycardia)
- 심방의 이소성 발화점이 규칙적으로 흥분하거나 재진입성 흥분이 심방 수축빈도를 분당 220회까지 올릴 때 발생한다.
- 디지탈리스(digitalis)를 투여한 환자에 있어서 한 종류의 방실차단이 빠른맥(빈맥)과 연관되어 나타날 수 있다.

(2) 심방된떨림(심방조동 atrial flutter)
- 심방 수축 빈도가 분당 200∼350회에 달하는 경우
- 정상 방실결절은 긴불응기를 가지고 있어서 성인에서는 전도가 분당 230회를 넘지 못하기 때문에 심방된떨림(조동)은 항상 2 : 1 이상의 방실차단을 동반한다.

(3) 심방잔떨림(심방세동 atrial fibrillation)
- 심방은 완전히 불규칙적인 형태로 분당 300∼500회의 매우 빠른 속도로 수축한다.
- 원인은 잘 알려져 있지 않지만 심방근에서 다발성이고 동시성으로 순환하는 재진입성 흥분파가 작용하는 것 같다.

4) 심실성 부정맥(ventricular arrhythmia)

(1) 발작성 심실빠른맥(발작성 심실빈맥 paroxysmal ventricular tachycardia)

심실을 포함한 원운동에 의한 일련의 빠르고 규칙적인 심실의 탈분극현상

(2) 심실잔떨림(심실세동 ventricular fibrillation)

- 다발성으로 심실 이소성 발화점의 매우 빠른 흥분이나 원운동 때문에 심근섬유는 완전히 불규칙적이고 비효율적인 방법으로 수축한다.
- 잔떨림(세동) 중인 심방과 마찬가지로 자루속의 벌레가 꿈틀거리는 것 같은 모습으로 전율한다.
- 심근경색 환자에서 가장 많은 급사망 원인이 바로 심실 잔떨림(심실세동)이다.

04 심근경색(Myocardial infarction)

- 심근의 일부로 가는 혈류가 차단되어 심근에는 심근세포의 비가역적인 변화가 유발되고 세포가 죽게 되는 현상
- 심전도는 심근경색을 진단하고 경색부위를 찾는 데 아주 유용하다.
- 급성 심근경색의 중요한 증거는 경색부위에 위치한 심전도 유도에서 ST분절의 상승이다.
- 심근경색 후 수일 내지 수주가 지나면 ST분절의 변동은 사라진다.

05 심박출량(Cardiac output)

- 1분 동안에 심장이 동맥내로 밀어내는 혈액량. 박출량 = 일회박출량(박동량)×박동수로 계산되며 1분에 약 5L정도이며 여자는 이보다 10%가량 적다.
- 심박출량은 신체운동, 목욕, 섭식, 감정흥분 등에 의하여 증가하고 심한 신체 운동시에는 매분 박출량이 20~38L에 달한다.
- 병적으로는 빈혈, 발열, 갑상샘 중독증 등으로 증대하고 대출혈 쇼크 등으로 감소한다. 출혈성 순환부전, 고혈압증 등에서도 그 상태에 따라 증감한다.
  즉, 60~70mL/회×70~80회/min = 약 5L/min(안정시 박동량 약 60mL)

1) 심박출량에 영향을 미치는 요인

2) 프랑크-스탈링의 심장법칙(Frank-Starling's heart law)

확장기에 심실로 유입되는 혈액량이 증가하여 심실로 혈액량이 충만됨으로써 심실벽이 늘어나고 그 충만도에 대응하여 심실근의 수축력도 증가하여 심실내의 혈액을 남김없이 밀어낸다. 이와 같이 심실의 충만도에 따라서 심실근의 수축이 증가하는 것을 프랑크-스탈링의 법칙이라 한다. 즉, 혈액의 심장박출량은 심근섬유의 초기 길이에 비례한다.

06 맥박수(Heart rate)

- 심장은 주로 자율신경인 교감신경과 부교감신경에 의해 조절
- 맥박수의 증가(심박수) : 교감신경에서 분비되는 epinephrine(에피네프린)과 norepinephrine(노르에피네프린)에 의해 증가
- 맥박수의 감소 : 부교감신경이 Acetylcholine(아세틸콜린)에 의한다.

07 교감신경과 부교감신경이 심장에 미치는 영향

- 교감신경이 흥분하면
  - 심장의 박동수 증가
  - 심장에서의 흥분전도가 빨라진다.
  - 심근 수축력이 강화
  - 관상혈류(심장에 분포된 혈관)가 증가하여 심장에 산소와 영양분을 공급한다.
- 부교감신경이 흥분하면
  - 심장의 박동수 감소
  - 심근 수축력의 약화
  - 심장의 흥분전도가 느려지고
  - 관상 혈류가 감소

08 심박수, 심장의 조율

1) 심박수

- 심박수를 증가시키는 요인
  - 동맥혈압 하강
  - 정맥 환류량 증가

－교감신경 활동 증진
- 정상인의 심장박동의 조율은 굴(동)결절의 자동성 리듬에 일치하고 대략 규칙적이다. 심박수는 정상치보다 높은 때(90/min이상)를 빠른맥(빈맥 또는 빠른박동), 이상으로 낮은 때(50/min이하)를 느린맥(서맥 또는 느린박동)이라고 한다.
- 운동, 목욕, 정신감동시의 빠른맥(빈맥)은 생리적 반응이고, 수면 중에는 느린맥(서맥)에 가까워진다.
- 심박수가 들숨(흡기)시에 증가하고 날숨(호기)시에 감소하는 것을 호흡성 부정맥이라고 한다.
- 맥이 아주 불규칙한 때를 심박잔떨림(심박세동 artrial fibrillation) 또는 절대성 부정맥(arrhythmia absoluta)이라 하고 이것들은 심전도로서 정확하게 진단된다.

2) 심박수 조절요인
- 안정시는 70회/min

- 온도
  －굴심방결절(동방결절)에 작용하여 효과가 나타난다. 온도가 상승하면 심박수가 증가하고 하강하면 감소한다.
- 화학물질
  －epinephrine은 심박수를 증가시키고 acetylcholine은 감소시킨다.
- 신경성 효과
  －교감신경이 흥분하면 심박수가 증가하고 부교감신경이 흥분하면 감소한다. 숨뇌(연수)에서 조절한다.

3) 심장기능 조절요인
- 온도
- Na^+이온과 Ca^{2+}이온
- epinephrine
- 자율신경계

0001
• 대정맥 → 우심방 → 우심실 → 폐(산소)→좌심방→좌심실→대동맥

0001

혈액순환 과정에서 폐에서 산화된 혈액이 유입되는 심장부위로 옳은 것은?

① 좌심방   ② 좌심실   ③ 우심방   ④ 우심실   ⑤ 심중격

✛ 문헌 이강이, 인체생리학, 현문사, 2004, p.86

0002
• 심실유입기는 심실압이 심방압 이하로 떨어질 때 시작되며, 첫 번째 단계는 빠른심실유입이 이루어지는 단계이다. 두 번째 단계는 심장이완기이다. 이 단계에서는 모든 심장수축이 멈추고 심장근육이 이완된다. 이 단계가 종료될 때까지 심실로 유입되는 혈액의 70%는 이와 같은 방식에 의한 것이다. 세 번째 단계는 심방수축기이다.

0002

심실유입 및 심박정지기에 심실은 혈액으로 어느 정도 채워지는가?

① 10%   ② 30%   ③ 50%   ④ 70%   ⑤ 90%

✛ 문헌 이영돈 외, 해부생리학, 라이프사이언스, 2006, p.292

0003
• 삼첨판은 우심방과 우심실 사이에 있으며, 이첨판(=승모판)은 좌심방과 좌심실 사이에 있다.

0003

삼첨판의 해부학적 위치로 옳은 것은?

① 좌심방과 좌심실 사이   ② 좌심방과 우심방 사이   ③ 좌심실과 우심실 사이
④ 우심방과 좌심실 사이   ⑤ 우심방과 우심실 사이

✛ 문헌 박인국, 생리학, 라이프사이언스, 2003, p.275

0004
• 이첨판(=승모판)은 좌심방과 좌심실 사이에 있다.

0004

이첨판의 해부학적 위치로 옳은 것은?

① 좌심방과 좌심실 사이   ② 좌심방과 우심방 사이   ③ 좌심실과 우심실 사이
④ 우심방과 좌심실 사이   ⑤ 우심방과 우심실 사이

✛ 문헌 박인국, 생리학, 라이프사이언스, 2003, p.275

0005
• 반월판은 폐동맥과 대동맥 시작부위에 위치하며, 심실수축 시 개방되어 혈액이 폐순환과 체순환으로 들어가게 한다.

0005

반월판의 해부학적 위치로 옳은 것은?

① 좌심방과 좌심실 사이   ② 좌심방과 우심방 사이   ③ 상대정맥 시작부위
④ 폐동맥과 대동맥 시작부위   ⑤ 하대정맥 시작부위

✛ 문헌 박인국, 생리학, 라이프사이언스, 2003, p.275

0006

심장의 활동전위 기원부위로 옳은 것은?

① 푸르킨예섬유 ② 방실속 ③ 방실결절 ④ 동방결절 ⑤ 심방중격

✛ 문헌 박인국, 생리학, 라이프사이언스, 2003, p.279

0006

• 동방결절에서 기원하는 활동전위는 근육세포들간의 간극접합을 통해 우심방과 좌심방의 인접 근육세포로 퍼진다.

0007

심장의 자극전도에 관여하는 부위이다. 전도 순서로 옳은 것은?

보기

가. 동방결절　　나. 방실결절　　다. 히스속　　라. 푸르킨예섬유

① 가→나→다→라　② 나→가→다→라　③ 다→가→나→라
④ 라→가→나→다　⑤ 라→다→가→나

✛ 문헌 박인국, 생리학, 라이프사이언스, 2003, p.280

0007

• 동방결절의 자극이 심방을 통해 퍼지면 심방중격의 하부에 위치한 방실결절에 전해지고, 이어서 심실중격의 상부에서 시작하는 방실속(=히스속), 심실벽내에 있는 푸르킨예섬유로 계속 전도된다.

0008

심전도 기록을 위한 제II쌍극지유도의 전극부착 위치로 옳은 것은?

① 오른손과 왼손 ② 오른손과 왼발 ③ 오른손과 오른발
④ 왼손과 왼발 ⑤ 왼손과 오른발

✛ 문헌 박인국, 생리학, 라이프사이언스, 2003, p.282

0008

• 제 I 쌍극지유도 : 오른손과 왼손
• 제II쌍극지유도 : 오른손과 왼발
• 제III쌍극지유도 : 왼손과 왼발

0009

'제5늑간 좌쇄골 중앙선' 과의 교차점에 위치하는 단극흉부유도는?

① V1 ② V2 ③ V3 ④ V4 ⑤ V5

✛ 문헌 박인국, 생리학, 라이프사이언스, 2003, p.282

0009

• V1 : 제4늑간 흉골우연
• V2 : 제4늑간 흉골좌연
• V3 : 제5늑간 흉골좌연
• V4 : 제5늑간 좌쇄골 중앙선과의 교차점
• V5 : 제5늑간 좌전 액와선과의 교차점 (V4 좌측)
• V6 : 제5늑간 좌중 액와선과의 교차점

0010

• P파 : 심방의 탈분극 확산

QRS파 : 심실의 탈분극 확산

T파 : 심실의 재분극

0010

QRS파를 형성하는 심장내의 상태는?

① 심방의 탈분극 확산　② 심방의 재분극　③ 심실의 탈분극 확산

④ 심실의 재분극　⑤ 심실의 과부하

✛ **문헌** 박인국, 생리학, 라이프사이언스, 2003, p.284

0011

• 심근경색의 경우 경색된 조직에서 방출되는 효소의 혈중농도를 측정함으로써 진단이 가능하다. 크레아틴포스포키나아제(creatine phosphokinase)농도는 증상시작 후 3~6시간 내에 증가하기 시작하여 24~36시간에 최고치에 도달하고 3일후에는 정상으로 회복된다. 젖산탈수소효소(lactate dehydrogenase)는 증상시작 후 10~12시간에 증가하기 시작하여 48~72시간에 최고치에 도달하고 약 11일 동안 증가한 상태로 남는다.

0011

심근경색의 경우 경색된 조직에서 방출되는 효소로 옳은 것은?

▌보기▐

가. 아미노기전이효소(transaminase)

나. 크레아틴포스포키나아제(creatine phosphokinase)

다. 글리코겐합성효소(glycogen synthase)

라. 젖산탈수소효소(lactate dehydrogenase)

① 가, 나, 다　② 가, 다　③ 나, 라　④ 라　⑤ 가, 나, 다, 라

✛ **문헌** 박인국, 생리학, 라이프사이언스, 2003, p.291

0012

• 심전도의 'P-R간격'은

– 심방탈분극 시작과 심실탈분극 시작 사이의 시간

– 성인의 정상 시간은 0.12~0.20초이다

– 동방결절에서 시작한 자극이 심실에 도달할 때까지의 시간

– 방실결절이 손상되면 P-R간격이 길어지는데 이 상태를 방실결절 차단(AV node block)이라고 한다.

0012

심전도의 'P-R간격'을 설명한 것으로 옳은 것은?

▌보기▐

가. 심방탈분극 시작과 심실탈분극 시작 사이의 시간

나. 성인의 정상 시간은 0.12~0.20초이다

다. 동방결절에서 시작한 자극이 심실에 도달할 때까지의 시간

라. 방실결절이 손상되면 P-R간격이 길어진다

① 가, 나, 다　② 가, 다　③ 나, 라　④ 라　⑤ 가, 나, 다, 라

✛ **문헌** 박인국, 생리학, 라이프사이언스, 2003, p.292

0013

• 성인의 안정 시 분당 심박동수와 1회평균박동량을 곱하면 분당 약 5,500ml의 심박출량이 구해진다.

0013

성인의 안정 시 분당 심박동수(A)와 1회평균박동량(B)으로 옳은 것은?

	①	②	③	④	⑤
A	50	60	70	80	90
B	50~60	60~70	70~80	80~90	90~100

✛ **문헌** 박인국, 생리학, 라이프사이언스, 2003, p.298

0014

심장에 대한 교감신경의 효과로 옳은 것은?

보기

가. 방실결절 전도속도 증가	나. 심실근 수축력 감소
다. 심방근 수축력 증가	라. 동방결절 확장기 탈분극속도 감소

① 가, 나, 다　　② 가, 다　　　③ 나, 라　　　④ 라　　　　⑤ 가, 나, 다, 라

✛ 문헌 박인국, 생리학, 라이프사이언스, 2003, p.299

0015

심장에 대한 부교감신경의 효과로 옳은 것은?

보기

가. 방실결절 전도속도 증가	나. 심실근 수축력 감소
다. 심방근 수축력 증가	라. 동방결절 확장기 탈분극속도 감소

① 가, 나, 다　　② 가, 다　　　③ 나, 라　　　④ 라　　　　⑤ 가, 나, 다, 라

✛ 문헌 박인국, 생리학, 라이프사이언스, 2003, p.299

0016

심장 박동량의 조절변수로 옳은 것은?

보기

가. 확장기말 용적	나. 총 말초저항
다. 심실 수축성	라. 방실결절 혈액량

① 가, 나, 다　　② 가, 다　　　③ 나, 라　　　④ 라　　　　⑤ 가, 나, 다, 라

✛ 문헌 박인국, 생리학, 라이프사이언스, 2003, p.299

0017

심박동량에 영향을 미치는 변수이다. A, B, C에 알맞은 내용은?

보기

심박동량은 전부하와 (A)하고, 수축성과 (B)하며 총말초저항과 (C)한다.

	①	②	③	④	⑤
A	비례	비례	반비례	반비례	반비례
B	비례	반비례	반비례	비례	비례
C	반비례	반비례	비례	비례	반비례

✛ 문헌 박인국, 생리학, 라이프사이언스, 2003, p.299

해설

0014

- 심장에 대한 교감신경의 효과
  - 방실결절 전도속도 증가, 심방근과 심실근의 수축력 증가
  - 동방결절 확장기 탈분극속도 증가

0015

- 심장에 대한 부교감신경의 효과
  - 방실결절 전도속도 감소, 심방근과 심실근의 수축력 감소
  - 동방결절 확장기 탈분극속도 감소

0016

- 심장 박동량의 조절변수는 확장기의 끝에서 심실의 혈액용적인 확장기말용적(end-diastolic volume, EDV), 동맥에서 혈류에 대한 마찰저항인 총말초저항(total peripheral resistance), 심실의 수축성(contractility) 등이다.

0017

- 심박동량은 전부하와 수축성에 직접 비례하고, 총말초저항에는 반비례한다.

해·설

0018
• 확장기말용적(end-diastolic volume, EDV), 심실의 수축력, 박동량 간의 관계는 심근의 고유성질이며 심장의 프랑크-스탈링법칙(Frank-Starling law of the heart)으로 알려져 있다.

0019
• 정상상태에서 1회 박동 시 70ml정도의 혈액을 박출하여 매분 약 5L의 혈액을 온몸으로 박출시킨다.

0020
• 심기저부는 제 2늑간 부위에 있다.

0021
• 심장의 조직층(Tissue Layer)
① 심내막(Endocardium) : 가장 내측으로 혈액을 담고 있는 부위
② 심근층(Myocardium) : 근육으로 구성된 심장의 중간층으로 가장 두껍다.
③ 심외막(Epicardium) : 심장의 외부를 둘러싸서 심장을 보호하는 주머니
 - 장측심막 : 심근과 접하는 층
 - 벽측심막 : 외부에 있으며 섬유층

0018

심장의 프랑크-스탈링(Frank-Starling)법칙을 잘 설명한 것은?

① 심실수축력은 혈액량과 관련이 있다.
② 심실수축력은 확장기말 용적에 따라 변한다.
③ 심실수축력은 액틴(actin)의 밀도와 관련이 있다.
④ 심박동량은 호흡량과 관련이 있다.
⑤ 심박동량은 방실결절의 전도속도와 관련이 있다.

✛ **문헌** 박인국, 생리학, 라이프사이언스, 2003, p.299

0019

정상성인 심장의 1회 박동 시 혈액의 박출량으로 옳은 것은?

① 40ml   ② 50ml   ③ 60ml   ④ 70ml   ⑤ 80ml

✛ **문헌** 한국해부학교수협의회 편, 생리학, 정담미디어, 2005, p.100

0020

심장의 구조에 대한 설명으로 옳은 것은?

┃ 보기 ┃
가. 2심방 2심실로 이루어져 있다.
나. 300g정도의 근육성기관이다.
다. 2/3는 정중선 좌측에 치우쳐 있다.
라. 심첨은 제 5늑골과 제 6늑골 사이이다.

① 가, 나, 다   ② 가, 다   ③ 나, 라   ④ 라   ⑤ 가, 나, 다, 라

✛ **문헌** 한국해부학교수협의회 편, 생리학, 정담미디어, 2005, p.100

0021

심장의 조직층(Tissue Layer)으로 옳은 것은?

┃ 보기 ┃
가. 심내막(Endocardium)   나. 심근층(Myocardium)
다. 심외막(Epicardium)   라. 심막층(pericardium)

① 가, 나, 다   ② 가, 다   ③ 나, 라   ④ 라   ⑤ 가, 나, 다, 라

✛ **문헌** 한국해부학교수협의회 편, 생리학, 정담미디어, 2005, p.100

0022

심장에 대한 설명으로 옳은 것은?

① 심실은 상부에 있는 두 개의 방으로 들어오는 혈액을 받는다.

② 심방은 크고 하부에 있는 방이며 심장에서 혈액을 박출한다.

③ 좌심방과 우심방을 분리하는 역할을 하는 것은 심실간중격이다.

④ 좌심실과 우심실을 분리하는 것은 심방간중격이다.

⑤ 심낭액(epicardial fluid)이 3ml정도 들어있어 윤활유 역할을 한다.

　　✛ **문헌** 한국해부학교수협의회 편, 생리학, 정담미디어, 2005, p.100

0023

심장에 혈액을 공급하는 혈관으로 옳은 것은?

① 위대정맥(상대정맥)　　② 아래대정맥(하대정맥)　　③ 심장동맥(관상동맥)

④ 위대동맥(상대동맥)　　⑤ 아래대동맥(하대동맥)

　　✛ **문헌** 한국해부학교수협의회 편, 생리학, 정담미디어, 2005, p.100

0024

심장 수축에 관여하는 근육으로 옳은 것은?

① 골격근　　　　　　② 평활근　　　　　　③ 심근

④ 큰가슴근(대흉근)　　⑤ 꼭지근(유두근)

　　✛ **문헌** 한국해부학교수협의회 편, 생리학, 정담미디어, 2005, p.100

0025

심장근에 존재하는 조직으로 옳은 것은?

┃보기┃

가. 결절조직(nodal tissue)	나. purkinje fiber
다. 심근조직	라. 심막층

① 가, 나, 다　　② 가, 다　　③ 나, 라　　④ 라　　⑤ 가, 나, 다, 라

　　✛ **문헌** 한국해부학교수협의회 편, 생리학, 정담미디어, 2005, p.100

해설

22

• 심방벽은 심실벽보다 얇고 심장 박출 작용에도 중요한 역할을 하지않는다

23

• 심장동맥(관상동맥)은3개의 큰분지로 나누어지는데, 왼쪽심장동맥과 오른쪽 심장동맥으로 나누어진 후, 왼쪽심장 동맥은 왼쪽휘돌이동맥과 왼쪽앞내림 동맥으로 나누어진다.

24

• 꼭지근(유두근) : 심실벽의 원뿔모양의 근육돌기로 힘줄끈에 의해 방실판막의 끝에 붙어있다.

25

• 결절조직(nodal tissue) : 심근세포가 변화된 것으로 활동전압이 발생한다.

0026

• 심장근의 구성

(1) 결절조직(nodal tissue) : 심근세포가 변화된 것 → 활동전압 발생

① 동방결절(sinoatrial node) : 우심방과 상대정맥이 만나는 곳에 존재

   a. 흥분성(excitability) : 활동전압 발생에 의해

   b. 율동성(rhythmicity)

② 방실결절(atrioventricular node) : 우심방과 우심실 사이 존재

(2) 퍼킨제섬유(purkinje fiber)

① 전도성(conductivity)

(3) 심근조직

① 기능적 결합체(functional synciticum) : 심방 및 심실근은 기능적으로 한 개의 세포처럼(구조적으로 독립된 세포) 동시에 수축하는 현상

② 수축성(contractility)

0027

• 성인 남자는 안정시에 1분에 약 75회의 심박동이 있으므로 심장의 주기는 약 0.8초이다.

0028

• 처음 길고 낮은 소리를 제1심음이라고 하며, 다음의 짧고 높은 소리를 제2심음이라 한다.

0029

(1) 제1심음 : 등척성 수축기 동안에 혈액이 방실판의 폐쇄음, 낮고 긴 음

(2) 제2심음 : 등척성 이완기 동안에 혈액이 반월판의 폐쇄음, 높고 짧은 음

(3) 제3심음 : 심실 확장기음, 심실벽의 진동음

(4) 제4심음 : 심방음, 심실로 혈액이 유입될 때 나는 소리

0026

심장근의 특징에 해당되지 않는 것은?

① 흥분성(excitability)　　　② 율동성(rhythmicity)　　　③ 전도성(conductivity)

④ 수축성 (contractility)　　　⑤ 연동성(vermiculation)

✛ **문헌** 한국해부학교수협의회 편, 생리학, 정답미디어, 2005, p.100

0027

심장의 일주기 시간으로 옳은 것은?

① 0.2초　　　② 0.4초　　　③ 0.6초　　　④ 0.8초　　　⑤ 1.0초

✛ **문헌** 한국해부학교수협의회 편, 생리학, 정답미디어, 2005, p.103

0028

제1심음에 대한 설명으로 옳은 것은?

> **┃보기┃**
> 가. 지속시간은 0.06~0.16초이다.
> 나. 심방수축 후 심실수축이 시작하는 순간에 나는 소리
> 다. 제 1심음이 제 2심음 청취시까지 계속 들리는 경우의 주요원인은 방실판의 폐쇄이다.
> 라. 짧고 높은 소리이다.

① 가, 나, 다　　② 가, 다　　③ 나, 라　　④ 라　　⑤ 가, 나, 다, 라

✛ **문헌** 한국해부학교수협의회 편, 생리학, 정답미디어, 2005, p.103

0029

확장기 심음으로써 심음도 기록지에는 나타나나 청진기로는 젊은이에게서만 들을 수 있는 심음으로 옳은 것은?

① 제 1심음　　② 제 2심음　　③ 제 3심음　　④ 제 4심음　　⑤ 수축기압

✛ **문헌** 한국해부학교수협의회 편, 생리학, 정답미디어, 2005, p.103

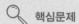
0030

심장의 흥분전도계에서 가장 먼저 전기적 발생이 시작되는 부위로 옳은 것은 ?

① 동방결절　　② 방실결절　　③ 퍼킨제 섬유　　④ 심근세포　　⑤ 방실속(히스속)

✛ **문헌** 한국해부학교수협의회 편, 생리학, 정답미디어, 2005, p.103

0031

심장의 안정막 전압(분극)으로 옳은 것은?

① −50mV　　② −60mV　　③ −70mV　　④ −80mV　　⑤ −90mV

✛ **문헌** 한국해부학교수협의회 편, 생리학, 정답미디어, 2005, p.106

0032

심장의 절대적 불응기에서의 이온변화로 옳은 것은?

① Na^+의 세포내 유입　　② K^+의 세포외 유입　　③ Na^+의 세포외 존재

④ Na^+의 세포내 존재　　⑤ Ca^{++}의 세포외존재

✛ **문헌** 한국해부학교수협의회 편, 생리학, 정답미디어, 2005, p.106

0033

부정맥에 대한 설명으로 옳은 것은?

① 서맥 − 분당 100회 이상인 맥박

② 빈맥 − 분당 60회 이하인 맥박

③ 조동 − 분당 200~300회 정도로 매우 빠르지만 규칙적인 맥박

④ 세동 − 분당 300~500회 정도로 매우 빠르면서 심방수축리듬을 볼 수 없는 맥박

⑤ 부정맥 − 활동전압을 유발하는 박동원영역이나 전도경로의 이상으로 초래되는 리듬과
　 흥분 전도순서의 장애

✛ **문헌** 한국해부학교수협의회 편, 생리학, 정답미디어, 2005, p.109

해설

30

• 심장의 흥분전도계 : 동방결절 (sinoatrial node) → 방실결절 (atrioventricular node) → 히스속(His bundle) → 좌·우각(bundle branch) → 퍼킨제섬유(pukinje fiber) → 심근세포(cardiac muscle)

31

• 신경세포의 안정막 전압은 −70mV이다.

32

① 심장의 절대적 불응기에서는 Na+의 세포내 유입이 일어난다.

33

• 서맥 : 60회 이하/분, 빈맥 100회 이상/분

순환계

0034

• P파는 심방 탈분극화를 나타낸다.

0034

ECG에 관한 설명이다. 옳은 것은?

┃ 보기 ┃

• 동굴심방결절(동방결절)에서 흥분이 발사된 후 좌우심방으로 퍼져 좌우심방의수축에 의하여 기록된 파장

① P파　　　② QRS파　　　③ T파　　　④ P-Q간격　　　⑤ S-T간격

✛ 문헌 한국해부학교수협의회 편, 생리학, 정담미디어, 2005, p.110

0035

• 정상 QRS 간격은 0.04~0.12초이다.

0035

심전도(ECG)에 관한 설명이다. 옳은 것은?

┃ 보기 ┃

• 방실결절, 방실속 및 퍼킨제섬유를 따라 흥분이 전도되는 과정을 기록한 파장

① P파　　　② QRS파　　　③ T파　　　④ P-Q간격　　　⑤ S-T간격

✛ 문헌 한국해부학교수협의회 편, 생리학, 정담미디어, 2005, p.110

0036

• T파는 심실근의 재분극에 의하여 기록된 파장이다.

0036

심전도(ECG)에 관한 설명이다. 옳은 것은?

┃ 보기 ┃

• 심실근의 재분극에 의하여 기록된 파장

① P파　　　② QRS파　　　③ T파　　　④ P-Q간격　　　⑤ S-T간격

✛ 문헌 한국해부학교수협의회 편, 생리학, 정담미디어, 2005, p.110

0037

(1) 심박동수 : 60~80회/min

　① tachycardiac(빈맥) : 100회↑/min

　② bradycardia(서맥) : 60회↓/min

(2) rhythm → arrhythmia(부정맥) : 일정한 간격(0.8sec)으로 박동이 일어나지 않는 것으로 SA node에서뿐만 아니라 다른 부위에서도 활동전압(흥분)이 발생(기외수축 : 심장의 흥분전도계에 이상)

(3) angina pectoris : 좌측 흉부 통증(5~10분 정도), 산소부족 상태

(4) myocardiac infarction : 심근세포의 괴사로 인함(사망율 높다)

(5) 방실지연

0037

심전도(Electrocardiography, ECG, EKG)를 체크함으로써 판별 가능한 것으로 옳은 것은?

① 뇌종양　　　② 신장 기능　　　③ 위 기능　　　④ 췌장기능　　　⑤ 심근경색증

✛ 문헌 한국해부학교수협의회 편, 생리학, 정담미디어, 2005, p.110

0038

심전도(Electrocardiography, ECG, EKG)를 검사하기 위한 유도법의 종류로 옳은 것은?

┃보기┃

가. 표준사지유도법(쌍극사지유도법) 나. 심장앞단극유도법(흉부유도법)
다. 증폭단위유도법(단극사지유도법) 라. 단극십이지유도법

① 가, 나, 다   ② 가, 다   ③ 나, 라   ④ 라   ⑤ 가, 나, 다, 라

✛ 문헌 한국해부학교수협의회 편, 생리학, 정담미디어, 2005, p.103

0039

증폭단위유도법(단극사지유도법)에 속하는 것은?

┃보기┃

가. aVR   나. aVA   다. aVL   라. aVB

① 가, 나, 다   ② 가, 다   ③ 나, 라   ④ 라   ⑤ 가, 나, 다, 라

✛ 문헌 한국해부학교수협의회 편, 생리학, 정담미디어, 2005, p.110

0040

좌·우심방의 탈분극을 나타내는 파는?

① P파   ② QRS파   ③ T파   ④ P−Q간격   ⑤ S−T간격

✛ 문헌 한국해부학교수협의회 편, 생리학, 정담미디어, 2005, p.110

0041

좌·우심실의 탈분극을 나타내는 파는?

① P파   ② QRS파   ③ T파   ④ P−Q간격   ⑤ S−T간격

✛ 문헌 한국해부학교수협의회 편, 생리학, 정담미디어, 2005, p.111

• 표준사지유도법(쌍극사지유도법) : 유도 Ⅰ, Ⅱ, Ⅲ
 − 아인토벤 삼각형(Einthoven's triangle)에서 창안
 − 우리 몸의 한 지점에서 다른 지점을 바라보고 두 지점사이의 전위차를 기록하는 것
• 증폭단위유도법(단극사지유도법) : 유도 aVR, aVL, aVF
 − Frank N. Wilson 중심단자(Wilson's Central Terminal, WCT)이론을 이용
 ① aVR 오른손을 양극 − 모두 음극
 ② aVL 왼손을 양극 − 모두 음극
 ③ aVF 왼발을 양극 − 모두 음극
• 심장앞단극유도법(흉부유도법) : 유도 V1, V2, V3, V4, V5, V6
 − 심장을 수평(횡단)면에서 바라본 것이다. 즉, 몸통을 심장높이에서 톱으로 절단하고 그 상반부를 도려내고 남은 아래쪽을 위쪽에서 본 것

0039
• 증폭단위유도법(단극사지유도법) : 유도 aVR, aVL, aVF
 − Frank N. Wilson 중심단자(Wilson's Central Terminal: WCT)이론을 이용
 ① aVR 오른손을 양극 − 모두 음극
 ② aVL 왼손을 양극 − 모두 음극
 ③ aVF 왼발을 양극 − 모두 음극

0040
• P파는 동방결절에서 흥분이 발사된 후 좌·우심방으로 퍼져 좌우심방의 수축에 의하여 기록된 파장이다.

0041
• QRS파는 좌·우심실의 탈분극을 나타낸다.

0042
• T파는 좌·우심실의 재분극을 나타낸다.

0042

좌·우심실의 재분극을 나타내는 파는?

① P파　　　　② QRS파　　　　③ T파　　　　④ P−Q간격　　　　⑤ S−T간격

✛ **문헌** 한국해부학교수협의회 편, 생리학, 정답미디어, 2005, p.110

0043
• 정상 : 0.12초

0043

심전도의 파형에서 P−R간격의 변화는 어떤 문제를 의심할 수 있겠는가?

① 협심증　　　② 방실차단　　　③ 동방결절　　　④ 심근경색증　　　⑤ 심낭염

✛ **문헌** 한국해부학교수협의회 편, 생리학, 정답미디어, 2005, p.112

0044
• 정상 : 0.12초

0044

심전도의 파형에서 P−R 간격의 정상치로 옳은 것은?

① 0.10초　　　② 0.11초　　　③ 0.12초　　　④ 0.13초　　　⑤ 0.14초

✛ **문헌** 한국해부학교수협의회 편, 생리학, 정답미디어, 2005, p.112

0045
• 심박출량 : 1분 동안에 동맥 내로 밀어내는 혈액량
• 심박동수 (회/min) x 심박동량 = 5L/min

0045

심박출량에 대한 설명이다. (A)에 알맞은 시간은?

┃보기┃
> • 심박출량은 (A)분 동안에 동맥 내로 밀어내는 혈액량이다.

① 1　　　　② 2　　　　③ 3　　　　④ 4　　　　⑤ 5

✛ **문헌** 한국해부학교수협의회 편, 생리학, 정답미디어, 2005, p.112

0046
• 압력수용기(pressure receptor) : 대동맥궁(aortic arch)과 경동맥동(carotid sinus)에서 혈압 감지
• 골츠반사(Goltz reflex) : 복부압 증가 → 심장기능 억제 → 따라서 심박동수 감소
• 아슈네르반사(Aschner reflex) : 안구압 증가 → 심장억제 중추 흥분 → 심장기능 억제
• 베인브리지반사(Bainbridge reflex) : 심방으로 되돌아오는 정맥혈의 양이 많아지면 심박출량 증가

0046

심장의 반사기전으로 옳은 것은?

┃보기┃
> 가. 압력수용기(pressure receptor)　　　　나. 골츠반사(Golz reflex)
> 다. 아슈네르반사(Aschiner reflex)　　　　라. 베인 브리지반사(Bainbridge reflex)

① 가, 나, 다　　② 가, 다　　③ 나, 라　　④ 라　　⑤ 가, 나, 다, 라

✛ **문헌** 한국해부학교수협의회 편, 생리학, 정답미디어, 2005, p.112

0047

태아의 심방중격에 있는 해부학적 명칭으로 옳은 것은?

① 정맥관   ② 타원구멍(난원공)   ③ 동맥관

④ 배꼽동맥(제동맥)   ⑤ 배꼽정맥(제정맥)

✚ **문헌** 한국해부학교수협의회 편, 생리학, 정담미디어, 2005, p.119

0048

프랑크-스탈링(Frank-Starling)의 심실수축력에 관한 법칙을 잘 설명한 것은?

① 혈관의 저항력에 비례 한다   ② 심장 박동량에 반비례한다.

③ 심근섬유의 초기길이에 비례 한다   ④ 심장 박동수에 반비례한다

⑤ 정맥혈압에 비례한다.

✚ **문헌** 전국의과대학교수, 생리학, 도서출판 한우리, 1999, p.614.

0049

심박출량에 미치는 요인으로 옳은 것은?

┃ 보기 ┃

| 가. 체표면적 | 나. 연령 | 다. 대사와 운동 | 라. 자세 |

① 가, 나, 다   ② 가, 다   ③ 나, 라   ④ 라   ⑤ 가, 나, 다, 라

✚ **문헌** 박희진 외, EMT기초의학, 현문사, 2005, p.343

0050

심실수축력에 관한 프랑크-스탈링(Frank-Starling)의 법칙으로 옳은 것은?

① 심장 박동수에 비례한다   ② 혈류량에 반비례한다.

③ 심근섬유의 초기길이에 비례 한다 ④ 아데노신2인산(AMP)의 분자량에 비례 한다

⑤ 동맥혈압에 비례한다.

✚ **문헌** 전국의과대학교수, 생리학, 도서출판 한우리, 1999, p.614

해설

0047
• 우심방의 혈액은 난원공을 통하여 좌심방으로 흐른다.

0048
• 심근의 수축에너지는 심근섬유의 초기 길이에 비례한다. 심장에 있어 근섬유의 길이는 확장말기 심실용적과 비례한다.

0049
• 심박출량은 신체운동, 목욕, 섭식, 감정흥분 등에 의해 증가하고 심한 신체운동 시에는 매분 박출량이 20~38L에 달한다.

0050
• 심근의 수축에너지는 심근섬유의 초기 길이에 비례한다. 심장에 있어 근섬유의 길이는 확장말기 심실용적과 비례한다.

해설

51

- 심장의 흥분전도는 동방결절에서 율동적인 흥분파가 발생되어 방실결절, 방실다발, 푸르키니에(purkinje)섬유를 통해 심실로 전도된다.

52

- 심박의 1주기 소요시간은 약 0.8초(심방수축기 0.11초, 심실수축기 0.27초, 심실확장기 0.42초)

53

- 심근경색의 경우 경색된 조직에서 방출되는 효소의 혈중농도를 측정함으로써 진단이 가능하다. 크레아틴포스포키나아제(creatine phosphokinase) 농도는 증상시작 후 3~6시간 내에 증가하기 시작하여 24~36시간에 최고치에 도달하고 3일 후에는 정상으로 회복된다. 젖산탈수소효소(lactate dehydrogenase)는 증상시작 후 10~12시간에 증가하기 시작하여 48~72시간에 최고치에 도달하고 약 11일 동안 증가한 상태로 남는다.

0051

혈장의 구성요소로 옳은 것은?

| 보기 |

가. 동방결절　　　나. 방실결절　　　다. 방실다발　　　라. 푸르키니에(purkinje)섬유

① 가→나→다→라　　　② 나→다→라→가　　　③ 다→라→가→나
④ 다→가→나→라　　　⑤ 라→다→나→가

✛ 문헌 의학계열교수, 의학생리학, 정담, 2002, p.125

0052

심박의 1주기 소요시간으로 옳은 것은?

① 0.4초　　② 0.6초　　③ 0.8초　　④ 1.0초　　⑤ 1.2초

✛ 문헌 박희진 외, EMT 기초의학, 현문사, 2010, p.335

0053

심근경색의 경우 경색된 조직에서 방출되는 효소로 옳은 것은?

| 보기 |

가. 아미노기전이효소(transaminase)
나. 크레아틴포스포키나아제(creatine phosphokinase)
다. 글리코겐합성효소(glycogen synthase)
라. 젖산탈수소효소(lactate dehydrogenase)

① 가, 나, 다　　② 가, 다　　③ 나, 라　　④ 라　　⑤ 가, 나, 다, 라

✛ 문헌 박인국, 생리학, 라이프사이언스, 2003, p.291

순환과 혈압

01 순환계의 개요

- 온몸순환(대순환, 체순환) : 좌심실 → 대동맥 → 동맥 → 모세혈관 → 정맥 → 대정맥 → 우심방
- 허파순환(소순환, 폐순환) : 우심실 → 허파동맥 → 허파모세혈관 → 허파정맥 → 좌심방

02 온몸순환(대순환, 체순환)

- 심장순환(관상순환) : 심장 자체에 양분과 산소를 공급해 주는 순환
- 문맥순환 : 창자(장)에서 소화한 양분을 흡수하여 간에 glycogen(글리코겐)으로 저장하는 순환이며 일부는 심장으로 간다.
- 문맥 : 창자(장)에서 양분을 흡수하여 간으로 들어가는 정맥의 일종이며 양분이 가장 많은 곳이다.

03 혈관

1) 동맥(Artery)

- 탄성혈관계로 심장에서 혈액을 내보내는 혈관
- 체내혈관 중 동맥계가 함유하고 있는 혈액량은 25% 정도이다.
- 벽이 두텁고 탄력성이 있어서 높은 혈압에도 견딜 수 있는 구조
- 3층의 막구조(속막 : 내막, 중간막 : 중막, 바깥막 : 외막)로 되어 있고 중간막(중막)은 가장 두터운 층으로 탄력섬유와 민무늬(평활근)섬유로 구성되어 있으며 혈압 조절이 가능하다.
- 교감신경은 혈관수축작용으로 혈압을 상승시키고 부교감신경은 혈관이완작용으로 혈압을 하강시킨다.

2) 소동맥(Arteriole)

- 저항혈관계라고 한다.

- 동맥이 심장에서 멀어지면서 총 단면적이 증가되며 여러 개의 가지로 갈라지는 혈관
- 혈압은 점점 감소한다.
- 혈관저항을 변동시켜 조직에 공급하는 혈액량을 조절

3) 모세혈관(Capillary)

- 조직세포와 산소교환이 이루어지므로 교환혈관계라고 한다.
- 직경 : 내피세포로만 된 약 8㎛
- 한 층의 내피세포와 그 바깥쪽의 주피세포로 구성된다.
- 혈액과 조직사이에 물질교환
- 구조 : network(그물망, 방송망)
- 조직의 활동이 없을 때에는 직통로를 제외하고는 닫혀 있는데 이러한 현상은 전 모세혈관 괄약근의 작용에 의해서 일어난다.
- 연골은 모세혈관의 분포를 볼 수 없다.

4) 정맥(Vein)

- 혈액의 분포가 가장 많기 때문에 용량혈관계라고 한다.
- 벽이 얇고 신축성이 크므로 혈관내강이 쉽게 확장된다.
- 정맥벽에는 교감신경 종말이 분포되어 있기 때문에 충혈시에는 신경의 작용에 의해 정맥이 수축된다.
- 정맥판막이 있어 중력을 거슬러 올라가는 혈액이 아래쪽으로 역류되는 것을 방지한다.

04 혈류역학(Hemodynamics)

혈관벽과 혈액 흐름의 상관관계, 즉 혈압, 혈관저항, 혈류량과의 관계

1) 압력과 흐름

- 압력경사(Pressure gradient) → 혈압의 차이(고 → 저)
- 정수압(Hydrostatic pressure) → 액체에 미치는 중력의 크기

2) 저항과 흐름

- 혈류 V, 혈압차 P, 흐름에 대한 저항 R사이에는 이론적으로 V=P/R의 관계식이 성립한다. 즉 혈압 P=V×R이다.
- 혈액의 흐름과 반대방향으로 작용하는 힘
- 저항의 크기

  혈관의 길이 ┐
  구경   ├── 과 관계(비례)
  혈액의 점성 ┘

05 혈압(Blood pressure)

- 심장에서 박출된 혈액의 흐름에 의해서 혈관내에 생기는 압력으로 혈압은 심장과 가까울수록 높고 대동맥, 동맥, 소동맥, 모세혈관, 소정맥, 정맥순으로 낮아지며 대정맥에서는 거의 0에 가깝다.
- 보통 혈압이라고 할 때는 큰 동맥내의 압력, 즉 동맥혈압을 말한다.
- 심한 출혈을 하고 있는 환자의 혈압 변화는 심장 귀환량이 적어 수축기, 이완기의 혈압이 떨어지고 콩팥(신장)의 순환혈액량도 떨어진다.

1) 수축기와 이완기 혈압

- 혈압이 가장 높을 때 : 수축기혈압, 최고혈압
- 혈압이 가장 낮을 때 : 이완기(확장기)혈압, 최저혈압
- 순환기계에서 수축기압이 가장 낮은 부위는 오른심방이다.
- 수축기혈압과 이완기혈압의 차이가 클수록 맥압은 높아진다.
- 안정시의 정상혈압 : 수축기 120mmHg, 이완기 80mmHg(120/80)
- 수축기와 이완기의 혈압차인 40mmHg가 맥압(pulse pressure)이며, 최고혈압과 최저혈압의 차이가 클수록 맥압은 높다.
- 1회 심박동기간 동안의 모든 순간 혈압을 평균한 것을 평균혈압(mean blood pressure)이라고 한다. 임상적으로는 평균혈압 = 맥압/3 + 최소혈압의 공식으로 구해지며 성인 남자의 정상치는 90~110mmHg이고 여자의 경우는 80~110mmHg이다.
- 고령자는 최저혈압이 낮아진다.

- 박동수가 증가하면 최저혈압이 높아진다.

2) 혈압측정법

- 직접법 : 동맥내로 트랜스듀서(transducer)를 삽입하여 직접 내압을 측정하는 방법
- 촉진법 : 위팔(상완)에 압박대를 감고 노(요골)동맥의 맥박을 측정하는 방법
- 청진법 : 위팔(상완)동맥 바로 위에 청진기를 놓고 압박대 내의 압력을 높게 하여 동맥내의 혈류를 차단하고 촉진법처럼 압력을 감소시키면서 측정하는 방법

3) 청진법(Auscultatory method)

- 동맥혈압은 일반적으로 청진법으로 측정된다.
- 수은압력계에 부착된 팽창 가능한 커프(Riva-Rocci cuff)를 상완에 감싸고 청진기를 팔의 위팔동맥(상완동맥) 위에 놓는다.
- 커프는 위팔동맥(상완동맥)에서 예상되는 수축기압보다 압력이 높아질 때까지 빠르게 팽창시킨다.
- 동맥이 커프에 의해 막히면 청진기에서는 아무런 소리가 들리지 않게 된다.
- 커프안의 압력을 그 후 천천히 내린다.
- 동맥의 수축기압이 커프 압력을 넘어선 바로 그때 심장이 뛸 동안에 혈액이 분출되어 커프 아래에서 박동소리가 들린다.
- 첫번째로 소리가 들리는 그때의 커프 압력이 수축기압이다.
- 커프압이 더 낮아짐에 따라 소리도 점점 커지고 그 후 둔탁하고 희미해진다. 결국 대부분의 사람들은 소리가 없어지는데 이를 Korotkoff(코로트코프)음이라고 한다.

06 혈압조절

1) 혈압조절 기전

(1) 신경성 조절로 혈관의 구경 변동

- 신경을 통한 혈압조절은 신체의 여러 가지 상황에 따라 혈관을 축소 또는 확장시켜서 혈관저항을 바꾸거나 심장의 박출량을 증가 또는 감소시켜서 혈압을 조절한다.
- 이러한 신경성 조절중추는 숨뇌(연수)에 있는 심장조절중추와 혈관운동중추이다.

- 혈압조절중추에 직접적으로 작용하는 인자는 혈액내 탄산가스와 산소의 함량이다.
- 혈액내 CO_2 농도가 증가하면 숨뇌(연수)의 혈관운동중추가 흥분되고 반대로 낮아지면 억제된다.

(2) 액성조절
- 콩팥(신장)과 부신겉질에서 분비되는 호르몬에 의해 혈압이 조절되는 것을 말한다.
- 콩팥(신장)의 혈류량이 감소되면 요세관(세뇨관)으로부터 레닌(renin)이라는 호르몬이 분비되는데 이것은 혈장내 안지오텐시노겐(angiotensinogen)에 작용하여 안지오텐신 I을 생성시킨다.
- 안지오텐신 I은 효소작용에 의해 안지오텐신 II로 전환되는데 이것이 혈압을 상승시키는 작용을 한다.
- 부신겉질에서 분비되는 염류겉질호르몬인 코티졸(cortisol), 코티존(cortisone), 코티코스테론(corticosterone), 데옥시코티코스테론(deoxy corticosterone) 및 알도스테론(aldosterone) 등은 콩팥(신장)에서 Na+의 재흡수를 촉진시키기 때문에 삼투농도가 높아져 혈압이 상승한다.

2) 혈압의 생리적 동요
- 자세 : 최고혈압은 누운자세(와위), 앉은자세(좌위), 곧게 선자세(입위)의 순으로 곧게선자세(입위)가 가장 높은 편이며 차이는 근소(1~3mmHg)하다.
- 측정부위 : 보통 위팔(상완)동맥이지만 큰 동맥일수록 높은 값을 얻는다. 왼오른쪽(좌우) 혈압은 반드시 동일하지는 않는다. 예를 들면 오른손잡이는 오른쪽(우측)이 높아 혈압차는 5~10mmHg이다.
- 체격 : 비만자는 마른 사람보다 대개 높은 값을 보인다.
- 성별 : 남성은 여성에 비하여 5~10mmHg 정도 높고 사춘기에는 여성이 높은 경향을 보이며 월경시에는 항진할 때가 있다.
- 시차 : 하루 중의 동요는 10~20mmHg이고 오후는 오전보다 높으며 야간 수면 중에는 주간보다 낮다.
- 운동 : 운동 후는 높아지고 격동에 의하여 180~200mmHg가 되는 때가 있다. 최저혈압은 비교적 낮고 100mmHg를 조금 초과한다.
- 정신작용 : 정신감동에 의하여 상승한다. 신경질적인 환자에서는 제1회의 측정값이 높아지는 수도 있으므로 10분 후에 다시 측정하면 좋다.
- 식사 : 식사 후 1시간 정도까지 6~8mmHg 상승하지만 최저혈압의 변화는 없다.
- 목욕 : 냉·온욕 모두 처음에는 상승하고 다음에 하강한다.
- 기온 : 한냉시는 고온시에 비해서 높다

07 림프순환

1) 림프관(Lymphatic duct)
- 정맥과 비슷한 구조를 가지며 관벽에는 얇고 많은 판이 있다.
- 모세림프관은 다른 모세림프관과 합류하여 두터워지며 도중에 많은 림프절을 경유하여 림프관이 된다.

2) 림프절(Lymph node)
- 림프관이 경유하는 완두콩 모양의 실질장기로서 그 돌출부에는 몇 개의 수입림프관이 들어가며 림프절문으로부터 1~2개의 수출림프관이 나온다.
- 겉질과 속질로 나뉘며 겉질은 가슴샘(흉선) 의존성 방겉질 영역 및 가슴샘(흉선) 비의존성의 배중심으로 구성된다. 속질은 주로 림프굴로 구성된다.

3) 림프계의 기능
- 림프액은 모세혈관에서 조직으로 삼출된 무색 투명한 액체이다.
- 혈액과 조직세포 사이에서 물질대사 매개역할을 한다.
- 림프관에는 림프의 역류를 방지하기 위해 판막이 있다.
- 림프관을 따라 곳곳에 림프절이 있어 림프구를 형성하고 림프를 거른다.
- 가슴샘(흉선)은 나이가 듦에 따라 점점 퇴화된다.
- 체액의 순환 : 조직액의 배수
- 림프액의 조성 : 식후에 작은창자(소장)에서 흡수되는 지방은 점막세포 안에서 암죽미립(chyromicron)의 형태로 바꾸어 림프관으로 들어가기 때문에 림프액은 유액상태가 된다.
- 림프절(Lymph node)의 기능 : 대식세포에 의한 세균작용, 항체생산과 면역반응, 혈액량과 간질액의 조절, 혈장단백질의 흡수 등

08 지라(비장 Spleen)

- 인체에서 가장 큰 림프기관으로 타원형 구조이며 배안(복강) 왼위부위(좌상부)에 있는 약 200g 정도의 실질장기이다.
- 기능 : 적혈구파괴, 항체생산과 면역반응, 혈액저장, 식작용, 철분대사 등이다.
- 지라(비장)에는 림프조직이 풍부하고 백수와 적수로 나뉜다.
- 지라(비장)정맥은 위창자사이막정맥(상장간막정맥)과 합쳐 하나의 큰 정맥인 문맥을 형성하는 정맥이다.

해설

0001

폐순환(=소순환)의 특징으로 옳은 것은?

┃보기┃

| 가. 폐동맥의 O_2함량이 낮다 | 나. 폐정맥의 CO_2함량이 높다 |
| 다. 시작부위는 우심실이다 | 라. 종료부위는 우심방이다 |

① 가, 나, 다   ② 가, 다   ③ 나, 라   ④ 라   ⑤ 가, 나, 다, 라

✣ 문헌 박인국, 생리학, 라이프사이언스, 2003, p.274

0001

• 폐정맥의 CO_2함량이 낮으며, 종료부위는 좌심방이다.

0002

체순환(=대순환)의 특징으로 옳은 것은?

┃보기┃

| 가. 대동맥의 O_2함량이 낮다 | 나. 하대정맥의 CO_2함량이 낮다 |
| 다. 시작부위는 우심실이다 | 라. 종료부위는 우심방이다 |

① 가, 나, 다   ② 가, 다   ③ 나, 라   ④ 라   ⑤ 가, 나, 다, 라

✣ 문헌 박인국, 생리학, 라이프사이언스, 2003, p.274

0002

• 대동맥과 그 분지들의 O_2함량이 높으며, 하대정맥의 CO_2함량은 높다. 시작부위는 좌심실이다.

0003

동맥혈관이면서 정맥혈액이 흐르는 혈관으로 옳은 것은?

① 대동맥   ② 허파동맥(폐동맥)   ③ 콩팥동맥(신동맥)

④ 위팔동맥(상완동맥)   ⑤ 관상동맥

✣ 문헌 신문균, 인체해부학, 현문사, 1993, p.267

0003

• 폐순환에서 혈관의 이름이 폐동맥 또는 폐정맥이지만 실제 내용물은 폐동맥에는 정맥성 혈액, 폐정맥에는 동맥성 혈액이 각각 들어 있다.

0004

정맥혈관이면서 동맥혈액이 흐르는 혈관으로 옳은 것은?

① 대정맥   ② 허파정맥(폐정맥)   ③ 콩팥정맥(신정맥)

④ 위대정맥(상대정맥)   ⑤ 오름허리정맥(상행요정맥)

✣ 문헌 신문균, 인체해부학, 현문사, 1993, p.267

0004

• 폐순환에서 혈관의 이름이 허파동맥(폐동맥) 또는 허파정맥(폐정맥)이지만 실제내용물은 허파동맥(폐동맥)에는 정맥성 혈액, 허파정맥(폐정맥)에는 동맥성 혈액이 각각 들어 있다.

0005

단면적이 가장 넓은 혈관은?

① 대동맥   ② 세동맥   ③ 모세혈관   ④ 세정맥   ⑤ 대정맥

✣ 문헌 박인국, 생리학, 라이프사이언스, 2003, p.286

0005

• 혈관의 단면적은 체내에 가장 많이 분포되어 있는 모세혈관이 가장 넓고 세정맥, 세동맥 등의 순이다.

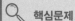

해·설

0006

• 림프계의 기능 :
  – 간질액을 혈액으로 되돌려 보낸다.
  – 소장의 지방을 혈액으로 운반한다.
  – 병원체에 대한 면역학적 방어를 한다.

0006

림프계의 기능으로 옳은 것은?

▌보기▐

가. 간질액을 혈액으로 되돌려 보낸다　　　나. 소장의 지방을 혈액으로 운반 한다
다. 병원체에 대한 면역학적 방어를 한다　　라. 적혈구를 생성 한다

① 가, 나, 다　　② 가, 다　　　③ 나, 라　　　④ 라　　　⑤ 가, 나, 다, 라

✛ **문헌** 박인국, 생리학, 라이프사이언스, 2003, p.293

0007

• 정맥환류에 영향을 미치는 요인 :
  – 요량과 조직액량에 따른 혈액량
  – 호흡에 의한 음성 흉강내압
  – 정맥수축과 골격근 펌프에 의한 정맥압

0007

정맥환류에 영향을 미치는 요인으로 옳은 것은?

▌보기▐

가. 혈액량　　　나. 음성 흉강내압　　　다. 정맥압　　　라. 동맥압

① 가, 나, 다　　② 가, 다　　　③ 나, 라　　　④ 라　　　⑤ 가, 나, 다, 라

✛ **문헌** 박인국 외, 생리학, 라이프사이언스, 2003, p.301

0008

• 순여과압 = 모세혈관 내의 혈액 정수압 – 모세혈관 밖의 조직액 정수압

0008

모세혈관의 세동맥측 말단의 정수압이 37mmHg이고, 모세혈관 밖의 조직액 정수압이 2mmHg이면 세동맥말단의 순여과압은?

① 18.5mmHg　② 35mmHg　　③ 37mmHg　　④ 39mmHg　　⑤ 74mmHg

✛ **문헌** 박인국 외, 생리학, 라이프사이언스, 2003, p.302

0009

• 모세혈관의 세동맥 말단은 11mmHg, 세정맥 말단은 –9mmHg 정도이므로 체액은 세동맥측 말단에서는 모세혈관을 빠져나가고, 세정맥측 말단에서는 모세혈관으로 들어오게 된다.

0009

스탈링힘(Starling force)의 작용이란?

① 심장박동량의 반작용　　② 혈장과 조직액의 상호교환　　③ 동맥압과 정맥압의 상관

④ 세포외액과 내액의 상호교환　　　　⑤ 혈장의 교질삼투압 농도

✛ **문헌** 박인국 외, 생리학, 라이프사이언스, 2003, p.303

0010

혈관을 통과하는 혈류에 대한 저항 내용이다. (A)와 (B)에 알맞은 내용은?

┃보기┃

• 혈관을 통과하는 혈류에 대한 저항은 혈관의 길이와 혈액의 점도에 (A)하고, 혈관직경의 (B)에 반비례한다.

	①	②	③	④	⑤
A	비례	비례	비례	반비례	반비례
B	제곱	3제곱	4제곱	제곱	3제곱

✛ 문헌 박인국 외, 생리학, 라이프사이언스, 2003, p.307

0011

혈관 수축효과를 나타내는 외인성 조절인자로 옳은 것은?

① 안지오텐신 II (angiotensin II) ② 히스타민(histamine) ③ 브라디키닌(bradykinin)

④ 교감신경의 콜린성 ⑤ 부교감신경

✛ 문헌 박인국 외, 생리학, 라이프사이언스, 2003, p.309

0012

혈관확장효과를 나타내는 외인성 조절인자로 옳은 것은?

① 안지오텐신 II (angiotensin II) ② 히스타민(histamine)

③ 바소프레신(vasopressin) ④ 교감신경의 α-아드레날린 작동성

⑤ 프로스타그란딘(prostaglandin)

✛ 문헌 박인국 외, 생리학, 라이프사이언스, 2003, p.309

0013

혈관확장을 촉진하는 국소적인 화학적 상태로 옳은 것은?

┃보기┃

가. 대사율 증가에 의한 산소농도의 감소 나. 이산화탄소농도의 증가
다. 조직 pH의 감소 라. 조직세포로부터의 adenosine이나 K^+의 방출

① 가, 나, 다 ② 가, 다 ③ 나, 라 ④ 라 ⑤ 가, 나, 다, 라

✛ 문헌 박인국 외, 생리학, 라이프사이언스, 2003, p.310

해설

0010

• 저항 $\propto \dfrac{L_n}{\gamma^4}$

L : 혈관의 길이

n : 혈액의 점도

γ : 혈관의 반경

0011

• 안지오텐신 II (angiotensin II)는 신장에서 레닌의 분비에 의해 생산되는 경력한혈관수축제이다.

0012

• 히스타민(histamine)은 염증과 알레르기반응 동안 국소적인 혈관확장을 촉진한다.
프로스타그란딘(prostaglandin)은 혈관벽을 포함한 대부분의 조직에서 생산될 수 있는 환형지방산으로 프로스타그란딘(prostaglandin) I_2는 혈관확장제이지만, 프로스타그란딘(prostaglandin)A2는 혈관수축제이다.

0013

• 이러한 화학적 변화를 통해 기관은 산소공급 증가의 필요성에 대한 신호를 혈관에게 보낸다.

0014

• 골격근 내의 세동맥 혈관확장으로 총말 초저항은 감소한다.

0014

적당한 운동중의 심혈관 변화에서 감소상태를 보이는 것으로 옳은 것은?

① 심박출량   ② 심박동수   ③ 동맥혈압   ④ 근육의 혈류   ⑤ 총 말초저항

✢ 문헌 박인국 외, 생리학, 라이프사이언스, 2003, p.314

0015

• 국소혈관확장을 유도하는 기전은 안전 히 밝혀지지 않았으나, 국소뇌혈관확 장이 재분극동안 활성 뉴런으로부터 방출되는 K^+에 의해 일어난다는 것은 명백하다.

0015

시각이나 청각 등 특정 감각을 자극하면 대뇌피질의 해당 감각영역에 혈류가 증가한다. 이 러한 국소 뇌혈관확장을 유도하는 물질로 옳은 것은?

① Ca^{++} ② Na^+ ③ K^+ ④ Cl^- ⑤ Fe

✢ 문헌 박인국 외, 생리학, 라이프사이언스, 2003, p.314

0016

• 각 세동맥은 직경이 작아서 푸아세이유 법칙(Poiseuille's law)에 따라 혈류율을 저 하시킨다.

0016

동맥계에서 혈류에 대한 저항이 세동맥에서 가장 큰 이유로 옳은 것은?

① 혈관의 길이가 짧아서   ② 혈관의 직경이 작아서   ③ 혈관의 탄력성이 낮아서

④ 혈류량이 많아서   ⑤ 혈관의 단면적이 넓어서

✢ 문헌 박인국 외, 생리학, 라이프사이언스, 2003, p.316

0017

• 심박수, 박동량, 말초저항 중 어떤 것의 증가가 다른 하나의 변수의 감소에 의 해 보상되지 않는다면 혈압증가를 일으 킨다.

0017

혈압에 영향을 미치는 변수로 옳은 것은?

보기
가. 심박수   나. 박동량   다. 말초저항   라. 정맥압

① 가, 나, 다   ② 가, 다   ③ 나, 라   ④ 라   ⑤ 가, 나, 다, 라

✢ 문헌 박인국 외, 생리학, 라이프사이언스, 2003, p.316

0018

수축기압이 125mmHg, 확장기압이 90mmHg인 사람의 맥압으로 옳은 것은?

① 25mmHg   ② 30mmHg   ③ 35mmHg   ④ 40mmHg   ⑤ 45mmHg

   ✛ 문헌 박인국 외, 생리학, 라이프사이언스, 2003, p.322

18
• 맥압 = 수축기압 − 확장기압

0019

수축기압이 120mmHg, 확장기압이 90mmHg인 사람의 평균 동맥혈압으로 옳은 것은?

① 30mmHg   ② 50mmHg   ③ 80mmHg   ④ 100mmHg   ⑤ 120mmHg

   ✛ 문헌 박인국 외, 생리학, 라이프사이언스, 2003, p.322

19
• 평균 동맥혈압 = 확장기압 + 맥압의 1/3

0020

아나필락시스성 쇼크(anaphylactic shock)에 의해 발생한 혈압의 저하 기전으로 옳은 것은?

① 혈관확장과 히스타민의 방출에 의한 총말초저항 감소
② 혈관확장과 프로게스테론의 방출에 의한 총말초저항 감소
③ 혈관수축과 히스타민의 방출에 의한 총말초저항 증가
④ 혈관수축과 프로게스테론의 방출에 의한 총말초저항 증가
⑤ 부교감신경 작용에 의한 심박동수와 심박동량의 저하

   ✛ 문헌 박인국 외, 생리학, 라이프사이언스, 2003, p.325

20
• 알레르기반응에 의한 혈압의 빠른 저하는 혈관확장과 히스타민의 방출에 의한 총 말초저항 감소에 의해 일어난다.

0021

혈액공급이 수초간만 차단되어도 의식상실을 초래하는 신체의 장기로 옳은 것은?

① 뇌   ② 간   ③ 담낭   ④ 췌장   ⑤ 위

   ✛ 문헌 한국해부학교수협의회 편, 생리학, 정담미디어, 2005, p.100

21
• 뇌로 가는 혈류는 단지 수초간만 차단되어도 의식상실을 초래하게 되며, 이 상태가 수분 동안 지속되면 영구적인 뇌손상을 일으킨다. 따라서 뇌조직으로 가는 혈류는 다른 조직의 혈액공급을 중단시키는 일이 있더라도 일정하게 유지되고 있다.

해설

0022
- 체순환(systemic circulation) : 좌심실(left ventricle)→대동맥(aorta)→동맥(artery)→소동맥(arteriole)→모세혈관(capillary)→전신→소정맥(venules)→vein(정맥)→대정맥(vena cava)→우심방(right atrium)

0023
- 폐순환(pulmonary circulation) : 우심실(right ventricle)→폐동맥(pulmonary artery)→폐(lung)→모세혈관(capillary)→폐정맥(pulmonary vein)→좌심방(left atrium)

0024
- 폐순환(pulmonary circulation) : 우심실(right ventricle)→폐동맥(pulmonary artery)→폐(lung)→모세혈관(capillary)→폐정맥(pulmonary vein)→좌심방(left atrium)

0025
- 다른 조직을 관류하는 혈관과는 달리 심장동맥(관상동맥)의 혈류량은 심실의 수축기에는 감소하고, 이완기에는 증가하는데, 이는 심실이 수축하면 심근사이에 들어 있는 심장동맥(관상동맥)이 압박을 받아 혈액이 이동할 수 없기 때문이다.

0022

체순환(systemic circulation) 혈류의 흐름순서로 옳은 것은?

| 보기 |

가. 좌심실   나. 동맥   다. 모세혈관   라. 전신   마. 정맥   바. 우심방

① 가→나→다→라→마→바   ② 가→나→라→마→다→바
③ 나→다→라→가→마→바   ④ 바→나→라→가→다→마
⑤ 바→라→다→나→가→마

✛ 문헌 한국해부학교수협의회 편, 생리학, 정담미디어, 2005, p.116

0023

폐순환(pulmonary circulation) 혈류의 흐름순서로 옳은 것은?

| 보기 |

가. 좌심방   나. 폐동맥   다. 폐   라. 모세혈관   마. 폐정맥   바. 우심실

① 가→나→다→라→마→바   ② 가→나→라→다→바→마
③ 바→나→다→라→마→가   ④ 바→마→라→다→나→가
⑤ 바→라→다→마→나→가

✛ 문헌 한국해부학교수협의회 편, 생리학, 정담미디어, 2005, p.116

0024

체순환 후 우심방으로 통하는 혈관으로 옳은 것은?

| 보기 |

가. 심장정맥굴(관상정맥동)   나. 위대정맥(상대정맥)
다. 아래대정맥(하대정맥)   라. 빗장밑정맥(쇄골하정맥)

① 가, 나, 다   ② 가, 다   ③ 나, 라   ④ 라   ⑤ 가, 나, 다, 라

✛ 문헌 한국해부학교수협의회 편, 생리학, 정담미디어, 2005, p.117

0025

관상순환에 대한 설명으로 옳은 것은?

① 심장 자체의 조직을 관류하는 순환이다.

② 상행대동맥의 첫 번째 분지인 심장동맥(관상동맥)으로부터 혈액을 공급받는다.

③ 심실의 수축기에는 감소하고, 이완기에는 혈류량이 증가한다.

④ 관상순환의 혈류량은 심근조직내의 O_2부족, pH저하, CO_2증가에 영향을 받는다.

⑤ 교감신경이 흥분하면 혈류량이 감소하고 부교감신경이 흥분하면 혈류량이 증가한다.

✛ 문헌 한국해부학교수협의회 편, 생리학, 정담미디어, 2005, p.117-8

0026

뇌에 혈액을 공급하는 혈관으로 옳은 것은?

보기

가. 속목동맥(내경동맥)	나. 심장동맥(관상동맥)
다. 척추동맥(추골동맥)	라. 빗장밑동맥(쇄골하동맥)

① 가, 나, 다   ② 가, 다   ③ 나, 라   ④ 라   ⑤ 가, 나, 다, 라

✛ 문헌 한국해부학교수협의회 편, 생리학, 정담미디어, 2005, p.118

0027

뇌혈류량 조절에 직접적인 영향을 미치는 것으로 옳은 것은?

① 산소   ② 이산화탄소   ③ 질소   ④ 피루브산   ⑤ 락트산

✛ 문헌 한국해부학교수협의회 편, 생리학, 정담미디어, 2005, p.117

0028

문맥순환을 하는 기관으로 옳은 것은?

보기

가. 소장	나. 대장	다. 비장	라. 췌장

① 가, 나, 다   ② 가, 다   ③ 나, 라   ④ 라   ⑤ 가, 나, 다, 라

✛ 문헌 한국해부학교수협의회 편, 생리학, 정담미디어, 2005, p.117

0029

위장간막정맥(상장간막정맥)과 합해져 문맥을 형성하는 정맥으로 옳은 것은?

① 지라정맥(비장정맥)   ② 간정맥   ③ 허리정맥

④ 온엉덩정맥(총장골정맥)   ⑤ 빗장밑동맥(쇄골하동맥)

✛ 문헌 한국해부학교수협의회 편, 생리학, 정담미디어, 2005, p.119

해설

0026

• 뇌순환(cerebral circulation)

(1) 심박출량의 약 15%가 뇌로 공급

(2) 전·중 대뇌동맥과 후대뇌동맥이 전·후 교통동맥과 서로 연결해 형성되는 동맥의 고리로 뇌의 혈액 순환을 일정하게 한다

(3) 전·중 대뇌동맥 ; 대부분 대뇌반구에 혈액 공급

(4) 혈액-뇌장벽(blood brain barrier) : 뇌 모세혈관이 특정물질의 통과를 제한—뇌를 보호하기 위한 수단

(5) 대뇌동맥륜(Willis circle)의 구성

  A : 내경동맥계(carotid system)

    ① 전대뇌동맥(anterior cerebral artery)

    ② 전교통동맥(anterior communicating artery)

    ③ 중대뇌동맥(middle cerebral artery)

    ④ 후교통동맥(posterior communicating artery)

  B : 추골동맥계(vertebral system)

    ⑤ 후대뇌동맥(posterior cerebral artery)

0027

• 뇌 조직의 혈류량 변화는 뇌혈관에 분포하는 교감 및 부교감섬유의 작용보다는 혈액내의 이산화탄소, 락트산 및 피루브산 등과 같은 대사산물에 의해 좌우되는데, 특히 뇌혈류량은 혈중 이산화탄소농도와 직접 비례한다.

0028

• 비장, 위, 췌장, 담낭, 소장 및 대장을 순환한 정맥 혈액은 다른 장기들처럼 직접 하대정맥으로 들어가지 않고, 문정맥을 통해 간으로 들어간다.

0029

• 문맥순환 : 상장간막정맥, 지라정맥(비정맥), 하장간막정맥이 췌장 후방에서 합해져서 형성된다. 간으로 들어간 문정맥 혈액과 간동맥 혈액은 동양혈관에서 혼합되어 중심정맥을 거쳐 간정맥이 된 후 하대정맥으로 주입된다.

0030

① 배꼽정맥(제정맥)(umbilical vein) → 원인대(간원삭)(round ligament)

② 정맥관(ductus venosus) → 정맥관삭 (ligamentum venosum)

③ 타원구멍(난원공)(foramen ovale) → 타원오목(난원와)(fossa ovalis)

④ 동맥관(ductus arteriosus) → 동맥관삭 (ligamentum arteriosum)

⑤ 배꼽동맥(제동맥)(umbilical artery) → 제동맥삭(medial umbilical ligament)

0031

• 판막은 혈액의 역류를 방지한다.

0032

• 수축기압(120mmHg) − 이완기압 (80mmHg) = 맥압(40mmHg)

0033

• 수축기압(130mmHg) − 이완기압 (90mmHg) = 맥압(40mmHg)

0030

태아순환의 생후변화 경로로 옳은 것은?

① 배꼽동맥(제동맥)(umbilical artery) → 원인대(간원삭)(round ligament)

② 타원구멍(난원공)(foramen ovale) → 정맥관삭(ligamentum venosum)

③ 정맥관(ductus venosus) → 타원오목(난원와)(fossa ovalis)

④ 동맥관(ductus arteriosus) → 동맥관삭(ligamentum arteriosum)

⑤ 배꼽정맥(제정맥)(umbilical vein)→ 제동맥삭(medial umbilical ligament)

✛ 문헌 한국해부학교수협의회 편, 생리학, 정담미디어, 2005, p.119

0031

판막이 있는 혈관으로 옳은 것은?

① 정맥 ② 동맥 ③ 모세혈관 ④ 대동맥 ⑤ 소동맥

✛ 문헌 한국해부학교수협의회 편, 생리학, 정담미디어, 2005, p.120

0032

수축기압과 이완기압의 차이로 옳은 것은?

① 평균동맥압 ② 수축기압 ③ 이완기압 ④ 대동맥 ⑤ 맥압

✛ 문헌 한국해부학교수협의회 편, 생리학, 정담미디어, 2005, p.125

0033

환자의 수축기압이 130mmHg이고, 이완기압이 90mmHg일 때, 이 환자의 맥압으로 옳은 것은?

① 30mmHg ② 40mmHg ③ 50mmHg ④ 60mmHg ⑤ 70mmHg

✛ 문헌 한국해부학교수협의회 편, 생리학, 정담미디어, 2005, p.125

0034

혈압상승에 영향을 미치는 요인으로 옳은 것은?

| 보기 |

가. 혈액량 증가   나. 혈액점도 증가   다. 심박출량과 심박동수 증가   라. 혈관내경 확장

① 가, 나, 다   ② 가, 다   ③ 나, 라   ④ 라   ⑤ 가, 나, 다, 라

✛ 문헌 한국해부학교수협의회 편, 생리학, 정담미디어, 2005, p.126

0035

혈압조절중추로 옳은 것은?

① 뇌하수체   ② 대뇌   ③ 중뇌   ④ 교   ⑤ 연수

✛ 문헌 한국해부학교수협의회 편, 생리학, 정담미디어, 2005, p.127

0036

림프에 대한 설명으로 옳은 것은?

| 보기 |

가. 모세혈관에서 조직으로 삼출된 무색투명한 액체
나. 혈액과 조직세포 사이에서 물질대사의 매개역할
다. 림프관에는 림프의 역류를 방지하기 위한 판막이 있다
라. 혈장과 비슷하며 단백질 농도가 매우 높다

① 가, 나, 다   ② 가, 다   ③ 나, 라   ④ 라   ⑤ 가, 나, 다, 라

✛ 문헌 한국해부학교수협의회 편, 생리학, 정담미디어, 2005, p.130

0037

림프의 기능으로 옳은 것은?

| 보기 |

가. 방어작용   나. 혈액응고작용   다. 림프구 생성   라. 산소운반작용

① 가, 나, 다   ② 가, 다   ③ 나, 라   ④ 라   ⑤ 가, 나, 다, 라

✛ 문헌 한국해부학교수협의회 편, 생리학, 정담미디어, 2005, p.133

해설

0034

• 혈압이 상승되는 경우
– 혈액량이 증가하면 동맥혈압이 증가하고, 혈액량이 감소하면 혈압 하강
– 혈액점도가 증가하면 말초혈관의 저항이 증가되어 수축기압과 이완기압 증가
– 심장활동이 증가될 때는 혈압상승, 수면 혹은 휴식시에는 심장활동 저하되면서 혈압도 하강된다.
– 혈관내경이 넓어지면 혈압은 하강하고, 축소되면 혈압이 상승한다.

0035

• 혈압의 조절 : 혈중 CO_2↑ → 연수의 혈관운동중추 흥분 → 교감신경을 통한 흥분↑→ 전신혈관축소(중추성 작용) → 혈압↑

0036

• 림프
– 과잉의 세포 간질액(조직액)이 직접 흘러들어 모인 것
– 판막이 발달하여 림프의 역류를 방지
– 혈장 성분과 비슷하나 단백질 함량은 낮다

0037

• 림프의 기능
– 혈액으로부터 조직으로 유출된 액체 및 단백질을 혈관으로 되돌리는 작용
– 방어작용 : 식균작용
– 림프구 생산 : T 및 B세포 생성
– 항체형성
– 장에서 흡수한 지질성분의 운반 통로

해설

0038

• 알러젠(allergen)이 순환계에 들어가면 아나필락시스와 관련된 히스타민과 다른 매개물질들이 대량 분비되는데, 히스타민은 광범위한 말초혈관확장과 모세혈관 투과성의 증가를 가져오고 증가된 모세혈관 투과성은 순환계에서 혈장을 유출시켜 뚜렷한 혈장 감소를 가져온다.

0039

• 정맥은 혈액의 분포가 가장 많기 때문에 용량혈관계라고 한다.

0040

• 안정시 수축기압 120mmHg, 이완기압 80mmHg이면 맥압은 40mmHg이다.

0041

• 세포외액이 비정상적으로 다량 축적되는 것을 부종이라 한다.

0038

말벌에 쏘인 5세 된 여자아이의 혈관계 반응이다. A, B, C의 내용으로 옳은 것은?

│ 보기 │

• 모세혈관의 투과성 (A)　　• 혈장 (B)　　• 말초혈관 (C)

	①	②	③	④	⑤
A	증가	증가	감소	감소	감소
B	감소	증가	증가	감소	증가
C	확장	수축	확장	수축	수축

✛ 문헌 전국응급구조과교수협의회, 내과응급, 한미의학, 2006, p.351

0039

체내기관 중 혈액의 분포가 가장 많은 곳은?

① 정맥　　　② 모세혈관　　　③ 동맥　　　④ 폐　　　⑤ 심장

✛ 문헌 박희진 외, EMT기초의학, 현문사, 2005, p.349

0040

맥압을 설명한 것으로 옳은 것은?

│ 보기 │

가. 수축기와 이완기의 혈압차이이다.
나. 정상 맥압은 80mmHg이다.
다. 수축기 혈압과 이완기 혈압의 차이가 클수록 맥압은 높아진다.
라. 1회 심박동기간 동안의 모든 순간 혈압을 평균한 압력이다.

① 가, 나, 다　　② 가, 다　　　③ 나, 라　　　④ 라　　　⑤ 가, 나, 다, 라

✛ 문헌 박희진 외, EMT기초의학, 현문사, 2005, p.352

0041

부종의 원인으로 옳은 것은?

│ 보기 │

가. 모세혈관내 액압 상승　　　　　나. 혈장의 단백질량 감소
다. 림프관 폐쇄　　　　　　　　　라. 모세혈관의 투과성 감소

① 가, 나, 다　　② 가, 다　　　③ 나, 라　　　④ 라　　　⑤ 가, 나, 다, 라

✛ 문헌 박희진 외, EMT기초의학, 현문사, 2005, p.287

정답　　　　　　　　　　　　　　41 ①　40 ②　39 ①　38 ①

0042

소동맥혈관의 특성으로 옳은 것은?

① 혈액의 분포가 가장 많다

② 혈관벽이 얇고 신축성이 크다.

③ 심장에서 혈액을 내보낸다.

④ 조직세포와 산소교환이 이루어진다

⑤ 혈압이 점점 감소한다.

✛ 문헌 박희진 외. EMT 기초의학, 현문사, 2010, p.346

0042
• 소동맥혈관은 저항혈관계라고도 하며, 혈관저항을 변동시켜 조직에 공급하는 혈량을 조절하고, 혈압이 점점 감소한다.

0043

쇼크(shock)의 발생기전이 아닌 것은?

① 혈액량의 감소   ② 혈액 재분포의 이상 등으로 순환혈액이 충분치 못한 상태

③ 세포와 조직이 혈액 공급이 이상이 온 경우   ④ 혈액순환이 빠른 경우

⑤ 심박출량의 감소

✛ 문헌 (사)한국응급구조학회, 현장응급처치학, 정담미디어, 2010, p.649

0043
• 쇼크(shock)는 혈액순환이 느려지고 결국 멈추게되는 심혈관계의 허탈과 부전상태이다.

0044

림프조직, 대식세포 등이 있는 면역 활성을 갖고 있는 세포와 섬유질의 바깥쪽피막으로 이루어진 콩 모양의 조직으로 옳은 것은?

① 콩팥   ② 림프관   ③ 림프절   ④ 지라   ⑤ 가슴샘

✛ 문헌 노민희 외, 새용어해부학, 정담미디어, 2010, p.291

0044
• 림프절은 림프조직, 대식세포 등이 있는 면역 활성을 갖고 있는 세포와 섬유질의 바깥쪽 피막으로 이루어진 콩 모양의 조직이다.

호흡기 계통

chapter 09

01 호흡기 구조

- 외부의 공기는 코안(비강 nasal cavity), 인두(pharynx), 후두(larynx)를 거쳐 기관(trachea)으로 들어간다.
- 기관은 두 개의 기관지(bronchus)로 나뉜 후 허파(폐)속에서 가느다란 호흡세기관지(respiratory bronchiole)가 된다.
- 호흡세기관지는 허파꽈리주머니(폐포낭)에서 끝난다.
- 허파꽈리주머니(폐포낭)는 공기와 혈액 사이의 가스교환이 일어나는 곳이다.

1) 코안(비강 Nasal cavity)
코안(비강)의 내벽에는 3개의 융기가 있는데 이것을 위(상), 중간, 아래(하) 코선반(비갑개 conchae)이라고 한다.
- 표면은 점액으로 덮여 있고 혈관이 발달
- 호흡계에서 공기가 처음으로 접촉하는 곳
- 공기를 가온, 가습
- 먼지를 제거
- 공명작용을 하고 후각에 관여한다.

2) 인두(Pharynx)
인두 및 끝 부분에 후두덮개(후두개)라는 돌기가 있고 앞뒤의 방향으로 움직인다.

3) 후두(Larynx)
발성과 공기의 통로로 후두덮개(후두개)에서 시작하여 성문(glottis)의 주위조직이 언덕모양으로 약간 융기하여 좁혀져 있다.

4) 기관 및 기관지(Trachea & Bronchus)
- 직경이 2~2.5cm 되는 기관으로 후두에서 시작하여 약 11cm의 길이를 가졌고 가슴막안(흉강내)에서 2개의 큰 가지, 즉 기관지로 갈라진다.
- 기관 및 기관지는 민무늬근육(평활근)의 긴장도에 의해 구경이 변화(자율신경계의 지배)한다.
- 내면에는 섬모(cilia)를 가진 상피세포로 덮여 있다. 이 세포들 사이에 술잔세포(배상세포 goblet cells)가 있어 점액을 분비한다.
- 코안(비강), 인두 및 후두를 지나는 동안에 제거되지 못한 미립자를 흡착하고 이것들을 섬모운동에 의해 점액과 함께 인두쪽으로 이동시킨다. → 가래
- 가래가 인두에 도달하면 반사운동으로 밖으로 배출 → 기침

5) 기도(Air passages)
- 기관지와 허파꽈리주머니(폐포낭) 사이에서 기도는 23번 나누어지고 기도의 처음 16분지까지는 기체를 내외로 운반하는 통로를 형성하며 기관지, 세기관지, 종말기관지를 이룬다.
- 나머지 7분지는 기체교환이 이루어지는 호흡세기관지, 허파꽈리관(폐포관), 허파꽈리(폐포)를 형성한다.
- 입, 코안(mouth, nasal cavity) → 인두(pharynx) → 후두(larynx) → 기관(trachea) → 기관지(bronchus) → 세기관지(bronchiole) → 호흡성 세기관지(respiratory bronchiole) → 허파꽈리관(Alveolar duct) → 허파꽈리주머니(폐포낭 alveolar sac) → 허파꽈리(폐포 alveolus)

02 허파(폐 Lung)의 구조와 기능

1) 구조
- 허파꽈리(폐포) 약 3억 개
  크기는 직경 150~300μ
  O_2와 혈액 사이의 가스교환
  모세혈관이 많이 분포
- 오른쪽(우측)에 3개의 허파엽(폐엽 lobes)
  왼쪽과 오른쪽 허파엽(폐엽)은 가슴막(늑막)이라는 견고한 섬유막으로 싸여 있다.

왼쪽(좌측)에 2개의 허파엽(폐엽 lobes)
- 가슴막(늑막 pleura)
  - 허파가슴막(pulmonary pleura) : 허파(폐)의 표면에 부착
  - 벽쪽가슴막(parietal pleura) : 가슴벽(흉벽)이 내면을 덮는 막
    * 두 가슴막(늑막) 사이에 가슴막(늑막)액이 차 있다.
- 왼·오른 허파(폐) 사이에는 심장, 혈관, 신경 및 식도가 지나는 공간인데 이곳을 세로칸(종격동 mediastinum) 이라고 한다.

2) 기능
- 허파(폐) 환기
- 허파꽈리(폐포)를 통한 가스교환
- 혈액의 가스운반
- 호흡조절

03 호흡단계

- 생체가 생명에 필요한 대부분의 energy를 산화과정에서 얻고 있는데 이때 필요한 O_2를 공급하고 CO_2를 배출하는 전 과정을 호흡이라고 하며 외호흡과 내호흡으로 구분된다.
- 호흡과정은 해당작용(EMP 경로), TCA 회로(Kreb's cycle), 전자전달계의 3단계를 거친다.
- 해당과정에서 포도당 1mol이 피루브산(pyruvic acid) 으로 될 때 2분자의 ATP가 생성된다.

1) 외호흡(External respiration)
- 우리 인체와 대기 사이에 일어나는 가스교환, 즉 공기를 허파(폐)에 출입시켜 혈액과의 사이에 가스 교환이 일어나게 하는 기능
- 1단계 : 공기 → 허파꽈리(폐포)
  2단계 : 허파꽈리(폐포) → 혈액
  3단계 : 혈액 → 조직
- 생리적인 호흡단계

2) 내호흡(Internal respiration)
체액과 조직세포사이에 일어나는 가스교환, 즉 혈액내의 산소가 대사과정에 의해 생화학적인 반응이 일어나는 과

정이며 허파(폐)로부터 CO_2 배출이 불량하면 호흡성산증이 발생한다.

04 호흡운동

- 가장 흔히 볼 수 있는 호흡운동은 가슴배호흡(흉복식호흡)이다.

1) 들숨(흡식 Inspiration) 운동
- 공기를 허파(폐)속으로 흡입하는 능동적인 운동
- 가로막(횡격막 diaphragm) 수축에 의존하여 일어난다.
- 바깥갈비사이근(외늑간근 external intercostal muscles)의 수축, 목빗근(흉쇄유돌근)수축, 작은가슴근(소흉근)수축 등에 의해 일어난다.
- 배(복부)근육 이완에 의해 일어난다.
- 호흡기도의 상피세포에서 분비되는 지질단백질의 일종인 표면활성제(surfactant)의 역할에 의해 일어난다.

2) 날숨(호식 Expiration) 운동
- 허파(폐)속의 공기를 외부로 배출하는 피동적인 운동
- 가로막(횡격막) 이완
- 바깥갈비사이근(외늑간근)의 이완
- 배(복부)근육의 긴장, 수동적 운동
- 날숨(호기) 중의 산소 농도는 약 15% 정도이다.

3) 호흡근
- 가로막(횡격막 diaphragm)의 운동은 안정된 들숨(흡식) 동안 가슴우리(흉곽)내 용적변화의 75%를 차지한다.
- 가로막(횡격막)이 움직이는 거리는 1.5cm로부터 깊은 들숨(흡식)시 7cm까지 이동한다.
- 가로막(횡격막)은 3부분으로 구성되어 있다.
  - 갈비뼈(늑골)부위는 가슴막공간(흉강)의 바닥부(기저부) 주위 갈비뼈(늑골)에 부착되어 있는 근섬유로 구성되었으며
  - 각 부위는 척추 주위에 있는 인대에 부착되어 있는 섬유로 구성되어 있고
  - 중앙건은 갈비뼈(늑골)섬유와 각 섬유가 부착하는 부위이다.

4) 성문(Glottis)

- 후두에서 벌림근(외전근)은 들숨(흡식) 초기에 수축하여 성대를 가쪽(외측)으로 잡아당겨 성문을 열어준다.
- 음식을 삼키는 동안에는 성문을 닫는 모음근(내전근)의 반사적 수축이 일어나 음식, 액체, 구토물이 허파(폐)로 흡인되는 것을 방지한다.

5) 호흡수

- 신생아(babe) : 40~70회/min
- 유아(baby) : 25회/min
- 소아(children) : 20회/min
- 성인(adult) : 남성은 13~18회/min, 여성은 16~22회/min

6) 호흡운동의 이상

(1) 체인-스토크스(Cheyne-stokes) 호흡
- 무호흡과 호흡곤란이 교대로 되풀이하여 나타나는 것
- 임종 직전의 호흡
- 머리뼈인(두개강)의 내압싱승, 마약이나 일산화탄소의 급성중독, 빈사상태일 때 일어난다.

(2) 무호흡
- 호흡운동이 정지되는 경우
- 의식적으로 심호흡을 계속하면 혈액내 탄산가스 분압이 40mmHg에서 15mmHg으로 떨어지며 산소의 분압은 100mmHg에서 120~140mmHg로 상승하므로 호흡조절 중추에 작용하던 자극이 감소되어 일어난다.
- 호흡이 정지되어 있으면 자연히 탄산가스 분압이 높아져 40mmHg에 도달하여 호흡이 재개된다.
- 무호흡 상태에서 혈액순환이 멈추고 뇌에 4~6분 동안 산소공급이 중단되면 뇌기능은 완전히 정지한다.

(3) 호흡곤란(dyspnea)
- 호흡운동을 매우 힘들게 하는 경우
- 혈액속에 탄산가스 분압이 높아져 호흡조절 중추를 지나치게 자극하기 때문에 일어난다.

(4) 신생아 호흡곤란 증후군(infant respiratory distress syndrome, IRDS)
    태아는 자궁내에서 호흡운동을 하지만 허파(폐)는 출생

시까지 허탈된 상태로 존재한다. 출생 후 신생아가 강한 들숨(흡식)운동을 함으로써 허파(폐)가 확장되는데 표면활성물질이 있어서 허파가 다시 납작하게 되는 것을 막아준다. 그런데 표면활성제 결핍이 있을 때는 신생아의 호흡곤란 증후군이 나타난다. 이것은 표면활성물질이 기능을 발휘하기 전에 태어난 신생아에서 발병하는 심각한 허파(폐)질환이다.

(5) Biot's 호흡
- 무호흡에서 갑자기 과호흡을 하며 다시 갑자기 무호흡으로 변하는 등 무호흡상태가 불규칙적으로 나타나는 것이 특징인 호흡양상.
- 10~30초 동안의 무호흡상태 다음에 짧은 시간동안 빠르고 일정한 깊이의 들숨(흡식)이 뒤따른다.
- 뇌염이나 수막염에 의한 머리뼈(두개)내압항진 시 볼 수 있다.

05 허파(폐)용적과 허파(폐)용량

(1) 안정시 성인의 환기량(ventilation volume)
- 남 : 약 8.0L/min, 여 : 약 4.5L/min
- 안정시 성인의 호흡운동 → 16회/min

(2) 일호흡 용적(1회 환기량 tidal volume)
    안정상태에서 1회 호흡하는 동안 들이마시거나 내쉬는 공기량으로 약 350~500cc

(3) 잔기용적(residual volume)
    최대 날숨(호식) 후에도 허파(폐)내에 남아 있는 공기량으로 약 1,200cc

(4) 들숨(흡식) 예비용적(예비들숨량 inspiratory reserve volume)
    안정 상태의 1회 들숨(흡식) 후 최대로 더 흡입할 수 있는 공기량으로 약 2,500~3,000cc

(5) 날숨(호식) 예비용적(예비날숨량 expiratory reserve volume)
    안정 상태의 1회 날숨(호식) 후에도 허파(폐)내에는 많은 양의 공기가 남아 있는데 이 중 날숨(호식) 근육들의 적극

적인 수축으로 최대로 내쉴 수 있는 공기량으로 약 1,200cc

(6) 폐활량(vital capacity)

최대 들숨(흡식) 후 최대로 날숨(호식)해 낼 수 있는 공기량, 즉 일호흡용적(TV) + 들숨(흡식)예비용적(IRV) + 날숨(호식)예비용적(ERV)의 합과 같으며 허파(폐)기능 척도에 중요한 인자이다. 정상 성인에서는 약 4,800cc 정도이다.

(7) 들숨(흡식)용량(inspiratory capacity)

일호흡 용적과 들숨(흡식) 예비용적의 합으로 정상 날숨(호식)상태에서 최대로 들숨(흡식)할 수 있는 공기량으로 약 3,600cc

(8) 기능적 잔기용량(functional residual capacity)

날숨(호식) 예비용적과 잔기용적의 합으로 정상 날숨(호식) 후 허파(폐)내에 남아 있는 공기량으로 약 2,400cc

(9) 총폐용량(total lung capacity)

최대의 들숨(흡식)으로 허파(폐)내에 수용할 수 있는 공기량으로 폐활량과 잔기용적의 합으로 약 6,000cc

06 가스교환(Gas exchange)

1) O_2의 이동

- 농도 분압차에 의한 물리적인 확산(diffusion)운동으로 일어난다. 생물학적인 에너지는 이용하지 않는다.
- 안정시 허파꽈리(폐포)내의 산소분압은 100mmHg 정도이며, 폐모세혈관의 산소분압은 40mmHg로 60mmHg 정도의 차이가 있다.
- 정맥혈의 산소분압은 30~40mmHg 정도이다.
- 허파꽈리(폐포)로 들어간 산소는 모세혈관으로 확산되고 조직으로 운반된다.
- 안정 시 세포가 소비하는 산소의 양은 200~50mL/1분 정도이다.
- 이때 세포에서 생성된 이산화탄소는 산소와는 반대 경로를 통하여 세포에서 허파꽈리(폐포)로 배출된다.
- 허파꽈리(폐포)와 모세혈관 사이에는 허파꽈리(폐포)상피세포, 조직 간격, 혈관내피세포로 이루어진 호흡 표면

이 있는데 호흡 가스는 이곳을 확산에 의해 통과한다.

2) CO_2의 이동

- $CO_2 + H_2O \rightarrow H_2CO_3 \xrightarrow{\text{포화상태가 되면 해리}}$
  $H^+ + HCO_3^-$: 총운반량의 65%
- CO_2 + 적혈구속의 혈색소 $\longrightarrow$ Carbamino 화합물 형태, 즉 $HHbCO_2$상태로 운반 : 25%
- CO_2자체로 H_2O에 용해되어 운반되어지는 양 10%

07 호흡의 조절(Control of breathing)

산소를 원활히 공급하고 탄산가스의 축적을 방지하여 체액의 항상성을 유지하는 조절기전

1) 신경성 조절

- 호흡중추(respiratory center)는 숨뇌(연수)에 있다.
- 다리뇌(뇌교)에도 호흡조절중추가 있으며 들숨(흡식)중추에 흥분을 보내어 들숨(흡식)을 중단시킨다.

2) 허파(폐)에서의 반사

- 허파(폐)의 폄(신전)에 의해 허파의 뻗침(신전)수용기에서 미주신경을 통해 들신경(구심성) 흥분이 중추로 보내진다. 이에 따라 들숨(흡식)중추가 억제되고 들숨(흡식)이 중단되는 것을 Hering-Breuer반사라고 한다.
- 허파(폐)로부터 미주신경을 절단하면 H-B반사가 소실되고 들숨(흡식)이 깊어지면서 늘어진다.

3) 화학적 조절

혈중 PCO_2, pH, PO_2의 변동에 대단히 예민하여 순간적으로 허파(폐) 환기량을 조절하는 데 기여.

- 혈중 혹은 뇌척수액의 CO_2 및 H^+이 증가하면 흥분하며 호흡이 증가
  (수감기의 위치는 숨뇌(연수)의 배(복)측 제9 및 10신경이 나오는 근처)
- CO_2 및 H^+량이 감소하면 호흡은 억제된다.
- 목동맥토리(경동맥체)는 혀인두신경(설인신경)
  대동맥토리(대동맥체)는 미주신경
- O_2감소나 CO_2 및 H^+의 증가 시 흥분되며, 특히 O_2의 감소에 예민하다.

4) 환기/관류 비율

- 안정시 허파(폐) 전체에서 허파(폐)혈류에 대한 허파 환기의 비율은 약 0.8이다(환기량 4.2L/min ÷ 혈류량 5.5L/min).
- 허파꽈리(폐포)에 대한 환기가 관류에 비하여 감소되었다면 소량의 O_2가 허파꽈리(폐포)로 운반되기 때문에 Po_2가 감소되고 소량의 CO_2가 배출되기 때문에 Pco_2는 증가한다.
- 반대로 관류가 환기에 비하여 감소되었다면 소량의 CO_2가 운반되기 때문에 Pco_2는 감소되고 소량의 O_2가 혈액으로 들어가기 때문에 Po_2는 증가한다.

5) 폐색전화(Pulmonary embolization)

허파(폐)는 조그마한 피덩이(혈액응고 blood clot)를 여과하지만 색전이 허파동맥의 큰 분지를 차단했을 때 허파동맥압의 상승이 초래되고 빠르고 얕은 호흡(tachypnea)이 발생한다.

08 저산소증(Hypoxia)

- 조직수준에서의 산소결핍을 저산소증이라고 하며 4가지 유형이 있다.
  - 저산소성 저산소증(hypoxic hypoxia) : 동맥혈의 Po_2가 감소되어 발생하는 저산소증
  - 빈혈성 저산소증(anemic hypoxia) : 동맥혈의 Po_2는 정상이나 산소를 운반하는 헤모글로빈이 부족하여 생기는 저산소증
  - 울혈성 또는 허혈성 저산소증(stagnant or ischemia hypoxia) : 정상적인 Po_2와 헤모글로빈의 농도에도 불구하고 조직을 흐르는 혈류의 감소로 산소운반이 줄어들어 생기는 저산소증
  - 조직독성 저산소증(histotoxic hypoxia) : 조직에 운반되는 산소량은 정상이나 독성물질의 작용 때문에 조직의 세포가 공급된 산소를 이용할 수 없어 생기는 저산소증
- 뇌가 가장 큰 영향을 받으며 판단장애, 졸리움, 두통, 통증감각의 무디어짐, 흥분, 지남력 상실, 시간감각의 소실 등이 나타난다.

1) 호흡곤란(Dyspnea)

- 호흡이 어려운 상태로 정의되며 환자는 호흡이 곤란한 상태라는 것을 안다.
- 호흡용량의 30% 이상이 사용될 때 나타난다.

2) 과호흡(Hyperpnea)

- 환자의 주관적인 느낌과는 관계없이 호흡의 심도나 호흡수가 증가한 상태로 지나치게 깊고 빠르거나 힘이 많이 드는 호흡.
- 정상적으로는 운동 시에 나타나고 비정상적으로는 아스피린 과다복용, 발열, 통증, 히스테리나 심장질환과 호흡기계 질병처럼 산소공급이 부적절할 때 발생한다.

3) 빠른호흡(빈호흡 Tachypnea)

분당 20회 이상의 비정상적인 빠르고 얕은 호흡으로 이상 고열증 등에서 나타난다.

4) 청색증(Cyanosis)

- 헤모글로빈이 환원되어 검은색을 띄게 되어 조직이 거무스름한 청색으로 변한 것
- 모세혈관 혈액의 환원헤모글로빈 농도가 5g/dL 이상일 때 나타난다.
- 손톱, 점막, 귓불, 입술, 손가락, 피부의 얇은 층에서 쉽게 관찰된다.
- 청색증이 나타나지 않는 경우
  - 빈혈성 저산소증일 때 : 총 헤모글로빈 함량이 낮아 있기 때문에
  - 일산화탄소 중독의 경우 : 환원헤모글로빈의 색이 COHb(carbonmonoxide hemoglobin)의 선홍색에 가려져서
  - 조직독성 저산소증일 때 : 혈중 기체 함량이 정상이므로

09 호흡질환

1) 질식

- 질식일 때 급성 과탄산가스증과 저산소증이 함께 발생하며 호흡자극이 현저히 증가한다.
- 혈압과 심박수가 급격히 증가하고 카테콜아민 분비의 증가, 혈액의 pH가 떨어진다.
- 마침내 호흡노력이 멈추고 혈압이 떨어지며 심박수가 느려진다.

• 인공호흡을 실시하지 않으면 4~5분 내에 심장마비가 발생한다.

2) Cheyne-Stokes 호흡

• 심부전과 요독증 환자에서 가장 흔히 볼 수 있으며 정상인의 수면 중에도 나타난다.
• 이런 환자는 CO_2에 대한 민감도가 증가되어 있으므로 CO_2는 상대적으로 과대호흡을 일으키고 동맥혈의 P_{CO_2}는 낮아진다. 이렇게 해서 생긴 무호흡 동안에 동맥혈의 P_{CO_2}는 정상수준으로 다시 증가하고 호흡기전은 다시 CO_2에 과대반응을 하고 호흡은 또 멈춘다. 이런 주기가 반복한다.

• 호흡횟수와 양이 점점 증가하다 서서히 감소한다.
• 호흡 사이사이에 10~20초간의 무호흡이 발생하여 이 주기의 지속시간은 45초~3분 정도에 이른다.
• 이 호흡의 직접적인 발생 원인은 혈액가스 농도의 변화, 특히 이산화탄소의 증가, 사이뇌(간뇌)이상, 양측성 대뇌반구 병변에 의해 발생하는 뇌의 호흡중추기능의 복합적인 변화이다.

노인에서는 기관지 폐렴이나 호흡기계 질병에서 나타날 수 있으며 건강한 성인에게도 과도환기가 있거나 고도가 높은 곳에 올라갔을 때 발생할 수 있다.

해설

0001
- 폐정맥의 CO_2함량이 낮으며, 종료부위는 좌심방이다

0002
- 호기성 세포호흡에 의한 ATP생산 과정으로 해당과정, 전환반응, 시트르산회로(TCA 회로), 전자전달계 과정을 거친다.

해당   전환반응
글루코오스 → 피루브산 → 아세틸 조효소 → 시트르산회로 → 전자전달계

0003
- 1분자의 포도당으로부터 4분자의 ATP가 생산되어, 해당작용 초기에 2분자의 ATP가 사용되므로 순 ATP의 생산량은 2분자이다.

0004
- 3분자의 NAD는 NADH로 환원되고, 1분자의 FAD는 $FADH_2$로 환원된다.

0001

호기성 세포호흡결과 발생하는 최종산물로 옳은 것은?

보기

| 가. ATP | 나. CO_2 | 다. 물 | 라. 단백질 |

① 가, 나, 다   ② 가, 다   ③ 나, 라   ④ 라   ⑤ 가, 나, 다, 라

✛ **문헌** 이영돈 외, 해부생리학, 라이프사이언스, 2007, p.40

0002

호기성 세포호흡과정으로 옳은 것은?

보기

| 가. 해당과정 | 나. 전환반응 | 다. 시트르산회로 | 라. 전자전달계 |

① 가, 나, 다   ② 가, 다   ③ 나, 라   ④ 라   ⑤ 가, 나, 다, 라

✛ **문헌** 이영돈 외, 해부생리학, 라이프사이언스, 2007, p.41

0003

해당작용의 설명으로 옳지 않은 것은?

① 세포질에서 일어난다.

② 포도당이 분해되는 대사회로이다.

③ 1분자의 포도당으로부터 2분자의 순 ATP가 생산된다.

④ 1분자의 포도당으로부터 2분자의 피루브산이 생성된다.

⑤ 해당작용 초기에 4분자의 ATP가 사용된다.

✛ **문헌** 박인국, 생리학, 라이프사이언스, 2003, p.69

0004

크렙스회로(Krebs cycle)에서 FAD(flavin adenine dinucleotide)의 환원물질은?

① FADH   ② $FADH_2$ ③ NAD   ④ NADH   ⑤ $NADH_2$

✛ **문헌** 박인국, 생리학, 라이프사이언스, 2003, p.72

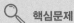
0005

시안화물(cyanide)에 의한 피로, 두통, 발작 등의 독성효과와 관련이 있는 대사과정으로 옳은 것은?

① 해당작용　　　② 구연산회로　　　③ 코리회로　　　④ 전자전달계　　　⑤ 젖산회로

✢ 문헌 박인국, 생리학, 라이프사이언스, 2003, p.75

0006

후두의 기능으로 옳은 것은?

① 발성과 공기의 통로　　　② 호흡속도의 조절　　　③ 호흡량 조절

④ 갑상선호르몬 분비조절　　　⑤ 림프액 생산

✢ 문헌 전국의과대학교수, 생리학, 한우리, 1999, p.702

0007

공기와 혈액사이의 가스교환 원리로 옳은 것은?

① 삼투　　　② 능동수송　　　③ 확산　　　④ 표면장력　　　⑤ Na^+ 펌프

✢ 문헌 박인국 외, 생리학, 라이프사이언스, 2003, p.352

0008

후두부부터 폐포까지의 호흡기관지명의 순서가 옳은 것은?

┌ 보기 ┐

가. 갑상연골　　　나. 윤상연골　　　다. 종말세기관지　　　라. 호흡세기관지

① 가→나→다→라　　　② 가→나→라→다　　　③ 나→가→다→라

④ 나→가→라→다　　　⑤ 나→다→라→가

✢ 문헌 박인국 외, 생리학, 라이프사이언스, 2003, p.352

0009
• 팽창성의 다른 용어가 신전성이다.

0009

폐의 물리적 성질로 옳은 것은?

┃보기┃

가. 신전성　　　　나. 탄성　　　　다. 표면장력　　　　라. 흡수성

① 가, 나, 다　　② 가, 다　　③ 나, 라　　④ 라　　⑤ 가, 나, 다, 라

✛ 문헌 박인국 외, 생리학, 라이프사이언스, 2003, p.357

0010
• 횡격막과 외늑간근의 수축으로 흉강과 폐용적이 상승하며 3mmHg 정도 폐내압이 감소한다.

0010

정상 흡식 시 폐용적과 폐내압의 변화로 옳은 것은?

┃보기┃

가. 폐용적 상승　　　　　　　　나. 폐용적 감소
다. 3mmHg정도 폐내압감소　　　라. 3mmHg정도 폐내압상승

① 가, 나, 다　　② 가, 다　　③ 나, 라　　④ 라　　⑤ 가, 나, 다, 라

✛ 문헌 박인국 외, 생리학, 라이프사이언스, 2003, p.360

0011
• 1호흡용적은 1환기량이라고도 한다.

0011

비강제적 호흡주기에서 들이마시고 내쉰 공기의 양은?

① 폐활량　　② 흡식예비용적　③ 호식예비용적　④ 폐용량　　⑤ 1호흡용적

✛ 문헌 박인국 외, 생리학, 라이프사이언스, 2003, p.361

0012
• 폐용량 = 흡식예비용적 + 1호흡용적 + 호식예비용적

0012

'흡식예비용적 + 1호흡용적 + 호식예비용적' 의 합은?

① 폐활량　　② 총 분시량　　③ 잔기량　　④ 흡식용량　　⑤ 기능적 잔기량

✛ 문헌 박인국 외, 생리학, 라이프사이언스, 2003, p.361

0013

정상 1호흡 호식 후에 폐에 남아 있는 공기량은?

① 1호흡용적　　② 기능적 잔기량 ③ 흡식예비용적 ④ 흡식용량　　⑤ 잔기량

　✛ 문헌 박인국 외, 생리학, 라이프사이언스, 2003, p.362

0014

헤모글로빈 한 분자와 결합하는 산소의 분자수는?

① 1　　　　　② 2　　　　　③ 3　　　　　④ 4　　　　　⑤ 5

　✛ 문헌 박인국 외, 생리학, 라이프사이언스, 2003, p.374

0015

105mmHg의 산소분압(동맥혈의 산소분압)에서 헤모글로빈의 산소포화도로 옳은 것은?

① 20%　　　　② 40%　　　　③ 60%　　　　④ 80%　　　　⑤ 100%

　✛ 문헌 이영돈 외, 해부생리학, 라이프사이언스, 2006, p.324

0016

40mmHg의 산소분압(조직에서의 산소분압)에서 헤모글로빈의 산소포화도로 옳은 것은?

① 15%　　　　② 35%　　　　③ 55%　　　　④ 75%　　　　⑤ 95%

　✛ 문헌 박인국 외, 생리학, 라이프사이언스, 2003, p.376

0017

산소에 대한 헤모글로빈의 친화성에 대한 보어효과(Bohr effect)를 잘 설명한 것은?

① 친화성은 O_2가 저하할 때 감소된다.　　　② 친화성은 O_2가 저하할 때 상승된다.

③ 친화성은 고도가 높아질 때 감소된다.　　④ 친화성은 pH가 저하할 때 상승한다.

⑤ 친화성은 pH가 저하할 때 감소한다.

　✛ 문헌 박인국 외, 생리학, 라이프사이언스, 2003, p.376

해설

0013
• 정상 1호흡 호식 후에 폐에 남아 있는 공기량을 기능적 잔기량이라고 한다.

0014
• 헤모글로빈의 단백질 부분은 2개의 알파 사슬과 2개의 베타사슬로 구성된다. 이 4개의 폴리펩티드사슬은 각각 1개의 헴기와 결합되어 있다. 각 헴기의 중앙에는 1분자의 철이 있는데 이것은 산소 1분자와 결합할 수 있다. 따라서 헤모글로빈 1분자는 4개의 산소분자와 결합할 수 있다.

0015
• 허파꽈리 공기의 산소분압(105mmHg)에서 헤모글로빈의 산소로 100%의 산소포화도를 나타낸다.

0016
• 조직의 산소분압(40mmHg)에서 헤모글로빈은 약 25%의 산소를 내놓는다. 즉 75%가 산소로 포화된다. 운동하는 근육조직의 경우 산소분압은 더 낮아지며 따라서 헤모글로빈은 쉽게 산소를 내어 놓는다. 이로써 조직의 산소분압은 40mmHg 가까이로 유지된다.

0017
• 친화성은 pH가 저하할 때 감소하고 pH가 증가할 때 상승된다. 이것을 보어효과(Bohr effect)라고 한다.

0018

• 호흡기계는 비강, 인두, 후두, 기관, 기관지, 폐로 구성되어 있으며, 폐 내부에 있는 구조물로 가스교환을 하는 부위는 호흡세기관지와 폐포관, 폐포 등이다.

0018

호흡기계 중에서 가스교환이 일어나는 부위로 옳은 것은?

┃보기┃

가. 호흡세기관지   나. 폐포관   다. 폐포   라. 종말세기관지

① 가, 나, 다   ② 가, 다   ③ 나, 라   ④ 라   ⑤ 가, 나, 다, 라

✢ 문헌 한국해부학교수협의회 편, 생리학, 정담미디어, 2005, p.136

0019

• 인두는 혀 뒷부분부터 후두와 식도 앞까지로 공기와 음식의 통로이다.

0019

호흡기계 중에서 기도의 역할과 음식물의 통로로 작용하는 부위로 옳은 것은?

① 인두   ② 후두   ③ 폐포   ④ 기관지   ⑤ 세기관지

✢ 문헌 한국해부학교수협의회 편, 생리학, 정담미디어, 2005, p.136

0020

• 후두는 인두와 기관 사이의 부분으로 발성과 호흡작용을 한다.

0020

호흡기계 중에서 발성에 관여하는 부위로 옳은 것은?

① 인두   ② 후두   ③ 폐포   ④ 기관지   ⑤ 세기관지

✢ 문헌 한국해부학교수협의회 편, 생리학, 정담미디어, 2005, p.136

0021

• 술잔세포(배상세포) : 각종 점막, 특히 호흡기 기도 및 창자의 점막 상피세포에 있는 단세포의 점액샘.
• 섬모운동 : 대기와 함께 들어온 세균, 진애 등을 기도의 점액에 흡착시킨 다음, 담으로서 체외로 배출
• 점액 : 건조한 공기에다 습기를 주어 체온과 같은 정도까지 가온, 가습시켜 폐포에 수송하는 역할 수행

0021

세균 등을 기도의 점액에 흡착시켜 담으로 배출하는 기능과 관련이 있는 것으로 옳은 것은?

┃보기┃

가. 배상세포   나. 위중층섬모원주상피   다. 섬모의 운동   라. 점액

① 가, 나, 다   ② 가, 다   ③ 나, 라   ④ 라   ⑤ 가, 나, 다, 라

✢ 문헌 한국해부학교수협의회 편, 생리학, 정담미디어, 2005, p.137

0022

폐에 대한 설명으로 옳은 것은?

▎보기▎

가. 좌·우 흉강에 있는 반원추상 기관

나. 흉막강에는 흉막액이 차 있다.

다. 가스교환은 주로 폐포관과 폐포에서 이루어진다.

라. 우폐는 3엽, 좌폐는 2엽으로 구성되어 있다.

① 가, 나, 다   ② 가, 다   ③ 나, 라   ④ 라   ⑤ 가, 나, 다, 라

✛ 문헌 한국해부학교수협의회 편, 생리학, 정담미디어, 2005, p.137-139

0023

일호흡용적 A, 흡식성예비용적 B, 호식성예비용적 C일 때 폐활량으로 옳은 것은?

① A + B − C   ② A − B − C   ③ A + B + C

④ B − C − A   ⑤ B − A + C

✛ 문헌 한국해부학교수협의회 편, 생리학, 정담미디어, 2005, p.142

0024

산소해리곡선에 영향을 미치는 인자로 옳은 것은?

▎보기▎

가. 온도   나. pH   다. 2,3−DPG(diphosphoglycerate)   라. 습도

① 가, 나, 다   ② 가, 다   ③ 나, 라   ④ 라   ⑤ 가, 나, 다, 라

✛ 문헌 한국해부학교수협의회 편, 생리학, 정담미디어, 2005, p.148

0025

다음과 같은 특징을 보이는 호흡 형태로 옳은 것은?

▎보기▎

• 호흡곤란과 무호흡의 연속

• 임종이나 두개강의 내압 상승 시 볼 수 있다.

① 과도호흡   ② 무호흡   ③ 비오호흡   ④ 체인−스토크스 호흡

⑤ 쿠스마울 호흡

✛ 문헌 한국해부학교수협의회 편, 생리학, 정담미디어, 2005, p.152

해설

0022

• 좌·우 흉강에 있는 반원추상의 기관으로서 흉막이라는 두 겹의 장막으로 쌓여 있다.

0023

- 폐의 용적(lung volume)
- 일호흡 용적(Tidal volume, TV) : 안정시 한번 호흡량(약 400~500ml)
- 흡식성 예비용적(inspiratory reserve volume, IRV) : 안정흡식 후 더 마실 수 있는 양(약 2,500~3,500ml)
- 호식성 예비용적(expiratory reserve volume, ERV) : 안정호식 후 더 내쉴 수 있는 양(약 1,000~1,500ml)
- 잔기 용적(residual volume, RV) : 호식성 예비용적을 밖으로 내보내고도 폐포 속에 남은 공기(1,000~1,500ml)
• 폐의 용량(lung capacity)
- 폐활량(vital capacity, VC) : 공기를 최대로 들어 마셨다가 최대로 내뿜는 공기의 양. 일호흡용적 + 흡식성예비용적 + 호식성예비용적 = 4,800ml
- 흡식용량(inspiratory capacity, IV) : 일호흡용적과 흡식성예비용적을 합한 것.

    IC = TV + IRV

- 기능적 잔기용(functional residual capacity, FRC) : 호식예비용적과 잔기 용적을 합친 것. FRC = ERV + RV
- 총폐활량(total lung capacity, TLC) : 최대로 흡입하였을 때의 폐내의 공기량.

    폐활량 + 잔기 용적 = 6,000ml

- 사강(dead space) : 무효공간, 기도 일부에 공기가 머무르는 량. 약 150ml

0024

• 산소해리곡선 : 산소포화도와 산소분압과의 관계를 나타낸 그래프.
• 영향을 미치는 인자 : 온도, pH, 2,3−DPG(diphosphoglycerate)
• 고산, 온도 낮을수록, CO_2 분압 저하, pH가 낮을수록 곡선이 좌측으로 이동하여 산소포화도가 높아진다.

0025

• 호흡의 깊이가 규칙적으로 증감하며 무호흡기가 교대하는 특징적인 호흡. 특히 중추신경 장애에 의한 혼수에서 나타난다.

129

0026
• 산소와 이산화탄소의 가스교환은 분압
차에 의한 확산에 의해 교환된다.

0026

허파에서의 가스교환 원리로 옳은 것은?

① 분압차에 의한 여과　　② 분압차에 의한 삼투　　③ 분압차에 의한 확산

④ 분압차에 의한 팽창　　⑤ 분압차에 의한 능동적운반

　✛ 문헌 한국해부학교수협의회 편, 생리학, 정답미디어, 2005, p.146

0027
• O_2분압이 높을수록 포화도가 높다.

0027

헤모글로빈(Hemoglobin)과 산소의 결합이 잘되는 경우로 옳은 것은?

① CO_2분압이 높을수록　　　　　　② O_2분압이 높을수록

③ O_2분압이 낮을수록　　　　　　④ O_2분압과 관계가 없다.

⑤ CO_2분압과 O_2분압이 같을 때

　✛ 문헌 한국해부학교수협의회 편, 생리학, 정답미디어, 2005, p.146

0028
• 흡식근은 외늑간근으로 늑골과 늑골 사
이를 비스듬히 하방과 전방으로 주행한
다. 흉강내 용적의 감소와 강제호식은 호
식근의 수축 때 일어난다.

0028

가장 흔히 볼 수 있는 호흡운동의 형식으로 옳은 것은?

① 흉식호흡　　　　　　② 복식호흡　　　　　　③ 흉·복식호흡

④ Cheyne-stokes 호흡　　⑤ Kussmaul호흡

　✛ 문헌 전국의과대학교수, Ganong's 생리학, 도서출판 한우리, 1999, p.701

0029
• 수동적인 호식 후 능동적인 호식 노력에
의해 밖으로 보내지는 용적을 호식예비
용적이라 한다.

0029

호식예비용적(expiratory reserve volume : ERV)으로 옳은 것은?

① 약 500ml　　② 약 1,200ml　　③ 약 1,500ml　　④ 약 2,200ml　　⑤ 약 2,600ml

　✛ 문헌 전국의과대학교수, Ganong's 생리학, 도서출판 한우리, 1999, p.700

0030
• 폐포내 O_2 분압은 100mmHg이고, 폐포
내 CO_2의 분압은 40mmHg이다.
• 폐포주위 모세혈관(정맥혈)의 O_2 분압은
40mmHg이고, 폐포주위 모세혈관 CO_2분
압 45mmHg이다.

0030

폐포내 O_2분압으로 옳은 것은?

① 약 45mmHg　　　　② 약 40mmHg　　　　③ 약 100mmHg

④ 약 575mmHg　　　⑤ 약 30mmH

　✛ 문헌 한국해부학교수협의회 편, 생리학, 정답미디어, 2005, p.146, 그림 6-13.

0031

안정 시 정상 남자의 폐활량으로 옳은 것은?

① 약 3,000ml   ② 약 3,500ml   ③ 약 3,800ml   ④ 약 4,500ml   ⑤ 약 5,500ml

✛ 문헌 한국해부학교수협의회 편, 생리학, 정담미디어, 2005, p.120

0032

후두의 기능으로 옳은 것은?

① 음식물 역류방지   ② 호흡량 조절   ③ 호흡속도 조절

④ 부갑상선호르몬 분비조절   ⑤ 발성과 공기의 통로

✛ 문헌 전국의과대학교수, 생리학, 한우리, 1999, p.702

0033

28세 남자의 호흡용적이 다음과 같을 때 폐활량은 얼마나 되는가?

┃보기┃

- 1회호흡용적 : 500ml • 흡식성 예비용적 : 3,100ml
- 호식성 예비용적 : 1,200ml • 잔기용적 : 1,100ml

① 1,700ml ② 2,300ml ③ 3,600ml ④ 4,300ml ⑤ 4,800ml

✛ 문헌 박희진 외, EMT기초의학, 현문사, 2005, p.367

0034

호흡은 해당계, TCA회로, 전자전달계 등의 3단계를 거치면서 이루어진다. 포도당 1분자가 피루브산 2분자로 분해되는 해당과정에서 일어나는 ATP의 소비량과 생산량으로 옳은 것은?

소 비 량	생 산 량
① ATP	3 ATP
② 2 ATP	3 ATP
③ 2 ATP	4 ATP
④ 3 ATP	4 ATP
⑤ 3 ATP	ATP

✛ 문헌 박희진 외, EMT기초의학, 현문사, 2005, p. 273

해설

31
- 최대로 흡식한 후 최대로 호식하였을 때의 폐기량으로 건강한 남자의 경우 약 4,000~4,500정도가 된다.

32
- 인두와 기관사이의 부분으로 발성과 공기의 통로작용을 한다.

33
- 폐활량 = 일호흡용적 + 흡식성예비용적 + 호식성예비용적으로 약 4,800ml이다.

34
- ATP의 소비단계 : 포도당이 포도당인산으로 될 때, 포도당인산이 과당 2인산으로 될 때.
- ATP의 생산단계 : 2인산글리세린산(DPGA)이 인산글리세린산(PGA)으로 될 때와 PGA가 피루브산으로 될 때 각각 2회.

호흡기학

해·설

0035
• 환기량 4.2L/min ÷ 혈류량 5.5L/min

0035

안정시에 폐 전체에서 폐혈류에 대한 폐환기의 비율로 옳은 것은?

① 약 0.4 ② 약 0.8 ③ 약 1.2 ④ 약 1.6 ⑤ 약 2.0

✛ **문헌** 박희진 외, EMT기초의학, 현문사, 2005, p. 371

0036
• pH가 낮거나 온도가 높으면 해리도는 증가한다.

0036

산소 해리곡선에서 해리도의 감소 요인으로 옳은 것은?

① CO_2 분압이 증가할수록

② 조직 세포속에 CO_2나 젖산의 농도가 증가할수록

③ pH가 낮을수록

④ 온도가 높을수록

⑤ 해발이 낮을수록

✛ **문헌** 박희진 외, EMT기초의학, 현문사, 2005, p.322

0037
• 공기를 폐속으로 흡입하는 능동적인 운동으로 횡격막 수축운동 등에 의존하여 일어난다.

0037

흡식운동 기전에 대하여 옳은 것은?

| 보기 |
| 가. 흉쇄유돌근 수축　　　　　　　　나. 소흉근 수축 |
| 다. 외늑간근 수축　　　　　　　　　라. 복근 수축 |

① 가, 나, 다 ② 가, 다 ③ 나, 라 ④ 라 ⑤ 가, 나, 다, 라

✛ **문헌** 박희진 외, EMT기초의학, 현문사, 2005, p. 363

0038
• 확산의 방향은 농도경사의 방향에 따른다.

0038

허파꽈리에서 일어나는 가스교환원리는?

① 삼투 ② 능동수송 ③ 음세포작용 ④ 확산 ⑤ 식세포작용

✛ **문헌** 박희진 외, EMT 기초의학, 현문사, 2010, p.269

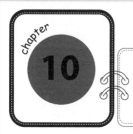

10 비뇨기계

01 구조

1) 콩팥(신장 Kidney)
- 2개의 콩팥(신장 Kidney)이 배안(복강)의 뒤쪽 11~12 등뼈(흉추) 왼오른쪽(좌우)에 위치한다.
- 콩팥(신장)의 단면은 겉질(피질)과 속질(수질)로 구성되어 있다.
- 무게 : 각 125~150g
- 생리작용
  - 체액의 삼투압 조절 : ADH에 의해
  - 체액량 조절 : 알도스테론(aldosterone), ADH 등에 의해
  - pH의 조절

2) 콩팥단위(신원 Nephron)
- Kidney에서 오줌(urine)을 형성하는 구조적 및 기능적인 단위로 겉질(피질)에서 속질(수질)쪽으로 배열되어 있다.
- 콩팥소체(신소체 renal corpuscles)와 세뇨관(tubule)으로 되어 있으며 콩팥소체(신소체)는 토리(사구체 glomerulus)와 보우만주머니(Bowman's capsule)로 되어 있다.
- 한쪽 Kidney에 약 130만개 이상

02 기능(Function of kidney)

- 뇨를 생성하여 배설하는 기관
- 혈액 중 과다한 수분을 걸러내는 일
- 생체내의 성분을 일정하게 조절하는 기관
- 생체내의 항상성을 유지(심장박출량 약 1/4이 이곳에 흐른다)
- 체액의 조성과 용량조절
- 총혈액량 조절
- 혈액의 pH조절
- 혈액의 삼투압 조절

03 콩팥(신장)의 혈액순환

- 콩팥(신장)동맥(renal artery) → 엽사이동맥(interlobar artery) → 활꼴동맥(궁상동맥 arcuate artery) → 소엽사이동맥(interlobular artery) → 들세동맥(수입소동맥 afferent arteriole) → 토리모세혈관(사구체모세혈관 glomerular capillary) → 날세동맥(수출소동맥 efferent arteriole) → 세관주위 모세혈관망(peritublar capillary network) → 소엽사이 정맥(interlobular vein) → 활꼴정맥(궁상정맥 arcuate vein) → 엽사이 정맥(interlobar vein) → 콩팥정맥(renal vein)

04 콩팥(신장)의 자동조절

- 세포분리설(cell separation theory) : 혈압이 높아짐에 따라 혈장이 조직액으로 많이 여과된다.
- 콩팥(신장)의 내압설(internal pressure theory) : 혈압의 상승으로 토리(사구체) 여과량이 많아지면 콩팥(신장)의 조직압이 높아져 혈관의 저항이 커짐으로써 일어난다.
- 근원성설(myogenic theory) : 혈관의 장력 증가로 혈관의 저항이 커져서 일어난다.
- 되먹이기 기전(feed-back mechanism) : 먼쪽곱슬세관(원위세뇨관)내에 Na+ 농도가 높아지면 들세동맥(수입동맥)이 수축을 일으키며 따라서 혈관의 저항이 커지기 때문에 일어난다.
- 액성조절(humoral regulation) : 카테콜라민(catecholamine) 등의 혈관수축작용에 의해 혈관저항이 커짐에 따라 생긴다.

05 토리(사구체) 여과(Glomerular filtration)

토리(사구체)를 지나는 혈액은 혈장의 1/5이 토리(사구체)의 막과 보우만주머니의 막을 투과하여 보우만주머니 내로 이동되는데 이런 현상을 토리(사구체) 여과라 하고 이때 투과되어 나온 액체를 토리(사구체) 여과액이라고 한다.

1) 여과(Filtration)

- 토리(사구체)에서의 물질 이동 현상으로 여과량은 토리(사구체) 혈압이 상승하면 증가한다.
- 토리(사구체 glomerulus) → 몸쪽곱슬세관(근위세뇨관 proximal tubule) → 콩팥세관고리(헨레고리 loop of Henle) → 먼쪽곱슬세관(원위세뇨관 distal tubule) → 집합관(collecting duct) → 작은콩팥잔(소신배) → 큰콩팥잔(대신배)
- 단백질을 제외한 혈장내 용질과 수분이 쉽게 통과

2) 여과율(Glomerular filtration rate, GFR)

- 양쪽 콩팥(신장)의 토리(사구체) 여과량은 분당 약 125mL, 1일 약 180L인데 이것은 전신의 혈장량의 50배 이상이며 체내 총 수분량의 4배에 해당된다.
- 혈장에 포함된 물질이 요로 배설되는 양 = (토리여과액)−(세관의 재흡수량 + 세관의 분비량)
- 토리 여과율(GFR) = 여과계수×(토리 모세혈관압−보우만주머니 정수압−토리교질삼투압)
- 여과율의 변화
  - 들세동맥(수입세동맥)이 수축하면 모세혈관압이 감소되고 혈류도 감소하므로 GFR이 감소한다.
  - 날세동맥(수출세동맥)이 수축하면 모세혈관압이 상승하므로 GFR이 증가한다.
  - 교감신경의 약한 자극에는 들세동맥, 날세동맥 모두가 수축하고 GFR의 감소는 적다.
  - 동맥혈의 혈압은 들세동맥이 수축하여 여과압의 상승이 저해되기 때문에 GFR의 상승은 5∼10%에 불과하다.
  - 혈장콜로이드 삼투압이 상승하면 GFR은 감소하고 다량의 생리식염수를 투입하면 혈장교질 삼투압이 5mmHg나 저하하며 GFR은 15∼20%로 증가한다.

3) 토리(사구체) 여과압

- 토리(사구체) 모세혈관의 정수압 : 70mmHg
- 혈액콜로이드 삼투압 : 25mmHg
- 토리주머니(사구체낭) 정수압 : 10mmHg
- 여과압 = 토리모세혈관의 정수압−(혈액콜로이드 삼투압 + 토리주머니 정수압)이므로 여과압은 70mmHg−(25mmHg + 10mmHg) = 35mmHg가 된다.

06 콩팥세관(세뇨관) 재흡수(Tubular reabsorption)

1) 각 부위의 재흡수

- 세관내에서 혈액쪽으로 물질이 이동하는 현상을 재흡수라고 한다.
- 재흡수와 분비가 가장 활발히 이루어지는 곳은 몸쪽곱슬세관(근위세뇨관)이며 Na^+, Cl^-, K^+ 등의 이온과 대부분의 수분(70∼80%)이 재흡수된다.
- 콩팥세관고리(헨리고리)의 가는부위(하행각)에서 물의 재흡수가 이루어지고 굵은부위(상행각)에서는 Na^+, Cl^-, K^+ 등의 재흡수가 이루어진다.
- 먼쪽곱슬세관(원위세뇨관)과 집합관에서는 바소프레신(vasopressin) 등의 항이뇨호르몬이 작용하여 토리(사구체) 여과액의 12∼15%가 재흡수된다.
- 토리(사구체) 여과액 180L/day 중 99%는 재흡수되고 1%만이 오줌(urine)으로 배설(1.5∼1.8L/day)
- 세포막에서의 물질의 능동적 흡수, 즉 세포가 에너지를 소비하면서 세포막에서 어떤 물질을 통과시키는 것.
- 재흡수되는 것은 포도당, 아미노산, 단백질 및 요산으로 토리쪽곱슬세관(근위세뇨관)에서 재흡수된다.
- 배뇨량 : 남성 → 1.5L
  여성 → 1.2L(약 1,000∼1,800mL)
- 요붕증 원인 : 많은 양의 요배설
- Aldosterone : 부신에서 분비되고 세관에 작용하여 Na의 재흡수를 촉진

2) Na^+의 재흡수

- Na^+은 관내강에서 세관 세포내로 Na^+channel과 운반체에 결합하여 유입한다.
- 세포내에 유입한 Na^+은 세포 간격으로 Na^+-K^+ 능동수송에 의해 이동된다.
- Na^+의 이동에 따라 전기적 중성을 유지하기 위해 Cl^-이 유입되고 이어 삼투압을 유지하기 위해 물이 세포

간격으로 이동한다.

- Na⁺의 재흡수는 대부분 몸쪽곱슬세관(근위세뇨관)에서 이루어지는데 먼쪽곱슬세관(원위세뇨관)의 일부와 집합관에서의 재흡수는 최종적인 배설량을 결정하기 때문에 중요하다.
- 알도스테론(aldosterone)은 Na⁺을 재흡수하는 호르몬인 동시에 K⁺의 재흡수를 억제하는 호르몬이다.
- Na⁺의 섭취량이 많을 때는 토리(사구체)의 여과량이 증가한다.
- 대부분 토리쪽곱슬세관에서 재흡수되며 먼쪽곱슬세관과 집합관에서는 조절적인 재흡수와 분비가 이루어진다.
- H⁺과 K⁺의 분비는 상호 보완하는 관계로 H⁺ 분비량이 증가하면 K⁺의 분비량이 감소된다.

3) 포도당의 재흡수

- 주로 토리쪽곱슬세관(근위세뇨관)의 처음 부분에서 재흡수되며 Na⁺과 공통의 운반체에 의해 함께 이동된다.
- 포도당의 세관 최대 이동률(tubular transport maximum, Tm)은 남자의 경우 375mg/min이고 여자는 360mg/min인데 이 기준치를 넘는 여과가 있으면 배설량은 증가한다.
- 포도당의 콩팥문턱(신장역치 renal threshold)값은 375mg/min(Tm)을 125mL/min(GFR)로 나누어 약 300mg/100mL로 예측하지만 실제로는 180mg/100mL 정도이다.

4) 아미노산의 재흡수

- 대부분 토리쪽곱슬세관(근위세뇨관)에서 재흡수되며 Na⁺의 운반체와 함께 결합하며 재흡수된다.
- 정상인에서 아미노산의 최대 이동률은 여과량보다 훨씬 높기 때문에 여과량의 100%가 재흡수된다.

5) 단백질의 재흡수

- 미량의 알부민(albumin)이 여과되며 거의 100%가 재흡수된다.
- 세관 최대 이동률(Tm)은 30mg/min이다.

6) 물의 재흡수

- 토리(사구체) 여과량의 99% 이상의 물이 재흡수된다.
- 세관 통과 중에 NaCl의 재흡수에 따라 물이 재흡수된다.

- 바소프레신(vasopressin) 같은 항이뇨호르몬의 증가는 수분 재흡수를 촉진하고 분비 저하시는 배뇨량이 증가하여 요붕증(diabetes insipidus)이 발생한다.
- 물의 재흡수가 이루어지는 곳
  - 토리쪽곱슬세관(근위세뇨관)
  - 콩팥세관고리(Henle고리)
  - 먼쪽곱슬세관(원위세뇨관)
  - 집합관

07 물의 배설

- 토리(사구체)에서는 하루에 180L의 물이 여과되어 삼투질 농도가 약 700mosm/L인 1L가량의 요가 배설된다.
- 물의 배설량은 집합관에 작용하는 항이뇨호르몬에 의해 조절된다.

08 콩팥세관(세뇨관) 분비(Tubular secretion)

- 혈액으로부터 세관(세뇨관)내로 물질이 이동하는 현상을 분비라고 한다.
- 물질에 따라 세관(세뇨관) 상피세포에서 오줌(urine)으로 분비
- 약품 중에서 페니실린(penicillin) 등은 토리(사구체)에 여과되지 않고 세관(세뇨관) 분비를 거치는 방법으로 배설

1) 유기산의 분비

- 농도구배(concentration gradient)를 거슬러 물질을 운반하는 능동적 운반 구조에 의해서 이루어진다.
- 최대 운반량(transport maximum)이 있기 때문에 혈중 농도가 높아지면 배설능률이 떨어지게 된다.

2) H⁺의 분비

- 토리쪽곱슬세관(근위곡세뇨관)의 세포는 수소이온을 생성하여 세관안(세뇨관강)으로 분비한다.
- 세관(세뇨관)의 H⁺ 분비 기능은 동시에 중탄산이온(HCO⁻₃)을 혈액으로 공급하는 작용을 하므로 체액이 pH를 유지하는데 대단히 중요하다.
- H₂CO₃는 H⁺ 및 중탄산이온(HCO⁻₃)으로 해리된 후 역교환 운반에 의해 H⁺는 세포관안(세포관강)으로 그리고

Na^+은 세포내로 분비된다.

3) K^+의 분비

- 대부분 토리쪽곱슬세관(근위곡세뇨관)에서 일단 재흡수된 다음 먼쪽곱슬세관(원위곡세뇨관)에서 다시 분비된다.
- K^+의 분비량은 섭취량이나 체내의 총 K^+함량과 균형을 이루면서 분비된다.
- K^+의 분비량은 알도스테론에 의해서도 촉진된다.
- Na^+의 재흡수량이 많을수록 K^+의 분비량은 증가한다.

09 이뇨제(Diuretics)

- 탄산탈수효소 억제약물 : 이뇨작용은 강력하지 않으나 H^+ 분비를 억제하여 Na^+과 HCO^-_3의 배설을 증가시키고 K^+ 분비를 촉진시켜 K^+ 배설을 증가시킨다.
- thiazide : 먼쪽곱슬세관(원위세뇨관)에서 $Na^+ - Cl^-$ 동반운반체를 억제하고
- 푸로세미드(furosemide), 에타크린산(ethacrynic acid), 부메타나이드(bumetanide) : 두꺼운 부위의 콩팥세관고리(헨레고리)에서 $Na^+ - K^+ - 2Cl^-$ 동반운반체를 억제하여 Na^+ 재흡수를 억제함으로써 Na^+ 유입량을 증가시켜 K^+ 배설을 증가시킨다.
- 스피로놀락톤(spironolactone), 트리암테렌(triamterene), 아밀로라이드(amiloride) : 집합관에서 $Na^+ - channel$을 봉쇄하여 Na^+ 배설을 증가시키나 K^+ 배설은 억제하여 체내 K^+의 양을 증가시킨다.

10 콩팥(신장)기능장애

1) 단백뇨(Proteinuria)

- 토리(사구체) 모세혈관의 투과도가 증가되면 정상상태에서 요로 배설되는 소량의 단백보다 훨씬 많은 양이 배설되는 경우
- 요로 배설되는 단백의 대부분이 알부민이다.
- 콩팥증(신증 nephrosis)의 경우 요로 단백이 다량 배설되어 간장에서의 혈장단백 생산량을 초과할 수 있다. 이 경우 저단백혈증이 되어 혈장 콜로이드삼투압이 저하되어 혈장량이 급격히 감소되는 반면 조직사이질액(간질액)이 증가되어 부종(edema)이 초래된다.

2) 다뇨증(빈뇨증 Oligouria)

콩팥(신장)질환이 진행됨에 따라 배설되어야 할 용질들의 혈장 농도가 증가하여 여과량이 증가되며 이로 인해 각 네프론에 주어지는 일량이 동시에 증가하게 된다. 이와 같은 상황이 계속되면 기능을 하는 네프론의 수가 점점 감소되어 빈뇨증을 초래한다.

3) 요독증(Uremia)

- 단백질이 대사된 후 최종 배설되어야 할 물질들이 혈액 내에 축적되어 나타나는 증후군
- 증상은 기면증, 식욕저하, 구토, 욕지기(오심), 사고장애와 착각, 근육연축, 경련과 혼수가 나타난다.

4) 산혈증(Acidosis)

- 대사과정에서 생성된 산성 물질들을 충분히 배설할 수 없는 요 산성화 기능 장애로 인해 나타난다.
- 요는 산성 pH를 띠기는 하나 암모니아 생성능이 저하되어 신요세관(세뇨관)에서의 최대 H^+ 분비량이 크게 저하되어 있는 것이 산혈증의 주요 원인이다.

0001

혈액량을 조절하는 '레닌(renin)−안지오텐신(angiotensin)−알도스테론(aldosterone)'의 연관관계이다. A, B에 들어갈 내용으로 옳은 것은?

┃보기┃

$$\text{angiotensinogen} \xrightarrow{\text{(A)}} \text{angiotensin I} \longrightarrow \text{angiotensin II} \longrightarrow \text{(B)}$$

	①	②	③	④	⑤
A	레닌	레닌	알도스테론	알도스테론	바소프레신
B	바소프레신	알도스테론	레닌	바소프레신	알도스테론

✛ 문헌 박인국 외, 생리학, 라이프사이언스, 2003, p.305

0002

신장의 생리적 기능으로 옳은 것은?

┃보기┃

가. 혈장량 조절	나. 혈액속의 노폐물 농도 조절
다. 전해질 농도조절	라. 혈장의 pH 조절

① 가, 나, 다　　②가, 다　　　③나, 라　　　④라　　　⑤가, 나, 다, 라

✛ 문헌 박인국 외, 생리학, 라이프사이언스, 2003, p.388

0003

비뇨기의 일부구조이다. 소변의 배설 순서로 옳은 것은?

┃보기┃

가. 방광	나. 콩팥잔(신배)	다. 콩팥깔때기(신우)	라. 요관

① 가→나→다→라　　　②가→나→라→다　　　③나→다→라→가

④ 나→라→가→다　　　⑤다→가→나→라

✛ 문헌 박인국 외, 생리학, 라이프사이언스, 2003, p.388

0004

소변을 만드는 신장의 구조적 기능적 기본단위로 옳은 것은?

① 작은콩팥술잔(소신배)　　② 콩팥유두(신유두)　　③ 콩팥기둥(신주)

④ 콩팥단위(네프론)　　⑤ 헨레고리

✛ 문헌 박인국 외, 생리학, 라이프사이언스, 2003, p.389

0001

• 신동맥에 혈류와 혈압이 감소하면 신장에서 혈액으로 단백분해효소인 레닌이 분비된다. 레닌은 안지오텐시노겐을 안지오텐신 I 으로 분해하고, 안지오텐신 I 은 안지오텐신전환효소에 의해 다시 안지오텐신II로 분해된다. 안지오텐신II는 알도스테론 분비를 자극하여 혈액량증가를 유도한다.

0002

• 신장의 주요기능은 혈당과 간질액 등의 세포외액을 조절하는 것인데 요형성을 통해 이루어진다.

0003

• 토리주머니(사구체낭)로 걸러진 소변은 몸쪽곱슬뇨세관(근위곡세뇨관) → 헨레고리 → 먼쪽곱슬뇨세관(원위곡세뇨관) → 집합관 → 작은콩팥술잔(소신배) → 큰콩팥술잔(대신배) → 콩팥깔때기(신우) → 요관 → 방광 → 요도를 통해 배설된다.

0004

• 각 신장은 백만 개 이상의 콩팥단위(네프론)를 보유하고 있으며, 한 네프론은 요세관(세뇨관)과 관련된 작은 혈관으로 구성되어 있다.

해설

0005

- 1분 동안 양쪽 신장에 의해 생산되는 여과액의 용량을 토리(사구체)여과량(glomerular filtration rate, GFR)이라 한다. GFR은 여자의 경우 약 115ml, 남자의 경우 약 125ml이다.

0006

- 수분의 재흡수는 삼투압에 의해 일어나는데 요세관(세뇨관)에서 주변 모세혈관으로 NaCl의 수송을 따라간다.

0007

- Na⁺은 능동적으로 수송되는 한편, Cl⁻는 전기적 인력에 의해 수동적으로 재흡수된다. 수분은 삼투작용으로 NaCl의 수송을 따라 움직인다.

0008

- 토리(사구체) 한외여과액 속 약 65%의 염과 수분은 몸쪽곱슬뇨세관(근위세뇨관)을 거치면서 재흡수된다. 추가로 20% 정도는 헨레고리에서, 나머지 15% 정도는 먼쪽곱슬뇨세관(원위곱세뇨관)에서 재흡수된다.

0005

양쪽 신장에 의해 1분 동안 생산되는 여과액의 용량은?

① 요세관(세뇨관) 여과량　② 요세관(세뇨관) 흡수량　③ 보우만낭 통과량

④ 토리(사구체) 여과량　⑤ 토리(사구체) 흡수량

✛ 문헌 박인국 외, 생리학, 라이프사이언스, 2003, p.392

0006

신장에서의 재흡수 경로로 옳은 것은?

① 토리(사구체) → 토리주머니(사구체낭)

② 요세관(세뇨관) → 모세혈관

③ 먼쪽곱슬뇨세관(원위세뇨관) → 몸쪽곱슬뇨세관(근위세뇨관)

④ 몸쪽곱슬뇨세관(근위세뇨관) → 헨레고리

⑤ 헨레고리 → 먼쪽곱슬세관(원위세뇨관)

✛ 문헌 박인국 외, 생리학, 라이프사이언스, 2003, p.395

0007

몸쪽곱슬뇨세관(근위세뇨관)에서의 염분과 수분의 재흡수 기전이다. 재흡수될 때의 이동원리로 옳은 것은?

> **보기**
>
> Na⁺은 여과액에서 (A)으로 재흡수 되며, Cl⁻는 전기적 인력에 의해 (B)으로 재흡수된다. 수분은 (C)으로 NaCl의 수송을 따라 재흡수된다.

	①	②	③	④	⑤
A	수동적	수동적	능동적	능동적	삼투작용
B	능동적	삼투작용	수동적	삼투작용	능동적
C	삼투작용	능동적	삼투작용	수동적	수동적

✛ 문헌 박인국 외, 생리학, 라이프사이언스, 2003, p.396

0008

재흡수가 가장 많이 일어나는 부위로 옳은 것은?

① 토리주머니(사구체낭)　② 몸쪽곱슬뇨세관(근위세뇨관)　③ 헨레고리

④ 먼쪽곱슬뇨세관(원위세뇨관)　⑤ 집합관

✛ 문헌 박인국 외, 생리학, 라이프사이언스, 2003, p.396

0009

헨레고리 하행각과 상행각, 집합관의 삼투농도 변화로 옳은 것은?

	①	②	③	④	⑤
하행각	증가	증가	증가	감소	감소
상행각	증가	감소	감소	증가	증가
집합관	감소	증가	감소	증가	감소

✢ 문헌 박인국 외, 생리학, 라이프사이언스, 2003, p.400

0010

신장에서의 분비 경로로 옳은 것은?

① 토리주머니(사구체낭) → 토리(사구체)

② 모세혈관 → 요세관(세뇨관)

③ 먼쪽곱슬뇨세관(원위세뇨관) → 몸쪽곱슬뇨세관(근위세뇨관)

④ 몸쪽곱슬뇨세관(근위세뇨관) → 헨레고리

⑤ 헨레고리 → 먼쪽곱슬뇨세관(원위세)뇨관

✢ 문헌 박인국 외, 생리학, 라이프사이언스, 2003, p.402

0011

소변 속의 Na^+의 재흡수와 K^+의 분비조절에 관여하는 호르몬으로 옳은 것은?

① 에스트로겐(estrogen)　　② 인슐린(insulin)　　③ 글루카곤(glucagon)

④ 티록신(thyroxine)　　⑤ 알도스테론(aldosterone)

✢ 문헌 박인국 외, 생리학, 라이프사이언스, 2003, p.405

0012

바소프레신(vasopressin)의 생리적 효과로 옳은 것은?

보기
가. 신장에 의한 수분확보　　　나. 뇌와 척수에서 신경전달
다. 혈압의 항상성 조절　　　　라. 자궁 평활근 수축

① 가, 나, 다　　② 가, 다　　③ 나, 라　　④ 라　　⑤ 가, 나, 다, 라

✢ 문헌 전국의과대학교수협의회, Ganong's 생리학, 도서출판 한우리, 1999, p.262

해-설

0009
• 하행각에서는 수분의 재흡수로 삼투농도가 증가하고, 상행각에서는 NaCl의 재흡수로 삼투농도가 감소한다. 집합관에서는 다시 수분의 재흡수로 삼투농도가 증가한다.

0010
• 분비는 요세관(세뇨관) 주위 모세혈관에서 요세관(세뇨관)으로의 능동수송을 의미한다. 이 수송은 재흡수와 방향이 반대이다.

0011
• Na^+의 재흡수와 K^+의 분비는 부신피질에서 분비되는 알도스테론(aldosterone)에 의해 조절된다.

0012
• 바소프레신(vasopressin)은 신장집합관의 투과도를 증가시킴으로써 신추체의 고장성 간질로 물이 들어가게 한다.

해설

0013
· 레닌효소의 증가는 안지오텐신 (angiotensin)을 증가시키고, 안지오텐신은 부신피질을 자극하여 알도스테론을 분비하게 한다.

0014
· 콘(Conn)증후군이나 원발성 알도스테론 중에서 흔히 나타나는 알도스테론의 비정상적인 과다분비는 저칼륨혈증과 대사성 알칼리증을 일으킨다.

0015
· 저칼륨혈증(hypokalemia)은 신경근 질환과 비정상적인 심전도를 일으킬 수 있다.

0016
· 푸로세미드(furosemide), 에타크린산 (ethacrynic acid) 등이 있다.

0013

알도스테론(aldosterone)의 분비를 촉진하는 자극 요소로 옳은 것은?

┃보기┃

가. 혈액량 감소　　　　　　　　　　나. K^+증가
다. 교감신경 활동 증가　　　　　　　라. 레닌(renin)분비 감소

① 가, 나, 다　　② 가, 다　　③ 나, 라　　④ 라　　⑤ 가, 나, 다, 라

✛ **문헌** 박인국 외, 생리학, 라이프사이언스, 2003, p.408

0014

H^+와 K^+을 피질 집합관으로 분비하는 것을 촉진하는 호르몬으로 옳은 것은?

① 안드로겐(androgen)　　② 알도스테론(aldosterone)　　③ 테스토스테론(testosterone)
④ 코르티졸(cortisol)　　⑤ 에스트로겐(estrogen)

✛ **문헌** 박인국 외, 생리학, 라이프사이언스, 2003, p.408

0015

과도한 이뇨제의 사용으로 세뇨관으로의 K^+분비가 증가할 때 우려되는 증상으로 옳은 것은?

① 저칼슘혈증　　② 고칼슘혈증　　③ 저칼륨혈증
④ 고칼륨혈증　　⑤ 산증

✛ **문헌** 박인국 외, 생리학, 라이프사이언스, 2003, p.408

0016

다음과 같은 작용부위와 작용기전을 나타내는 이뇨제로 옳은 것은?

┃보기┃
· 작용부위 : 상행각의 두꺼운 부분
· 작용기전 : Na^+수송 억제

① 티아지드 이뇨제　　② 탄산탈수효소 억제제　　③ 삼투성 이뇨제
④ 칼륨-보유 이뇨제　　⑤ 루프성 이뇨제

✛ **문헌** 박인국 외, 생리학, 라이프사이언스, 2003, p.411

0017

혈압에 영향을 미치는 변수로 옳은 것은?

① 체내의 노폐물 제거　　② 삼투압농도 조절　　③ 산－염기 평형

④ 간질액 조절　　⑤ 수분 조절

✛ **문헌** 한국해부학교수협의회 편, 생리학, 정답미디어, 2005, p.184

0018

항이뇨호르몬(antidiuretic hormone)이 작용하는 곳으로 옳은 것은?

① 요관　　② 콩팥잔(신배)　　③ 신우

④ 먼쪽곱슬세관(원위곡세뇨관), 집합관　　⑤ 보우만씨낭

✛ **문헌** 한국해부학교수협의회 편, 생리학, 정답미디어, 2005, p.191

0019

신장의 제거율(clearance)이 0인 것으로 옳은 것은?

① insulin　　② glucose　　③ creatine　　④ mannitol　　⑤ Na

✛ **문헌** 한국해부학교수협의회 편, 생리학, 정답미디어, 2005, p.192

0020

대부분의 수분이 재흡수되는 부위로 옳은 것은?

① 토리(사구체)　　② 몸쪽곱슬세관(근위세뇨관)　　③ 헨리고리

④ 먼쪽곱슬세관(원위곡세뇨관)　　⑤ 집합관

✛ **문헌** 한국해부학교수협의회 편, 생리학, 정답미디어, 2005, p.191

0021

분비 저하 시 배뇨량이 증가하여 요붕증이 발생하는 호르몬으로 옳은 것은?

① parathormone　　② androgen　　③ insulin　　④ glucocorticoid　　⑤ vasopressin

✛ **문헌** 한국해부학교수협의회 편, 생리학, 정답미디어, 2005, p.191

해설

0017

• 신장의 기능은 생체내의 항상성(homeostasis)을 유지하는 중요한 역할을 담당하고 있다.

0018

• 먼쪽곱슬세관(원위세뇨관) 및 집합관에서 물의 재흡수가 일어나고 이러한 현상은 뇌하수체 후엽에서 분비되는 항이뇨호르몬(ADH, vasopressin)에 의해 영향을 받는다.

0019

• 클리어런스(clearance)란 혈장 중의 어느 물질을 정화하는 신장의 청소능력을 나타내는 말이다.

0020

• 수분은 삼투압차에 의해 몸쪽곱슬세관(근위세뇨관)에서 80%, 먼쪽곱슬세관(원위세뇨관), 헨레고리 하행지, 집합관에서 20%가 재흡수된다.

0021

• 시상하부로부터 뇌하수체 후엽에 이르는 경로가 장애가 발생하면 ADH(vasopressin)분비 감소로 소변량이 증가하는 요붕증(diabetes insipidus)이 발생한다.

해설

0022
- 스탈링(Starling)의 가설
  여과압 =모세혈관압－(혈장 교질삼투압
  + 보우만낭내 정수압)
  = 70mmHg － (30mmHg ＋13mmHg)

0022

사구체내에 다음과 같은 압력이 분포할 때 사구체의 순수여과압으로 옳은 것은?

┃보기┃
- 토리(사구체) 모세혈관의 정수압 : 70mmHg
- 혈액교질 삼투압 : 30mmHg
- 토리주머니(사구체낭) 정수압 : 13mmHg

① 17mmHg　　② 27mmHg　　③ 58mmHg　　④ 92mmHg　　⑤ 118mmHg

✝ **문헌** 한국해부학교수협의회 편, 생리학, 정답미디어, 2005, p.187

0023
- 콩팥겉질(신피질)(renal cortex) : 혈관이
  많고 신소체(사구체+보우만낭), 몸쪽 ?
  먼쪽곱슬세관(근·원위세뇨관)
- 콩팥속질(신수질)(renal medulla) : 혈관이
  적고 외측에는 헨레고리와 집합관, 내측
  에는 콩팥피라밑(신추체)

0023

콩팥겉질(신피질)(renal cortex)에 위치하는 것으로 옳은 것은?

┃보기┃
| 가. 토리(사구체) | 나. 보우만낭 |
| 다. 몸쪽곱슬세관(근위세뇨관) | 라. 먼쪽곱슬세관(원위세뇨관) |

① 가, 나, 다　　② 가, 다　　③ 나, 라　　④ 라　　⑤ 가, 나, 다, 라

✝ **문헌** 한국해부학교수협의회 편, 생리학, 정답미디어, 2005, p.185

0024
- 콩팥단위(신원)(nephron)은 신장의 구조
  적, 기능적 단위이다.

0024

콩팥(신장)의 기능적 단위로 옳은 것은?

① 뉴런　　② 콩팥단위(신원)　　③ 척수　　④ 집합관　　⑤ 세뇨관

✝ **문헌** 한국해부학교수협의회 편, 생리학, 정답미디어, 2005, p.184

0025
- 알도스테론은 Na^+을 재흡수하는 호르
  몬인 동시에 K^+의 재흡수를 억제하는
  호르몬이다.
- 알도스테로(aldosterone)의 분비 촉진
  요인
  － 혈장 내 Na^+농도 감소
  － 세포외액량 감소
  － K^+농도 증가
  － 출혈, 외상, 간경화, 신장염 등

0025

부신피질 호르몬인 알도스테론(aldosterone)의 분비 촉진 요인으로 옳은 것은?

┃보기┃
| 가. 혈장 내 Na^+농도 감소 | 나. 세포외액량 감소 |
| 다. K^+농도 증가 | 라. 출혈, 외상, 간경화, 신장염 등 |

① 가, 나, 다　　② 가, 다　　③ 나, 라　　④ 라　　⑤ 가, 나, 다, 라

✝ **문헌** 한국해부학교수협의회 편, 생리학, 정답미디어, 2005, p.190

0026

신장에서의 전해질 배설에 관한 내용이다. Na^+의 배설에 관한 설명으로 옳은 것은?

① $Na+$이 과잉일 때 는 K^+의 배설량이 감소한다.

② 섭취량이 많을 때 는 사구체 여과량이 증가한다

③ 칼시토닌(calcitonin)과 파라토르몬(parathormone)에 의해 조절된다.

④ 2/3는 NH_3와 결합해 있다.

⑤ 1/3은 소변 중에 유리되어있다.

✛ 문헌 한국해부학교수협의회 편, 생리학, 정담미디어, 2005, p.189

0027

콩팥겉질(신장피질)의 사구체 곁세포에서 분비되는 레닌의 작용으로 옳은 것은?

① 산−염기 조절　　　② 혈압조절　　　　　③ 수분의 재흡수 조절

④ 소변의 농도 조절　　⑤ 수분조절

✛ 문헌 한국해부학교수협의회 편, 생리학, 정담미디어, 2005, p.242

0028

사구체 여과율(GFR)을 구하는 공식으로 옳은 것은?

① 여과계수(사구체 모세혈관압+보우만주머니 정수압−사구체 교질삼투압)

② 사구체 교질삼투압(사구체 모세혈관압+보우만주머니 정수압−여과계수)

③ 여과계수(사구체 모세혈관압−보우만주머니 정수압−사구체 교질삼투압)

④ 여과계수(사구체 모세혈관압+보우만주머니 정수압+사구체 교질삼투압)

⑤ 사구체 모세혈관압(여과계수−보우만주머니 정수압−사구체 교질삼투압)

✛ 문헌 박희진 외, EMT기초의학, 현문사, 2005, p.379

0029

사구체에서의 물질이동 현상으로 옳은 것은?

① 확산　　　② 삼투　　　③ 여과　　　④ 능동적 운반　　⑤ 음세포작용

✛ 문헌 박희진 외, EMT기초의학, 현문사, 2005, p.378

해설

0026
• 신체 조직 내의 Na^+함량이 많을 때 는 부신피질이 알도스테론의 생산이 억제됨으로써 세뇨관에서의 Na^+흡수는 잘 이루어지지 않는다.

0027
• 신장의 renin이 angiotensin I 을 유리시키고, 효소의 작용에 의해 angiotensin II로 변화되고 angiotensin II는 부신피질을 자극하여 aldosterone을 분비한다.

0028
• 여과계수(사구체 모세혈관압−보우만주머니 정수압−사구체 교질삼투압)로 계산된다.

0029
• 토리(사구체)를 지나는 혈액은 혈장의 1/5이 토리(사구체)의 막과 보우만낭의 막을 투과하여 보우만낭내로 이동되는데 이런 현상을 토리(사구체)여과라고 한다.

해·설

0030
• 항이뇨호르몬 Vasopressin은 먼쪽곱슬세관(원위세뇨관)과 집합세관(집합관)에 작용하여 토리(사구체) 여액의 12~15%를 재흡수한다.

0031
• 여과압 = 사구체 모세혈관의 정수압 − (혈액교질 삼투압 +사구체낭 정수압)으로 계산된다.

0032
• 혈장교질 삼투압이 상승하면 여과량은 감소하고, 다량의 생리식염수를 투여하면 혈장교질삼투압이 5mmHg이나 저하하며 여과율은 15~20%로 증가한다.

0033
• 유독한 암모니아는 간에서 오르니틴회로를 거치면서 무독한 요소와 요산으로 생성된다.

0034
• 알도스테론이 증가함으로써 Na⁺재흡수를 촉진한다.

0030

수분 재흡수를 촉진하고 분비 저하시에는 배뇨량이 증가하여 요붕증이 발생하는 호르몬으로 옳은 것은?

① 파라토르몬(parathormone) ② 안드로겐(androgen)

③ 인슐린(insulin) ④ 당질 코르티코이드(glucocorticoid)

⑤ 바소프레신(vasopressin)

✛ 문헌 박희진 외, EMT기초의학, 현문사, 2005, p.380

0031

사구체내에 다음과 같은 압력이 분포할 때 사구체의 순수여과압으로 옳은 것은?

┌ 보기
• 사구체 모세혈관의 정수압 : 75mmHg
• 혈액교질 삼투압 : 30mmHg
• 사구체낭 정수압 : 13mmHg

① 17mmHg ② 32mmHg ③ 58mmHg ④ 92mmHg ⑤ 118mmHg

✛ 문헌 박희진 외, EMT기초의학, 현문사, 2005, p.379

0032

사구체의 여과량에 대한 실명 중 가장 적절한 것은?

① 여과량=사구체 여과액+세뇨관의 재흡수량−세뇨관의 분비량으로 계산될 수 있다.

② 수입세동맥이 수축하면 모세혈관압이 감소되므로 여과량은 증가한다.

③ 혈장교질 삼투압이 상승하면 여과량은 감소한다.

④ 다량의 생리식염수를 투여하면 여과량은 20% 정도 감소한다.

⑤ 사구체 혈압이 상승하면 여과량은 감소한다.

✛ 문헌 박희진 외, EMT기초의학, 현문사, 2005, p.379

0033

소변에 포함된 요소와 요산을 생성하는 기관은?

① 신소체 ② 세뇨관 ③ 보우만주머니 ④ 간 ⑤ 사구체

✛ 문헌 박희진 외, EMT기초의학, 현문사, 2005, p.394

0034

콩팥에서 분비되어 혈압조절에 관여하는 레닌(renin)의 작용과정이다. (   )에 옳은 내용은?

┌ 보기
• 혈량감소 → 혈중 레닌효소 증가 → 안지오텐시노겐이 안지오텐신으로 전환 → 부신겉질자극 → (   ) 증가 → Na⁺재흡수 증가

① 테스토스테론 ② 프로스타그란딘 ③ 세로토닌 ④ 알도스테론 ⑤ 에스트로겐

✛ 문헌 박인국. 생리학, 라이프사이언스, 2003, p.407

소화와 흡수

01 소화기의 역할

- 주 작용은 소화, 흡수, 배설이다.
- 고분자 물질인 음식물을 분해하여 소화관벽을 투과할 수 있는 저분자물질로 소화한다.
- 저분자 물질로 소화된 영양물은 주로 작은창자(소장)에서 흡수된다.

02 소화기관의 구성

- 입 → 식도 → 위 → 작은창자(소장), 샘창자(십이지장), 빈창자(공장), 돌창자(회장) → 큰창자(대장), 막창자(맹장), 막창자꼬리(충수), 오름잘록창자(상행결장), 가로잘록창자(횡행결장), 내림잘록창자(하행결장), 구불잘록창자(S상결장) → 곧창자(직장) → 항문
- 소화선에는 침샘(타액선), 위선, 장선, 이자(췌장), 간, 쓸개주머니(담낭) 등이 있다.
- 위장관 분절의 평균 길이
  - 인두, 식도 및 위 : 65cm
  - 샘창자(12지장) : 25cm
  - 빈창자(공장) 및 돌창자(회장) : 260cm
  - 잘록창자(결장) : 110cm

03 입안(구강)에서의 소화

1) 치아
- 음식물을 잘게 부수는 씹기(저작 : mestication)운동을 하며 침(타액)과 혼합을 한다.
  32개의 치아로 앞니(문치), 송곳니(견치), 작은어금니(소구치), 큰어금니(대구치) 순으로 되어 있다.
- 제3큰어금니(대구치)를 사랑니(지치 wisdom teeth)라고도 한다.

2) 혀

- 혀의 운동과 관계가 깊은 뇌신경은 혀밑(설하)신경이다.
- 혀 위에 모여진 음식 덩어리는 삼키기(연하 swallowing)에 의해 위(stomach)로 이동된다.
- 맛봉오리(미뢰) : 혀의 상피가 약간 함몰된 점의 밑바닥에 있는 맛에 대한 감수체

3) 침샘(타액선 Salivary gland)
- 귀밑샘(이하선) : 가장 크고 amylase(ptyalin)를 분비
  $$\downarrow$$
  녹말 ─────→ 맥아당
  : 탄수화물 소화의 1/2
- 혀밑샘(설하선) : 혀밑(설하)에 존재
- 아래턱샘(악하선) : 아래턱(하악)의 각부 밑에 존재
- 침의 1일 분비량 : 1.5L
- 침샘은 복합선으로 장액샘과 점액샘이 합쳐진 구조
- 타액의 PH : 6.3~6.8
- 타액의 성분 : 프티알린(ptyalin) 효소, 뮤신(mucin)외에 Na, K, Ca 등의 무기질 소량 용해, 99%의 H_2O
- 침(타액) 효소가 분해하는 것은 탄수화물이다.

04 위(Stomach)에서의 소화

1) 위의 구조
- 위는 가로막(횡격막) 바로 밑 배안(복강)의 왼쪽(좌측)에 있는 큰 주머니의 모양의 기관으로 세가지 세포가 분포되어 있다.
- 위샘(gastric gland) : 위 점막에는 관상선이 있어 위액을 분비 음식물을 소화
- 벽세포(parietal cell) : HCl 분비(위액에는 염산의 0.6%), pH 1.6~2.0 강산성
- 으뜸세포(주세포 chief cell) : 소화효소인 펩시노겐(pepsinogen)을 분비
- 점액목세포(점액성 경세포 mucousneck cells) : 뮤신(mucin) 분비

－목으뜸세포(경부 주세포) → mucin

－몸통으뜸세포(체부 주세포)

$$\text{－Pepsinogen} \xrightarrow{\text{HCl}} \text{pepsin} → \text{단백질} → \text{proteus, pepton}$$

－벽세포 → HCl → 위액의 산성유지(위액 pH 1~2)

• 최초로 단백질의 화학적 소화가 이루어지는 곳 : 위
• 최초로 탄수화물의 화학적 소화가 이루어지는 곳 : 입

2) 과정

• 위에서 단백질의 소화가 최초로 이루어진다.
• 위 → 위확장 → 위벽에 음식물 부착 → 자극 → gastrin(hormone)분비
• 위액분비 촉진 호르몬 : 가스트린(gastrin)
• 하루에 2~3L의 위액을 분비한다.

pepsinogen → pepsin : 단백질 → proteus

• 위액
  －위산(HCl) → 작용 : 살균, 부패방지, 알코올발효 억제
  －레닌(rennin) : 카세인(casein)
• 위산(HCl)
  －위의 벽세포에서 분비되고
  －pepsinogen을 pepsin으로 활성화시키며
  －위액의 산성을 유지한다.
• 위액의 구성물(공복상태일 때)
  －양이온 : Na^+, K^+, Mg^{2+}, H^+
  －음이온 : Cl^-, HPO_4^{2-}, SO_4^{2-}
  －펩신
  －리파제
  －점액
  －내인성 인자
• 위산의 역할
  －살균작용과 위 운동조절
  －펩시노겐 활성화, 당질 가수분해촉진
• 효소의 특이성 : 자기 영역에서만 작용함

$$\text{• 단백질} \xrightarrow{\text{pepsin}} \text{프로테우스(proteus) 아미노산}$$

3) 위액 분비기작

(1) 뇌상(cephalic phase)

• 음식이 위에 도착하기 전에 기분에 의해서(25%) 분비가 시작된다.
• 이 단계에서는 조건반사, 후각, 미각, 생각에 의해 미주신경을 통해서 위산과 펩시노겐 분비를 촉진한다.

(2) 위상(gastric phase)

• 실제로 음식이 위에 들어가서 위벽을 자극하여 분비되는 것으로 3~4시간 지속된다.
• 위벽에서 가스트린(gastrin)이 분비되어 위액이 나오게한다(75%).

(3) 장상(intestinal phase)

• 샘창자(십이지장)에 미즙액이 들어가면 일어나고 세크레틴(secretin)분비에 의한 펩시노겐의 분비가 증가한다.
• 세크레틴의 기능은 이자액(췌액), 쓸개즙(담즙)분비 촉진이다.
• 장상에서는 산분비의 억제효과가 일어난다.

4) 위의 운동

• 위 내용물이 들어 있지 않은 상태에서도 수축운동
• 꿈틀운동(연동운동) : 들문(분문)에서 날문(위문)을 향해 꿈틀거리는 운동 → 위자극 → 화학적 소화
• 공복수축(hunger contraction)
  －위 내용물이 배출된 후 약 3시간이 될 무렵부터 위벽근의 수축이 일어나는 것
  －이때 공복감을 느끼며 12~24시간 공복이 계속되면 공복 고통을 느끼기도 한다.
• 위에서의 기계적 소화 → 꿈틀운동(연동운동) → 밑으로 내려가게 하는 운동
  ※ 위에서는 분절운동이 일어나지 않는다.

5) 구토(Vomiting)

• 위에서 역 방향의 운동이 일어나 음식물이 입쪽으로 역류하는 현상
• 원인 : 인두 점막, 위 점막 및 샘창자(십이지장) 점막에 대한 강한 자극(배멀미, 차멀미), 기타 중독 등으로 구토중추가 직접 자극될 때
• 과다구토는 혈액속의 유리수소농도를 감소시켜 혈액의 pH가 증가한다.

• 과다구토에 의한 위산의 손실결과 산-염기반응 :
$H_2CO_3 \rightarrow H^+ + HCO^{-3}$

05 작은창자(소장)에서의 소화

1) 구조
• 샘창자 (십이지장) : 약 25cm
• 빈창자(공장) : 약 2.5m
• 돌창자(회장) : 약 3.5m

2) 소장(작은창자)에서의 소화
• 단백질

$$polypeptide \xrightarrow{\text{에렙신}} 아미노산$$

3) 작은창자(소장)의 운동

⑴ 분절운동(segmentation)
• 작은창자(소장)에서의 기계적 소화
• 미즙이 샘창자(십이지장)에 들어오면 샘창자(십이지장) 입구(구부) 가까이의 세로근육(종주근)에서 시작한다.
• 작은창자(소장)의 분절주기는 주로 민무늬근(평활근)에 의한다.
• 샘창자(십이지장)의 분절운동 빈도는 12회/min이며 하방으로 내려갈수록 감소하여 돌창자(회장)의 끝부분에서는 9회/min 정도이다.

⑵ 꿈틀운동(연동운동 peristalsis)
• 작은창자(소장)의 민무늬근(평활근)이 자극되면 자극받은 곳의 위(상부)는 수축하고 아래(하부)는 이완하면서 미즙이 다음 단계로 이동되는 현상
• 꿈틀운동파(연동파)의 진행속도는 약 2cm/sec로 진행되며 진행거리는 4~5cm이다.
• 꿈틀운동파(연동파)는 작은창자(소장)에서 불규칙하게 일어나며 보통 분절운동과 함께 일어난다.
• 창자의 흥분상태가 고조되어 강한 꿈틀운동파(연동파)가 25cm/sec의 속도로 빠르게 진행되면 급속꿈틀운동(peristaltic rush)으로 설사와 같은 증상이 나타난다.

06 간 및 담도계

1) 간의 생리적 기능
• 혈청단백질 생성
• 오르니틴 회로에서 요소와 요산 생성
• 헤파린 형성
• 글리코겐, 단백질, 비타민, 철 저장
• 쓸개즙(담즙) 생산 : 0.5~1L/1일
• 해독작용
• 해독되지 않으면 간에 축적(acetaldehyde) → 지방간 → 간경화 → 간암
• 양분저장
• 간은 인체에서 가장 큰 샘으로 무게는 약 1,200~1,600g 정도이고 배안(복강)의 위 오른쪽 거의 1/4을 차지한다.
• 간 소엽의 구조(liver lobules)는 육안으로 보아 대체로 육각형 모양을 한 직경이 약 2mm 정도이다.
• 포도당을 원료로 하여 당원질(glycogen) 합성

2) 문맥순환(Portal circulation)
간에는 두 갈래 길을 통하여 혈액이 들어온다.
• 문맥(portal vein) : 위 및 창자(장)와 이자(췌장) 및 지라(비장)의 정맥이 모여서 문맥이 된 후 간에 이르는 간 소엽의 주위에 그물을 만들고 있다.
• 간동맥(Hepatic artery) : 배안(복강) 대동맥의 가지인 간동맥이 간에 들어와 가지로 갈라진 후 역시 간 소엽 주위에 혈관망을 만든다.

3) 쓸개관(담도 Bile duct)
간세포는 혈액내에서 원료물질을 얻어 쓸개즙(담즙)을 생산하여 간 소엽에 있는 쓸개즙(담즙) 모세혈관에 배출(이들 쓸개즙 모세관이 모여서 간관이 된다).

4) 쓸개주머니(담낭)
평상시 생산된 쓸개즙(담즙)을 일시적으로 저장, 식사 후 샘창자(십이지장)에서 소화가 진행될 때 수축하고 쓸개즙(담즙)을 샘창자(십이지장)내로 배출한다.

5) 쓸개즙(담즙)의 성분과 작용
• 성분 : 담즙산염(가장 많이 함유되어 있음), 담즙색소

(bile pigment), 콜레스테롤cholesterol(지질의 소화액)
- 쓸개즙(담즙)의 작용
  - 지질을 유화시켜 소화를 돕는다.
  - Fe^{++}, Ca^{++}의 흡수를 촉진시킨다.
  - 창자관 내 부패를 방지한다.
  - 호르몬, 독성물질, 약물 등의 배설 작용을 한다.
  - 지방산을 물에 녹기 쉽게 이자액(췌액)이나 장액속에 있는 리파아제lipase(소화효소) 작용을 받기 쉽게 함
  - 90% 이상 작은창자(소장)에서 흡수 쓸개즙(담즙)성분으로 재이용

6) 황달(Jaundice)
- 작은창자(소장) 내로의 쓸개즙(담즙)배설이 장애되어 혈중의 쓸개즙(담즙)색소가 증가되고 눈의 각막, 피부 등에 황달색으로 착색
- 폐쇄성 황달(obstructive Jaundice)
- 간세포성 황달(hepatogenic Jaundice) → 감염성 간염, 혈청 간염
- 용혈성 황달(hemolytic Jaundice)

7) 쓸개돌증(담석증 Cholelithiasis)
- 칼슘빌리루빈염(calcium bilirubinate)돌과 콜레스테롤돌의 두 가지가 있다.
- 콜레스테롤돌을 형성하는 데는 3가지 인자가 관여하는 것 같다.
  - 쓸개즙(담즙)의 정체
  - 쓸개즙(담즙)이 콜레스테롤로 과포화되는 것
  - 과포화 쓸개즙(담즙)으로부터 핵을 만드는 인자가 섞여 있는 경우

07 이자(췌장 Pancreas)

- 이자(췌장)액의 pH : 8.5
- 이자(췌장)에는 두 종류의 샘세포가 있다.
- 이자액(췌액)의 구성
  - 양이온 : Na^+, K^+, Mg^{2+}, H^+
  - 음이온 : Cl^-, HPO_4^{2-}, SO_4^{2-}, HCO_4^{2-}
  - 소화성 효소
  - 기타 단백질
- 이자아밀라제의 작용부위는 샘창자(12지장)이며, 전분을

맥아당과 과당류로 전환시킨다.
- 이자액(췌액)을 분비하는 샘세포 : 대부분을 차지
- 랑게르한스섬(islands of Langerhans) : 인슐린(Insulin) 분비
  - Insulin의 간, 근육, 지방조직에 대한 작용은 혈당 농도를 저하시키고 지방산 농도, 케톤산 농도, 아미노산 농도 등을 감소시킨다.
- 이자액(췌액)내의 소화효소
  - 트립신(trypsin) : 단백질 소화효소
  - 스테압신(steapsin) : 지방질 소화효소
  - 아밀롭신(amylopsin) : 전분 소화효소
  - 이밖에 키모트립신(chymotrypsin), 카르복시펩티다제(carboxypeptidase), 소화 작용이 약하다.
- 탄수화물, 지방, 단백질의 분해 효소를 생산 분비하는 곳은 이자(췌장)의 외분비샘이다.

08 작은창자(소장 Small intestine)

1) 구조
크게 3개의 층으로 구성
- 장막(serosa) : 가장 바깥층(즉 복막으로 덮여 있다)
- 근층(muscularis) : 민무늬근(평활근), 다시 두층으로 구분
- 바깥층 : 섬유가 세로(종축)방향. 이것이 수축하면 작은창자(소장)의 길이가 단축되는 결과
- 내층 : 돌림(윤상)으로 이것이 수축하면 작은창자(소장)의 내강이 좁아진다.
- 점막(mucosa) : 돌림(윤상)의 깊은 주름이 많이 있어 표면적이 넓다. 주름에는 단층원주상피로 된 융모(villi)가 무수히 많다.

2) 창자액(장액 Intestinal juice)
- 장액은 미주신경에 의해 분비 촉진되고 효소, 점액, 전해질로 구성되며 pH는 8~8.2 정도이다.
- 샘창자(십이지장)의 분비샘인 부르너선(Brunner's gland)은 진한 알카리성 점액을 분비하는데 이것은 위(stomach)에서 내려오는 위산에서 작은창자(소장) 점막을 보호하기 위한 것이다.
- 장선은 소장 전체에 걸쳐 융모사이의 점막에 위치한다.
- 소장에서의 장액분비는 기계적 · 화학적자극, 신경 및

호르몬에 의해 조절된다.

- 작은창자(소장)의 점막에는 리비킨씨온와(Lieberkuhn's crypt)라고 불리는, 특히 대롱샘 구조를 가진 소화액선이 있어 이것을 창자샘(intestinal gland)이라 하는데 하루에 3,000mL 정도의 창자액을 분비한다.

3) 작은창자(소장)의 운동

- 장기능을 조절하는 요인은 온도, Na+과 Ca2+, 에피네프린, 자율신경계 등이다.
- 꿈틀운동(연동운동) : 작은창자(소장)벽의 돌림근(윤상근) 수축으로 내용물을 아래쪽(항문)으로 이동(매초 1cm 정도 이동)
- 분절운동 : 거의 동시에 돌림근(윤상근)이 수축환을 이루어 내용물을 잘게 부수어 반죽하여 소화액과 혼합
- 융모운동 : 융모는 민무늬근(평활근) 섬유에 의해 앞뒤 왼오른쪽(전후 좌우)로 진동하는 채찍운동과 수축이완운동

4) 작은창자(소장)에서의 양분 흡수

- 소화작용에 의해 양분생성 → 융모의 상피세포 → 모세혈관과 암죽관(유미관)내로 흡수
- 상피세포의 세포막을 통과하는 기전
  - 물과 전해질

- 확산작용(피동적 운반)
- 지방산 글리세린
- 아미노산, 당류 : 에너지를 소비하는 능동적 운반
- 모세혈관내 혈액으로 들어온 양분
- 문맥계 → Liver(저장, 화학적 변화 또는 일부가 간정맥을 통해 순환)
- 삼투압에 의해서 융모가 흡수
- 포도당, 아미노산, vitamin, 무기염류 등은 융모돌기의 모세혈관 – 간문맥 – 간 → 심장 → 온몸으로 흡수되고
- 지방산(Fatty acid), 글리세롤(Glycerol), 콜레스테롤 등은 Lymph관(암죽관, 유미관) → 가슴관(흉관) → 빗장뼈정맥(쇄골하정맥) → 심장을 지나 온몸으로 흡수된다.
- 당의 흡수속도를 촉진하는 인자는 인슐린과 갑상샘호르몬이다.

09 큰창자(대장 Large intestine)

- 길이 : 약 1.5m, 직경 7cm 되는 굵은 관으로 된 기관
- 수분을 흡수하고
- 수분 흡수 시 셀룰로오스(Cellulose) 필요
- 큰창자(대장)내 세균의 작용 : Vitamin K 합성
- 배변을 느끼는 곧창자(직장) 내 압력은 30~40mmHg이다.

해설

0001

0001

• 가수분해효소(hydrolase)는 가수분해 반응을, 합성효소(synthetase)는 탈수합성반응을 촉매한다.
• 인산가수분해효소(phosphatase)는 인산기를 제거하고, 키나아제(kinase)는 인산기를 첨가하는 작용을 촉매하고, 탈수소효소(dehydrogenase)는 수소를 제거하는 작용을 한다.

효소에 관한 설명으로 옳은 것은?

┃ 보기 ┃
가. 세포내 화학반응 속도를 증가시키는 생촉매제이다.
나. 대부분 단백질이다.
다. 촉매반응 전에 효소-기질복합체를 형성한다.
라. 가수분해효소는 탈수합성반응을 촉매한다.

① 가, 나, 다   ② 가, 다   ③ 나, 라   ④ 라   ⑤ 가, 나, 다, 라

✛ **문헌** 박인국, 생리학, 라이프사이언스, 2003, p.56~57

0002

• 탄산탈수효소(carbonic anhydrase) : 탄산→물 + 탄산가스
• 아밀라아제(amylase) : 전분 + 물→맥아당
• 젖산탈수소효소(lactate dehydrogenase) : 젖산→피루브산 + H₂
• 리보핵산분해효소(ribonuclease) : RNA + 물→리보뉴클레오티드

0002

다음과 같은 반응을 촉매 하는 효소로 옳은 것은?

┃ 보기 ┃
$$2H_2O_2 \rightarrow 2H_2O + O_2$$

① 카탈라아제(catalase)   ② 탄산탈수효소(carbonic anhydrase)
③ 아밀라아제(amylase)   ④ 젖산탈수소효소(lactate dehydrogenase)
⑤ 리보핵산분해효소(ribonuclease)

✛ **문헌** 박인국, 생리학, 라이프사이언스, 2003, p.57

0003

• 일반적으로 온도의 증가는 비효소-촉매 반응 속도를 증가시키고, 최적 pH 범위를 넘으면 효소의 활성은 감소한다.
• 조인자는 Ca^{2+}, Mg^{2+}, Mn^{2+}, Cu^{2+}, Zn^{2+}, Fe^{2+} 등과 같은 금속이온들이 있으며, 조효소는 니아신, 리보플라빈 및 다른 수용성 비타민으로부터 유래한 유기분자로 수소원자와 작은 분자를 전이하는 작용을 한다.

0003

효소의 촉매 반응률에 영향을 미치는 요인으로 옳은 것은?

┃ 보기 ┃
가. 온도   나. pH   다. 조인자와 조효소의 농도   라. 효소와 기질의 농도

① 가, 나, 다   ② 가, 다   ③ 나, 라   ④ 라   ⑤ 가, 나, 다, 라

✛ **문헌** 이창현 외, 해부생리학, 메디컬코리아, 2007, p.52

0004

• 산성인산분해효소(acid phosphatase)의 최적 pH : 5.5
침아밀라아제(salivary amylase)의 최적 pH : 6.8
리파아제(lipase)의 최적 pH : 7.0
알칼리인산분해효소(alkaline phosphatase)의 최적 pH : 9.0

0004

단백질 소화의 촉매작용을 하는 펩신(pepsin)의 최적 pH로 옳은 것은?

① 2.0   ② 5.5   ③ 6.8   ④ 7.0   ⑤ 9.0

✛ **문헌** 박인국, 생리학, 라이프사이언스, 2003, p.59

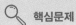

0005

간에서의 인슐린 효과로 옳은 것은?

보기
| 가. 케톤 생산 억제 | 나. 단백질 합성 증가 |
| 다. 지방 합성 증가 | 라. K⁺섭취 증가 |

① 가, 나, 다　　② 가, 다　　③ 나, 라　　④ 라　　⑤ 가, 나, 다, 라

✛ 문헌　전국의과대학교수, Ganong's 생리학, 도서출판 한우리, 1999, p.360

0006

췌장 아밀라아제(amylase)의 작용부위로 옳은 것은?

① 위　　　　　　　② 샘창자(십이지장)　　　　③ 지라(이자)

④ 작은창자(소장)　　⑤ 큰창자(대장)

✛ 문헌　박인국 외, 생리학, 라이프사이언스, 2003, p.441

0007

췌장아밀라아제(amylase)의 소화생성물로 옳은 것은?

① 맥아당　　② 젖당　　③ 포도당　　④ 아미노산　　⑤ 지방산

✛ 문헌　박인국 외, 생리학, 라이프사이언스, 2003, p.441

0008

소장에 흡수된 지방의 이동경로로 옳은 것은?

① 간문맥 → 간　　　　② 간문맥 → 간동맥　　　③ 암죽관 → 순환계

④ 암죽관 → 간문맥　　⑤ 소장 → 간

✛ 문헌　전국의과대학교수, 생리학, 도서출판 한우리, 1999, p.510

0009

식세포(phagocyte)인 쿠퍼세포(Kupffer cell)가 있는 기관으로 옳은 것은?

① 소장　　② 대장　　③ 이자　　④ 간　　⑤ 쓸개

✛ 문헌　박인국 외, 생리학, 라이프사이언스, 2003, p.329

0005
• 간에서의 포도당 신합성 억제와 글리코겐 합성 증가에 의한 포도당 유출 감소 효과가 있다.

0006
• 췌장아밀라제의 작용부위는 샘창자(십이지장)이며, 전분을 맥아당과 과당류로 전환 시킨다.

0007
• 췌장아밀라제의 작용부위는 샘창자(십이지장)이며, 전분을 맥아당과 과당류로 전환시킨다.

0008
• 담즙, 지방산, 췌액 등이 있으면 콜레스테롤은 소장에 쉽게 흡수되고 유미미립으로 혼합되어 림프관을 경유하여 순환계로 들어간다.

0009
• 간의 쿠퍼세포는 동양혈관(sinusoid)벽에 고정되어 있는 고정식세포이다.

0010

• 섭취 : 음식을 먹는 것

저작 : 음식을 씹고 침으로 섞는 것

연하 : 음식을 삼키는 것

연동 : 위장관을 통해 음식을 이동시키는 수축운동

0011

• 호르몬은 내분비 물질이다.

0012

• 위는 음식물을 저장하고, 단백질의 소화를 개시하며 위산을 분비하여 세균을 죽이고, 음식물을 미즙 형태로 소장으로 보낸다.

0013

위치	세포형태	분비물
위저부	벽세포	HCl, 내인자
	주세포	펩시노겐
	배상세포	점액
	장크롬친화성세포	히스타민, 세로토닌
	D세포	소마토스타틴
유문부	G세포	가스트린
	주세포	펩시노겐
	배상세포	점액
	D세포	소마토스타틴

0010

소화계에서 일어나는 운동으로 옳은 것은?

┃보기┃

가. 섭취　　　　　　　나. 저작　　　　　　　다. 연하　　　　　　　라. 연동

① 가, 나, 다　　② 가, 다　　　③ 나, 라　　　④ 라　　　⑤ 가, 나, 다, 라

✛ 문헌 박인국 외, 생리학, 라이프사이언스, 2003, p.417

0011

소화과정을 돕는 외분비물로 옳은 것은?

┃보기┃

• 소시지 모양의 막대형의 그물막 구조
• 유산소호흡을 통해 ATP를 만들어 에너지를 생산
• 근육과 같이 세포기능이 왕성한 부위에 많다

✛ 문헌 박인국 외, 생리학, 라이프사이언스, 2003, p.417

0012

위의 기능으로 옳은 것은?

┃보기┃

가. 음식물의 저장　　나. 단백질 소화 개시　　다. 위산분비　　　라. 음식물의 미즙화

① 가, 나, 다　　② 가, 다　　　③ 나, 라　　　④ 라　　　⑤ 가, 나, 다, 라

✛ 문헌 박인국 외, 생리학, 라이프사이언스, 2003, p.421

0013

위저에 분포된 벽세포에서 분비되는 생성물로 옳은 것은?

① 펩시노겐　　② HCl　　　③ 점액　　　④ 가스트린　　⑤ 히스타민

✛ 문헌 박인국 외, 생리학, 라이프사이언스, 2003, p.422

0014

유문부에 분포된 D세포에서 분비되는 생성물로 옳은 것은?

① 펩시노겐　　② 소마토스타틴　③ 점액　　　　④ 가스트린　　⑤ 히스타민

✛ 문헌 박인국 외, 생리학, 라이프사이언스, 2003, p.422

0015

유문부에 분포된 G세포에서 분비되는 생성물로 옳은 것은?

① 펩시노겐　　② 소마토스타틴　③ 점액　　　　④ 가스트린　　⑤ 히스타민

✛ 문헌 한국해부학교수협의회 편, 생리학, 정담미디어, 2005, p.36

0016

위(stomach)에서 흡수되며 결핍 시 악성빈혈을 초래하는 비타민으로 옳은 것은?

① A　　　　　② B$_{12}$　　　　③ C　　　　　④ D　　　　　⑤ E

✛ 문헌 박인국 외, 생리학, 라이프사이언스, 2003, p.421

0017

Cl$^-$과 H$^+$을 위액으로 분비하는 위세포로 옳은 것은?

① 벽세포　　　② 주세포　　　③ 배상세포　　④ D세포　　　⑤ G세포

✛ 문헌 박인국 외, 생리학, 라이프사이언스, 2003, p.422

0018

위벽세포에서 HCl이 분비되도록 자극하는 호르몬으로 옳은 것은?

① 세크레틴　　② 콜레시스토키닌　③ 옥시토신　　④ 티록신　　　⑤ 가스트린

✛ 문헌 박인국 외, 생리학, 라이프사이언스, 2003, p.422

해설

0014~0015

위치	세포형태	분비물
위저부	벽세포	HCl, 내인자
	주세포	펩시노겐
	배상세포	점액
	장크롬친화성세포	히스타민, 세로토닌
	D세포	소마토스타틴
유문부	G세포	가스트린
	주세포	펩시노겐
	배상세포	점액
	D세포	소마토스타틴

0016

• 비타민 B$_{12}$는 골수에서 적혈구를 성숙하는 데 필요하므로 위절제 수술환자는 B$_{12}$를 주사맞거나 복용해야 한다. 결핍 시에는 악성빈혈이 발생한다.

0017

• 벽세포는 HCO$_3^-$을 혈액으로 분비하는 동안 Cl$^-$과 H$^+$은 위액으로 분비한다.

0018

• 벽세포에 의한 HCl분비는 가스트린(gastrin)과 아세틸콜린(acetylcholine)에 의해 자극을 받는다.

0019

위의 벽세포에서 분비되는 HCl에 의한 위액의 pH농도로 옳은 것은?

① 2이하　　　② 4이하　　　③ 6이하　　　④ 8이하　　　⑤ 10이하

✜ 문헌 박인국 외, 생리학, 라이프사이언스, 2003, p.422

0020

소화효소에 의한 단백질의 분해과정이다. (A)에서 작용하는 물질과 (B)의 분해 물질로 옳은 것은?

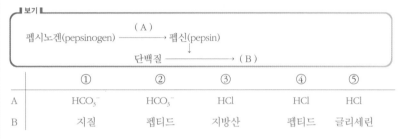

┃보기┃

펩시노겐(pepsinogen) ──(A)──→ 펩신(pepsin)

단백질 ──────→ (B)

	①	②	③	④	⑤
A	HCO_3^-	HCO_3^-	HCl	HCl	HCl
B	지질	펩티드	지방산	펩티드	글리세린

✜ 문헌 박인국 외, 생리학, 라이프사이언스, 2003, p.423

0021

졸린거-엘리슨 증후군(Zollinger-Ellinson syndrome)의 발생과 연관이 있는 소화기 분비물로 옳은 것은?

① 트립신(trypsin), 이자액　　② 트립신, 위산　　　　　③ 가스트린(gastrin), 이자액

④ 가스트린, 위산　　　　⑤ 가스트린, 쓸개즙

✜ 문헌 박인국 외, 생리학, 라이프사이언스, 2003, p.423

0022

소화성궤양을 일으키는 위장관 서식 세균으로 옳은 것은?

① 대장아메바　　　　　　　　② 헬리코박터 파일로리(Helicobacter pylori)

③ 대장균(E-coli)　　　　　　④ 에로모나스(Aeromonas)균

⑤ 보툴리누스(Botulinus)균

✜ 문헌 박인국 외, 생리학, 라이프사이언스, 2003, p.424

0023

소화된 양분을 흡수하는 소장내의 미세구조로 옳은 것은?

① 장음와(=리버쿤 음와)   ② 융모   ③ 근점막

④ 장막   ⑤ 위소와

⁜ 문헌 박인국 외, 생리학, 라이프사이언스, 2003, p.425

0024

다음과 같은 분해과정에 관여하는 효소(A)로 옳은 것은?

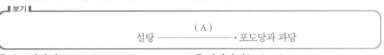

① 수크라아제(sucrase)   ② 말타아제(maltase)

③ 락타아제(lactase)   ④ 아미노펩티다아제(aminopeptidase)

⑤ 엔테로키나아제(enterokinase)

⁜ 문헌 박인국 외, 생리학, 라이프사이언스, 2003, p.426

0025

다음과 같은 분해과정에 관여하는 효소(A)로 옳은 것은?

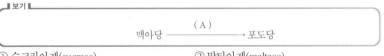

① 수크라아제(sucrase)   ② 말타아제(maltase)

③ 락타아제(lactase)   ④ 아미노펩티다아제(aminopeptidase)

⑤ 엔테로키나아제(enterokinase)

⁜ 문헌 박인국 외, 생리학, 라이프사이언스, 2003, p.426

0026

다음과 같은 특징을 갖는 효소로 옳은 것은?

> 보기
> • 젖당을 소화한다.   • 결핍된 성인 아시아인이 많다.
> • 결핍 시 설사, 위경련 등을 일으킨다.

① 수크라아제(sucrase)   ② 말타아제(maltase)

③ 락타아제(lactase)   ④ 아미노펩티다아제(aminopeptidase)

⑤ 엔테로키나아제(enterokinase)

⁜ 문헌 박인국 외, 생리학, 라이프사이언스, 2003, p.426

해설

0023
• 소장의 내강(lumen)으로 돌출되어 있는 융모에서 양분을 흡수한다.

0024
• 수크라아제 결핍 시 위장관장애가 발생한다.

0025
• 말타아제(maltase)는 이당류 가수분해 효소로 맥아당을 분해한다.

0026
• 요구르트는 락타아제(lactase)효소를 갖고 있기 때문에 우유보다 소화가 잘 된다.

0027

• 돌창자(회장)에서 온 미즙은 막창자(맹장), 오름주름창자(상행결장), 가로주름창자(횡행결장), 내림주름창자(하행결장), 구불잘록창자(S상결장), 곧창자(직장), 항문관을 차례로 통과한다.

0027

대장에서의 노폐물 배설과정이 순서대로 나열된 것은?

| 보기 |
가. 막창자(맹장)	나. 오름주름창자(상행결장)
다. 가로주름창자(횡행결장)	라. 구불잘록창자(S상결장)
마. 곧창자(직장)	

① 가 → 나 → 다 → 라 → 마   ② 가 → 나 → 라 → 다 → 마

③ 가 → 다 → 나 → 마 → 라   ④ 나 → 가 → 다 → 라 → 마

⑤ 다 → 나 → 가 → 마 → 라

✛ 문헌 박인국 외, 생리학, 라이프사이언스, 2003, p.427

0028

• 배변반사는 직장내압이 30~40mmHg 수준으로 상승할 때 느끼며, 중추는 척수의 천수에 있다.

0028

배변반사가 일어날 수 있는 직장내압으로 옳은 것은?

① 10~20mmHg   ② 20~30mmHg   ③ 30~40mmHg

④ 40~50mmHg   ⑤ 50~60mmHg

✛ 문헌 박인국 외, 생리학, 라이프사이언스, 2003, p.429

0029

• 간은 혈액의 해독과 탄수화물대사, 지질대사, 단백질합성, 담즙분비 등의 기능이 있다.

0029

간의 기능으로 옳은 것은?

| 보기 |
| 가. 쿠퍼세포에 의한 식작용 | 나. 포도당 대사 |
| 다. 담즙으로 콜레스테롤 배설 | 라. 알부민 생산 |

① 가, 나, 다   ② 가, 다   ③ 나, 라   ④ 라   ⑤ 가, 나, 다, 라

✛ 문헌 박인국 외, 생리학, 라이프사이언스, 2003, p.431

0030

• 간의 지질대사는 트리글리세리드와 콜레스테롤 합성, 지방산으로부터 케톤체 생산, 담즙으로 콜레스테롤 배설작용 등이다.

0030

간의 지질대사 기능에 속하는 것은?

| 보기 |
| 가. 지방산으로부터 케톤체 생산 | 나. 포도당 대사 |
| 다. 담즙으로 콜레스테롤 배설 | 라. 알부민 생산 |

① 가, 나, 다   ② 가, 다   ③ 나, 라   ④ 라   ⑤ 가, 나, 다, 라

✛ 문헌 박인국 외, 생리학, 라이프사이언스, 2003, p.431

0031

담즙의 성분으로 옳은 것은?

┃ 보기 ┃

가. 빌리루빈(bilirubin)	나. 담즙산염	다. 인지질	라. 무기이온

① 가, 나, 다   ② 가, 다   ③ 나, 라   ④ 라   ⑤ 가, 나, 다, 라

✚ 문헌 박인국 외, 생리학, 라이프사이언스, 2003, p.432

0032

다음과 같은 작용을 하는 소화기관으로 옳은 것은?

┃ 보기 ┃

- 암모니아를 요소로 전환시키는 효소가 있다.
- 독성 포르피린(porphyrin)을 빌리루빈(bilirubin)으로 전환한다.

① 위   ② 십이지장   ③ 간   ④ 이자   ⑤ 담낭

✚ 문헌 박인국 외, 생리학, 라이프사이언스, 2003, p.434

0033

다음과 같은 작용을 하는 소화기관으로 옳은 것은?

┃ 보기 ┃

- 스테로이드 호르몬의 물질대사를 한다.
- 벤조피렌(benzopyrene)이나 다이옥신(dioxin) 등의 해독효소를 가지고 있다.

① 위   ② 샘창자(십이지장)   ③ 간

④ 이자   ⑤ 쓸개주머니(담낭)

✚ 문헌 박인국 외, 생리학, 라이프사이언스, 2003, p.434

0034

체내에 흡인된 벤조피렌(benzopyrene)이나 PCB(polychlorinated biphenyl) 등의 해독에 관여하는 시토크롬(cytochrome)효소로 옳은 것은?

① P250   ② P350   ③ P450   ④ P550   ⑤ P650

✚ 문헌 박인국 외, 생리학, 라이프사이언스, 2003, p.434

해·설

31
- 담즙의 주요성분은 담즙색소인 빌리루빈 (bilirubin), 담즙산염, 인지질(주로 레시틴), 콜레스테롤, 무기이온 등이다.

32
- 간은 호르몬, 약물과 다른 활성분자들을 화학적 변형을 통해 제거할 수 있다.

33
- 간은 호르몬, 약물과 다른 활성분자들을 화학적 변형을 통해 제거할 수 있다.

34
- 시토크롬(cytochrome) P450효소는 수천의 독성물질을 대사하며 사람마다 이 효소의 양이 다르기 때문에 독성물질이나 약물에 대한 민감도가 서로 다르다.

해설

0035

• 췌장액(이자액)속에 포함된 효소 : 트립신 (trypsin), 키모트립신 (chymotrypsin), 엘라스타아제 (elastase), 카르복시펩티다아제 (carboxypeptidase), 포스포리파아제 (phospholipase), 리파아제(lipase), 아밀라아제(amylase) 등이 있다.

0036

• 트립시노겐은 엔테로키나아제에 의해 활성화되고, 활성화된 트립신은 췌자액속의 다른 효소원들을 활성화시킨다.

0037

• 가스트린은 위점막 구조를 유지하며 벽세포의 HCl분비를 자극하고, 주세포의 펩시노겐 분비를 자극한다.

0038

• 가스트린은 위점막 구조를 유지하며 벽세포의 HCl분비를 자극하고, 주세포의 펩시노겐 분비를 자극한다.

0035

췌장액(이자액)속에 포함된 효소로 옳은 것은?

▎보기▏

가. 트립신(trypsin)	나. 엘라스타아제(elastase)
다. 리파아제(lipase)	라. 아밀라아제(amylase)

① 가, 나, 다　　② 가, 다　　③ 나, 라　　④ 라　　⑤ 가, 나, 다, 라

✛ 문헌 박인국 외, 생리학, 라이프사이언스, 2003, p.436

0036

췌장액 효소의 활성화 과정이다. (A)와 (B)에 알맞은 활성물질은?

▎보기▏

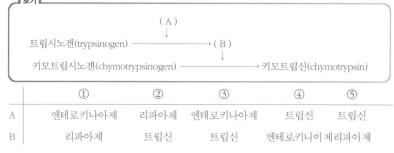

	①	②	③	④	⑤
A	엔테로키나아제	리파아제	엔테로키나아제	트립신	트립신
B	리파아제	트립신	트립신	엔테로키니이제리피아제

✛ 문헌 박인국 외, 생리학, 라이프사이언스, 2003, p.436

0037

위(stomach)에서 분비되는 호르몬으로 옳은 것은?

① 가스트린　　　② 세크레틴　　　③ 콜레시스토키닌

④ 위억제 펩티드　　⑤ 구아니린

✛ 문헌 박인국 외, 생리학, 라이프사이언스, 2003, p.437

0038

위(stomach)에서 분비되는 가스트린의 효과로 옳은 것은?

▎보기▏

가. 위점막 구조를 유지	나. 벽세포의 HCl분비를 자극
다. 주세포의 펩시노겐 분비를 자극	라. 담낭 수축을 자극

① 가, 나, 다　　② 가, 다　　③ 나, 라　　④ 라　　⑤ 가, 나, 다, 라

✛ 문헌 박인국 외, 생리학, 2003, p.437

0039

소장에서 분비되는 콜레시스토키닌의 효과로 옳은 것은?

보기

가. 담낭 수축을 자극　　　　　　나. 췌장액 효소분비를 자극
다. 위 운동과 분비를 억제　　　　라. 위벽세포의 HCl분비를 자극

① 가, 나, 다　　② 가, 다　　③ 나, 라　　④ 라　　⑤ 가, 나, 다, 라

✛ **문헌** 박인국 외, 생리학, 라이프사이언스, 2003, p.437

0040

전분을 맥아당으로 분해하는 효소로 옳은 것은?

① 펩신　　　② 트립신　　　③ 수크라아제　　④ 아밀라아제　　⑤ 락타아제

✛ **문헌** 박인국 외, 생리학, 라이프사이언스, 2003, p.441

0041

단백질 소화를 위해 폴리펩티드 사슬 내부의 펩티드결합을 절단하는 가수분해 효소로 옳은 것은?

보기

가. 카르복시펩티다아제(carboxypeptidase)　나. 키모트립신(chymotrypsin)
다. 아미노펩티다아제(aminopeptidase)　　라. 엘라스타아제(elastase)

① 가, 나, 다　　② 가, 다　　③ 나, 라　　④ 라　　⑤ 가, 나, 다, 라

✛ **문헌** 박인국 외, 생리학, 라이프사이언스, 2003, p.441

0042

타액에 대한 설명으로 옳은 것은?

보기

가. 귀밑샘(이하선), 턱밑샘(악하선), 혀밑샘(설하선)에서 분비된다.
나. pH는 6.3~6.8인 약산성이다.
다. 유형성분이 0.5~0.8%이다.
라. 많은 HCl이 함유되어 있다.

① 가, 나, 다　　② 가, 다　　③ 나, 라　　④ 라　　⑤ 가, 나, 다, 라

✛ **문헌** 한국해부학교수협의회 편, 생리학, 정담미디어, 2005, p.160

0043

•점막 : 소화관이나 기도 등의 안쪽을
덮고 있는 부드럽고 끈끈한 막.

0043

소화관 점막을 보호하고 윤활제 역할을 하는 점액을 분비하는 곳으로 옳은 것은?

① 점막   ② 점막하조직   ③ 근육층   ④ 장막   ⑤ 점막상조직

✤ 문헌 한국해부학교수협의회 편, 생리학, 정답미디어, 2005, p.160

0044

•염산(HCl)의 작용: 벽세포에서 분비, 직
접 소화 작용을 하지않음.
① pepsinogen → pepsin으로 활성화시킴.
② 산성 유지 : pH 1?2
③ 세균과 이 물질을 죽이는 작용, 세균
번식을 방지.
④ 음식물 부패 방지.
⑤ 각종 효소의 불활성 ex) 타액의
amylase의 효소 작용 억제.
⑥ rennin의 활성화 : 주세포에서 분비되
는 prorennin → rennin,
유즙속의 casein → paracasein(pepsin
의 작용을 받기 쉽게 함) ; 젖단백 소화

0044

펩시노겐(Pepsinogen)을 활성화하는 데 필요한 물질은?

① enterokinase   ② HCl   ③ invertase   ④ secretin   ⑤ 혈소판

✤ 문헌 한국해부학교수협의회 편, 생리학, 정답미디어, 2005, p.161

0045

•소화기계는 음식물을 소화, 흡수하고
배설 기능을 한다.

0045

소화기계의 주요한 작용으로 옳은 것은?

┃보기┃

| 가. 소화 | 나. 흡수 | 다. 배설 | 라. 배뇨 |

① 가, 나, 다   ② 가, 다   ③ 나, 라   ④ 라   ⑤ 가, 나, 다, 라

✤ 문헌 한국해부학교수협의회 편, 생리학, 정답미디어, 2005, p.156

0046

•위선의 구성세포
① 주세포(chief cell) : pepsinogen,
rennin, lipase
② 벽(부)세포(parietal cell) : HCl,
Vitamin B_{12} 흡수내인자
③ 점액경세포(mucous neck cell) :
mucin분비
④ 친크롬은세포(argentaffin cell) :
serotonin 분비

0046

위선에서의 위액분비 관계가 옳은 것은?

┃보기┃

| 가. 주세포 − pepsinogen | 나. 친크롬은세포 − serotonin |
| 다. 벽세포 − secretin | 라. 점액경세포 − mucin |

① 가, 나, 다   ② 가, 다   ③ 나, 라   ④ 라   ⑤ 가, 나, 다, 라

✤ 문헌 한국해부학교수협의회 편, 생리학, 정답미디어, 2005, p.161−162

0047

위액에 대한 설명으로 옳은 것은?

┃ 보기 ┃

> 가. 하루평균 분비량은 1,500~2,500ml이다.
> 나. 주성분은 pepsin, HCl, mucin 등이다.
> 다. pH 0.3~1.7의 강산성이다.
> 라. 분비 양상에는 자극이 주어지는 위치에 따라 뇌상, 위상, 장상으로 구분한다.

① 가, 나, 다　　② 가, 다　　③ 나, 라　　④ 라　　⑤ 가, 나, 다, 라

❖ 문헌 한국해부학교수협의회 편, 생리학, 정답미디어, 2005, p.161~164

0048

단백질의 화학적 소화가 처음으로 이루어지는 곳으로 옳은 것은?

① 구강　　② 식도　　③ 위　　④ 샘창자(십이지장)　　⑤ 돌창자(회장)

❖ 문헌 한국해부학교수협의회 편, 생리학, 정답미디어, 2005, p.161

0049

탄수화물의 화학적 소화가 처음으로 이루어지는 곳으로 옳은 것은?

① 구강　　② 식도　　③ 위　　④ 샘창자(십이지장)　　⑤ 돌창자(회장)

❖ 문헌 한국해부학교수협의회 편, 생리학, 정답미디어, 2005, p.160

0050

위액분비 촉진 호르몬으로 옳은 것은?

① gastrin　　② mucin　　③ lipase　　④ HCl　　⑤ secretin

❖ 문헌 한국해부학교수협의회 편, 생리학, 정답미디어, 2005, p161

0051

작은창자(소장)에서 이루어지는 운동이 아닌 것은?

① 연동운동　　② 분절운동　　③ 진자운동　　④ 융모운동　　⑤ 이완운동

❖ 문헌 한국해부학교수협의회 편, 생리학, 정답미디어, 2005, p.167

해설

0047

• 위액(gastric juice)
(1) 위액의 분비 : 하루 평균 2,000ml
(2) 위액의 주성분은 pepsin과 HCl, mucin 등이다.
(3) 점액을 함유한 pH 0.3~1.7의 강산성이다.
(4) 뇌상(cephalic phase), 위상(gastric phase), 장상(intestinal phase)에 의해 위액의 분비가 촉진된다.

0048

• 위선의 주세포에서 분비되는 pepsinogen은 HCl에 의해 단백질을 pepsin으로전환시키는 단백질의 1차 소화장소이다.

0049

• 소화효소인 아밀라아제(amylase)에 의해 다당류인 전분(starch)을 이당류인 맥아당(maltose)과 덱스트린(dextrin)으로 분해시킨다.

0050

• 유문부의 G세포에서 분비되는 가스트린(gastrin)이란 호르몬에 의해서 분비가 촉진된다.

0051

• 소장은 연동운동(peristaltic movement), 분절운동(segmental movement), 진자운동(pendular movement), 융모운동(contraction of villi)의 반복으로 소화와 흡수를 촉진한다.

0052
- 3대 영양소 중에서 가장 빠르게 배출되는 것은 탄수화물이고, 단백질은 2배 정도 느리며, 지방은 위의 운동을 억제함으로써 가장 느린 편이다.

0053
- 교감신경의 자극, 미즙을 받아들이는 십이지장 상태, 위장내의 미즙 유동성 등의 영향을 받는다.

0054
- 소장 융모의 가운데는 유미관이 있고 그 주위를 모세혈관이 둘러싸고 있다.
  - 모세혈관으로 흡수되는 양분 : 포도당, 수용성 비타민, 무기염류 등
  - 유미관으로 흡수되는 양분 : 지방산, 글리세롤, 지용성 비타민 등

0055
- 췌장의 내분비 세포(Langerhans샘)
① α-cell(20%) : glucagon 분비
  glycogen → glucose(혈당상승)
② β-cell(75%): insulin 분비
  glucose → glycogen(혈당저하)
③ δ-cell(5%) : somatostatin α, β세포 분비 억제 조절

0052

위의 내용물 중 가장 빠르게 배출되는 것으로 옳은 것은?

① 탄수화물　　② 단백질　　③ 지방　　④ 콜레스테롤　　⑤ 인지질

✛ 문헌 한국해부학교수협의회 편, 생리학, 정담미디어, 2005, p.164

0053

위의 내용물 배출에 영향을 미치는 요인으로 옳은 것은?

| 보기 |
| 가. 신경　　　　　　　　　　　　　나. 미즙을 받아들이는 십이지장의 상태 |
| 다. 정신상태　　　　　　　　　　　라. 위장내에 있는 미즙의 유동성 |

① 가, 나, 다　　② 가, 다　　③ 나, 라　　④ 라　　⑤ 가, 나, 다, 라

✛ 문헌 한국해부학교수협의회 편, 생리학, 정담미디어, 2005, p.165

0054

소장 융모의 유미관(암죽관)에서 주로 흡수되는 물질로 옳은 것은?

① 포도당　　② 수용성 비타민　③ 지방　　④ 무기염류　　⑤ 아미노산

✛ 문헌 한국해부학교수협의회 편, 생리학, 정담미디어, 2005, p.168

0055

췌장의 내분비 세포에서 분비되고 혈당을 상승시키는 호르몬으로 옳은 것은?

① glucagon　　② insulin　　③ somatostatin　④ trypsin　　⑤ chymotrypsin

✛ 문헌 한국해부학교수협의회 편, 생리학, 정담미디어, 2005, p.170

0056

쓸개즙(담즙) 작용에 대한 설명으로 옳은 것은?

▌보기 ▐

가. 지방의 소화 촉진 작용
나. 지용성 비타민(Vitamin A, D, E, K_1, K_2)흡수 촉진
다. 장관내 부패 방지, 경도의 설사작용
라. 쓸개즙(담즙)색소, 독물, 약물 등의 배설 작용

① 가, 나, 다　　② 가, 다　　③ 나, 라　　④ 라　　⑤ 가, 나, 다, 라

✛ 문헌 한국해부학교수협의회 편, 생리학, 정답미디어, 2005, p.172

0057

간의 기능으로 옳은 것은?

▌보기 ▐

가. 쓸개즙(담즙)의 생성　　　　나. 물질의 합성과 저장
다. 방어 및 해독작용　　　　　　라. 혈액량조절

① 가, 나, 다　　② 가, 다　　③ 나, 라　　④ 라　　⑤ 가, 나, 다, 라

✛ 문헌 한국해부학교수협의회 편, 생리학, 정답미디어, 2005, p.174-175

0058

위와 장에서 분비되는 소화호르몬으로 옳은 것은?

▌보기 ▐

가. gastrin　　　나. secretin　　　다. cholecystokinin　　　라. amylase

① 가, 나, 다　　② 가, 다　　③ 나, 라　　④ 라　　⑤ 가, 나, 다, 라

✛ 문헌 한국해부학교수협의회 편, 생리학, 정답미디어, 2005, p.175-176

0059

배변반사를 느낄 수 있는 직장내압으로 옳은 것은?

① 10~20mmHg　　　　② 20~30mmHg　　　　③ 30~40mmHg
④ 40~50mmHg　　　　⑤ 50~60mmHg

✛ 문헌 한국해부학교수협의회 편, 생리학, 정답미디어, 2005, p.177

해설

0056
• 쓸개즙(담즙) 작용
① 지방의 소화 촉진 : 소화효소는 없으나 지방을 유화
② 지용성 비타민(Vitamin A, D, E, K1, K2) 흡수 촉진
③ Fe, Ca흡수 촉진
④ 장관내 부패 방지, 경도의 설사작용
⑤ 쓸개즙(담즙)색소, 독물, 약물 등의 배설 작용

0057
• 간(liver)의 기능은 쓸개즙(담즙)의 생성, 물질의 합성과 저장, 방어 및 해독 작용, 혈액량 조절 작용을 한다.

0058
• 위와 장관의 점막에서는 다수의 호르몬이 분비되어 소화관의 운동과 분비를 조절한다. 호르몬으로는 가스트린(gastrin), 세크레틴(secretin), 콜레시스토키닌(cholecystokinin) 등이다.

0059
• 배변의 현상 : 분변(feces)의 중력이 직장 쪽에 이르러 직장내압이 30~40mmHg이 되면 음부신경과 골반신경을 따라 천수에 있는 배변반사 중추가 흥분한다.

해·설

0060

• 위 체부의 분비선에서 분비되는 염산은 섭취한 많은 박테리아를 죽이고 단백질 소화를 촉진시키며, 담즙과 췌액의 분비를 자극한다.

0060

다음과 같은 기능을 하는 위내 분비물질로 옳은 것은?

┃보기┃
• 위의 벽세포에서 분비된다.   • 위액의 산성을 유지한다.
• pepsinogen을 펩신으로 활성화시킨다.

① mucin   ② gastrin   ③ rennin   ④ secretin   ⑤ HCl

✤ 문헌 전국의과대학교수, Ganong's 생리학, 도서출판 한우리, 1999. p527

0061

• 모세혈관으로 흡수되는 양분 : 포도당, 수용성 비타민, 무기염류 등
• 유미관으로 흡수되는 양분 : 지방산, 글리세롤, 지용성 비타민 등

0061

소화된 양분이 소장으로 흡수될 때 암죽관(유미관)과 가슴관(흉관)을 거치는 것으로 옳은 것은?

① 지방산   ② 포도당   ③ 아미노산   ④ 비타민   ⑤ 무기염류

✤ 문헌

0062

• 파이어반(Peyer's patch) : 작은창자 점막에 있는 림프성 조직

0062

집합 림프소절(Peyer's patch)이 있는 곳으로 옳은 것은?

① 샘창자(십이지장)   ② 주름창자(결장)
③ 막창자(맹장)   ④ 빈창자(공장)
⑤ 돌창자(회장)

✤ 문헌 이영돈 외, 해부생리학, 라이프사이언스, 2007. p 400

0063

• 염산(HCl)은 위선의 벽세포에서 분비되며 펩시노겐(pepsinogen)의 활성화, 세균 및 이물질을 죽이는 작용과 레닌(rennin)의 활성화, 음식물의 부패를 방지한다.

0063

염산(HCl)의 역할로 옳은 것은?

┃보기┃
가. 살균작용   나. pepsinogen의 활성화
다. rennin의 활성화   라. 음식물 부패 방지

①가, 나, 다   ②가, 다   ③나, 라   ④라   ⑤가, 나, 다, 라

✤ 문헌 한국해부학교수협의회 편, 생리학, 정담미디어, 2005. p.161~162

0064

위액 분비를 촉진하는 호르몬으로 옳은 것은?

① secretin　　② insulin　　③ estrogen　　④ gastrin　　⑤ prolactin

✛ **문헌** 한국해부학교수협의회 편, 생리학, 정담미디어, 2005, p.161

0064

• 유문부의 G세포에서 분비되는 가스트린(gastrin)이란 호르몬에 의해서 분비가 촉진된다.

0065

간의 기능으로 옳은 것은?

┌ 보기 ┐
가. 지방소화를 돕는다.　　　　　　나. 항혈액응고제인 prothrombin을 생산한다.
다. 요소를 생산한다.　　　　　　　라. 포도당신생과정이 일어난다.

① 가, 나, 다　　② 가, 다　　③ 나, 라　　④ 라　　⑤ 가, 나, 다, 라

✛ **문헌** 한국해부학교수협의회 편, 생리학, 정담미디어, 2005, p173-175

0065

• 간의 기능
-담즙산염은 지방소화를 돕는다.
-비만세포에서는 항혈액응고제인 프로트롬빈(prothrombin)을 생산한다.
-단백질 대사산물인 요소를 생산한다.
-포도당신생과정이 일어난다.

0066

염산을 분비하는 위선의 세포로 옳은 것은?

① 주세포　　② 위세포　　③ 벽세포　　④ 목점액세포　　⑤ 장막세포

✛ **문헌** 한국해부학교수협의회 편, 생리학, 정담미디어, 2005, p.161

0066

• 위선의 구성세포
① 주세포 (chief cell) : 펩시노겐(pepsinogen), 레닌(rennin), 리파아제(lipase)
② 벽(부)세포 (parietal cell) : HCl, Vitamin B12 흡수내인자
③ 점액경세포(mucous neck cell) : 뮤신(mucin) 분비
④ 친크롬은세포(argentaffin cell) : 세로토닌(serotonin) 분비

0067

온쓸개관(총담관)이 개구된 소화기관으로 옳은 것은?

① 쓸개주머니(담낭)　　② 돌창자(회장)　　③ 샘창자(십이지장)

④ 위　　　　　　　　　⑤ 빈창자(공장)

✛ **문헌** 한국해부학교수협의회 편, 생리학, 정담미디어, 2005, p.171

0067

• 쓸개즙(담즙)(bile)은 간에서 생산되어 쓸개주머니(담낭)에 저장되었다가 자극이 있을 때 담관, 온쓸개관(총담관)을 거쳐 샘창자(십이지장)로 배출된다.

해설

0068

• 카르복시펩티다아제(carboxypeptidase)
와 아미노펩티다아제(aminopeptidase)는
폴리펩티드 사슬의 말단으로부터 아미노
산을 제거하는 펩티드 외부 가수분해효
소이다.

0069

• 췌장아밀라아제의 작용부위는 샘창자
(십이지장)이며, 전분을 맥아당과 과당
류로 전환시킨다.

0070

• 췌장아밀라아제의 작용부위는 샘창자
(십이지장)이며, 전분을 맥아당과 과당
류로 전환시킨다.

0071

• 담즙, 지방산, 췌액 등이 있으면 글리세
롤, 콜레스테롤 등은 소장에 쉽게 흡수되고
유미미립으로 혼합되어 림프관을 경유하여
순환계로 들어간다.

0068

단백질 소화를 위해 폴리펩티드 사슬 내부의 펩티드결합을 절단하는 가수분해 효소로 옳은 것은?

┃보기┃

가. 카르복시펩티다아제(carboxypeptidase)　　나. 키모트립신(chymotrypsin)
다. 아미노펩티다아제(aminopeptidase)　　　　라. 엘라스타아제(elastase)

① 가, 나, 다　　② 가, 다　　③ 나, 라　　④ 라　　⑤ 가, 나, 다, 라

✛ 문헌 박인국 외, 생리학, 라이프사이언스, 2003, p.441

0069

췌장 아밀라아제(amylase)의 작용부위로 옳은 것은?

① 입　　　　　　　② 위　　　　　　　③ 샘창자(십이지장)

④ 막창자(맹장)　　⑤ 주름창자(결장)

✛ 문헌 박인국 외, 생리학, 라이프사이언스, 2003, p.441

0070

췌장 아밀라아제(amylase)의 소화생성물로 옳은 것은?

① 포도당　　② 맥아당　　③ 아미노산　　④ 지방산　　⑤ 글리세린

✛ 문헌 박인국 외, 생리학, 라이프사이언스, 2003, p.441

0071

작은창자(소장)에 흡수된 글리세롤의 이동경로로 옳은 것은?

① 간문맥 → 간　　　　② 간 → 간정맥　　　　③ 간 → 소장

④ 간문맥 → 림프관　　⑤ 림프관 → 순환계

✛ 문헌 전국의과대학교수, 생리학, 한우리, 1999, p.510

0072

대부분의 영양분이 흡수되는 소화기 부위로 옳은 것은?

① 위   ② 샘창자(십이지장)   ③ 작은창자(소장)

④ 큰창자(대장)   ⑤ 막창자(맹장)

✚ 문헌 이영돈 외, 해부생리학, 라이프사이언스, 2007, p.341

0073

소화된 양분이 소장으로 흡수될 때 암죽관, 흉관을 거쳐 이동하는 양분으로 옳은 것은?

① 지방산   ② 포도당   ③ 아미노산   ④ 비타민   ⑤ 무기염류

✚ 문헌 박희진 외, EMT기초의학, 현문사, 2005, p.400

0074

소화기 - 분비호르몬 - 분비효소의 연관이 옳은 것은?

① 구강 - 글루카곤(glucagon) - 아밀라제(amylase)

② 위 - 가스트린(gastrin) - 키모트립신(chymotrypsin)

③ 십이지장 - 세크레틴(secretin) - 아밀롭신(amylopsin)

④ 췌장 - 인슐린(insulin) - 프티알린(ptyalin)

⑤ 소장 - 코르티코이드(corticoid) - 리파제(lipase)

✚ 문헌 박희진 외, EMT기초의학, 현문사, 2005, p.399

0075

다음과 같은 기능을 하는 위내 분비물질로 옳은 것은?

보기
- 위의 벽세포에서 분비된다.
- 펩시노겐(pepsinogen)을 펩신(pepsin)으로 활성화시킨다.
- 위액의 산성을 유지한다.

① 뮤신(mucin)   ② 가스트린(gastrin)   ③ 레닌(rennin)

④ 세크레틴(secretin)   ⑤ 염산(HCl)

✚ 문헌 박희진 외, EMT기초의학, 현문사, 2005, p.388

해설

0072
- 작은창자는 기계적 소화와 화학적 소화과정을 통해 양분을 흡수한다.

0073
- 지방산, 글리세롤 등은 림프관, 가슴관(흉관), 빗장밑정맥(쇄골하정맥), 심장을 지나 온몸으로 흡수된다.

0074
- 산성미즙이 장에 들어가면 샘창자(십이지장) 및 빈창자(공장)의 점막에서 세크레틴이 분비된다.

0075
- 위 체부의 주세포에서 분비되는 염산은 위액의 산성을 유지한다.

0076
• 담즙의 90% 이상은 소장에서 재흡수 되어 재이용된다.

0077
• 과다 구토는 혈액속의 유리수소농도를 감소시켜 혈액 pH가 증가할 수 있다.

0078
• 췌장아밀라아제의 작용부위는 샘창자(12지장)이며, 전분을 맥아당과 과당류로 전환시킨다.

0079
• 담즙, 지방산, 췌액 등이 있으면 콜레스테롤은 소장에 쉽게 흡수되고 유미미립으로 혼합되어 림프관을 경유하여 순환계로 들어간다.

0076

담즙의 작용이 아닌 것은?

① 지방의 소화촉진　　　　② 수용성 비타민 흡수 촉진

③ Fe^{2+}, Ca^{2+}의 흡수 촉진　　④ 장관내 부패방지

⑤ 호르몬, 독성물질, 약물 등의 배설 기능

✛ 문헌 박희진 외, EMT기초의학, 현문사, 2005, p.396

0077

위산 손실결과 나타나는 산-염기의 반응식으로 옳은 것은?

① $HNO_3 \rightarrow H^+ + NO_3^-$　　② $H^+ + NO_3^- \rightarrow HNO_3$

③ $H^+ + HCO_3^- \rightleftarrows H_2CO_3$　　④ $H_2CO_3 \rightarrow H^+ + HCO_3^-$

⑤ $H^+ + HCO_3^- \rightarrow H_2CO_3$

✛ 문헌 박인국 외, 생리학, 라이프사이언스, 2003, p.20

0078

이자(췌장)아밀라아제(amylase)의 작용부위(A)와 소화생성물(B)로 옳은 것은?

	①	②	③	④	⑤
A	위	샘창자(십이지장)	샘창자	작은창자(소장)	작은창자
B	맥아당	맥아당	포도당	포도당	아미노산

✛ 문헌 박인국 외, 생리학, 라이프사이언스, 2003, p.441

0079

소장에 흡수된 콜레스테롤의 이동경로로 옳은 것은?

① 간문맥 → 간　　② 간 → 간정맥　　③ 림프관 → 순환계

④ 림프관 → 간문맥　　⑤ 소장 → 간

✛ 문헌 전국의과대학교수, 생리학, 도서출판 한우리, 1999, p.510

0080

소장점막을 보호하기 위해 알카리성 점액을 분비하는 12지장의 분비샘으로 옳은 것은?

① 창자샘 ② 부르너샘(Brunner' s gland) ③ 랑게르한스샘

④ 이하선 ⑤ 악하선

✚ 문헌 박희진 외, EMT기초의학, 현문사, 2010, p.399

0081

탄수화물의 최종 분해산물로 옳은 것은?

① 글루코스 ② 지방산 ③ 코레스테롤 ④ 글리세롤 ⑤ 아미노산

✚ 문헌 박희진 외, EMT 기초의학, 현문사, 2010, p.410

0082

소화기관에서 포도당 흡수가 이루어지는 부위는?

① 위 ② 십이지장 ③ 작은창자 ④ 큰창자 ⑤ 곧창자

✚ 문헌 박희진 외, EMT 기초의학, 현문사, 2010, p.401

0083

침의 기능은?

① 탄수화물 분해 ② 지방의 분해 ③ 글리세롤의 분해

④ 비타민의 분해 ⑤ 콜레스테롤 분해

✚ 문헌 박희진 외, EMT 기초의학, 현문사, 2010, p.389

0084

트리글리세리드(triglyceride)를 가수분해하는 효소로 옳은 것은?

① 리파아제(lipase) ② 아밀라아제(amylase) ③ 락타아제(lactase)

④ 트립신(trypsin) ⑤ 엘라스타아제(elastase)

✚ 문헌 박인국, 생리학, 라이프사이언스, 2003, p.77

0080
• 부르너샘(Brunner' s gland)은 진한 알카리성 점액을 분비하여 점막을 보호한다.

0081
• 탄수화물의 최종 분해산물은 글루코스 형태이며, 글리코겐형태로 농축 저장한다.

0082
• 소장에서는 포도당, 아미노산, 무기염류, 비타민 등이 흡수된다.

0083
• 침에는 프티알린 등의 효소가 있어 탄수화물을 분해한다.

0084
• 아밀라아제(amylase) : 다당류를 가수분해하는 효소.
• 락타아제(lactase) : 젖당을 가수분해하여 포도당과 갈락토오스를 생성하는 가수분해효소.
• 트립신(trypsin) : 이자액에서 분비되는 단백질 분해효소.
• 엘라스타아제(elastase) : 엘라스틴을 특이하게 가수분해하는 세린프로테아제.

0085

• 기아나 단식, 당뇨병의 경우 지방조직으로부터 지방산의 방출이 증가하면 간에 의한 케톤체 생산이 증가한다. 결과적으로 비정상적인 고농도의 케톤체가 혈액으로 분비되면 케톤증(ketosis)이 나타난다.

0086

• 체내에서 합성되지 않아 음식으로 섭취해야 되는 아미노산으로 리신(lysine), 트립토판(tryptophan), 트레오닌(threonine), 페닐알라닌(phenylalanine), 발린(valine), 메티오닌(methionine), 류신(leucine), 이소류신(isoleucine) 등 8가지가 있으며, 어린아이는 히스티딘(histidine)이 추가된다.

0087

• 체내에서 합성되지 않아 음식으로 섭취해야 되는 아미노산으로 리신(lysine), 트립토판(tryptophan), 트레오닌(threonine), 페닐알라닌(phenylalanine), 발린(valine), 메티오닌(methionine), 류신(leucine), 이소류신(isoleucine) 등 8가지가 있으며, 어린아이는 히스티딘(histidine)이 추가된다.

0085

기아나 당뇨병의 경우 지방조직으로부터 지방산의 방출이 증가하여 나타날 수 있는 증상으로 옳은 것은?

① 갈색지방증　② 젖산증　③ 고칼륨증　④ 고칼슘증　⑤ 케톤증

✢ 문헌 박인국, 생리학, 라이프사이언스, 2003, p.78

0086

필수아미노산으로 옳은 것은?

┃보기┃
가. 리신(lysine)　　　　　나. 트립토판(tryptophan)
다. 트레오닌(threonine)　　라. 글리신(glycine)

① 가, 나, 다　② 가, 다　③ 나, 라　④ 라　⑤ 가, 나, 다, 라

✢ 문헌 박인국, 생리학, 라이프사이언스, 2003, p.78

0087

필수아미노산의 설명으로 옳은 것은?

① 알라닌(alanine) 등 8가지가 있다.

② 아미노산이 펩티디(peptide)결합을 한 구조이다.

③ 체내에서 합성되지 않아 음식으로 섭취한다.

④ 어린아이는 시스테인(cysteine)을 포함하여 9가지이다.

⑤ 아미노산에서 아민기를 제거한 것이다.

✢ 문헌 박인국, 생리학, 라이프사이언스, 2003, p.79

운동생리

01 운동생리에 관한 연구

- 19C 라보아제(A. Lavoisier)와 라플라스(P. Laplace)에 의하여 처음으로 시도되었다.
- 이들은 운동을 하면 생체가 산소를 많이 소모하고, 탄산가스를 많이 생산한다는 사실을 밝혔다.

02 신체운동

산소 섭취량 또는 소모량의 크기에 따라 3단계로 구분한다.

1) 중등(Moderate) 운동

일상생활의 노동이 포함되며 기초상태의 산소 소모량의 3배까지이다.

ex) 기초산소 섭취량 0.2mL/min라면 운동시에 0.6mL/min, 다시 말해서 3Cal/min의 에너지 대사량을 가지는 경우를 뜻한다.

ex) 몸무게가 70kg인 사람이 0.8L/min의 산소를 소모한다고 하면 4Cal/min의 에너지가 소모되는데 이것을 일반적으로 중등운동으로 본다.

- 이 상태로 하루에 8시간 노동을 한다면 :
  4Cal×480분 = 1,920Cal
- 8시간 수면에 소모되는 양은 : 500Cal
- 8시간의 휴식 중에 소모되는 양은 : 1,400Cal

그러므로 하루에너지 소비량을 약 3,800Cal가 된다. 이런 작업을 몇 해를 두고 계속하여도 몸에는 하등의 지장을 주지 않는다고 한다.

2) 중노동(Hard work)

- 농업, 공업, 건축 및 광산 등에서의 노동을 말한다. 기초 대사량의 4~8배, 즉 1~2L/min의 산소소모량을 보이는 운동이다.

ex) 몸무게가 60kg인 사람이 1.58L/min의 산소를 소모하여 5.6Cal/min의 에너지 소비량을 나타내는 작업을 8시간 동안 계속한다면 에너지 소비량은 3,650Cal에 달하며 8시간 수면 중에 500Cal, 나머지 8시간 중에 1,400Cal를 소모한다면 하루에 5,500Cal가 필요하게 된다. 이런 노동은 매일 계속하여 수행할 수 없다.

3) 최대 작업(Maximal work)

- 산소 소모량의 기초 상태 때의 10배 이상이 되는 경우를 말한다. 이런 작업을 5~6분 계속하면 극도의 피로기에(exhaustion stage)에 이른다.

4) 운동 중 호흡기계의 변동

- 운동을 하면 근육은 많은 산소를 소모하게 된다. 그 결과 많은 탄산가스를 생산하게 된다.
- 체내에서 생산된 탄산가스는 정맥혈을 거쳐서 허파꽈리(폐포)에 운반되고 허파꽈리(폐포)속의 탄산가스 분압을 높인다. 이런 사실은 동맥혈 탄산가스 분압을 높이는 결과도 된다.
- 호흡중추는 산소부족에는 그리 예민하지 못하지만 탄산가스 분압의 증가에는 아주 예민하기 때문에 쉽게 흥분하게 되고 그 결과 호흡은 증진된다. 또한 탄산가스 분압이 높아지면 혈액 내에 H^+ 농도는 높아진다. 이것 역시 호흡중추를 자극하는 결과가 된다.
- 운동하는 동안 동맥혈의 H^+ 농도와 탄산가스 분압의 증가 및 산소분압의 저하가 호흡을 촉진시킨다는 것 이외에 특수한 화합물, hormone 및 신경계 등의 작용에 의해서도 영향을 받는다.
- 호흡은 일반적으로 탄산가스 분압의 어느 수준 이상으로 축적되는 것을 막고 충분한 산소를 공급하게 하는 방향으로 이루어지는 것이라고 생각할 수 있다.

5) 산소 섭취량

- 운동을 시작하면 에너지 소비량은 곧 운동량에 병행하여 곧 증가하지 못한다. 즉, 운동 시작 후 약 2분 동안

급속히 증가하고 그 후에는 항정상태(steady state)로 되어 운동이 계속되는 동안 같은 수준을 유지한다.

- 운동량의 다소를 막론하고 운동시작 후 산소 섭취량이 항정상태에 도달하기까지 약 2분이 걸리며, 이 기간에 개체에는 산소 결핍 상태가 발생되며 운동기간 중에는 같은 크기가 계속된다. 운동을 정지한 후의 산소 섭취량은 지수 곡선 적으로 감소되며 이 기간의 합계가 산소 부채(oxygen debt)이다.
- 오래 계속하지 못하는 최대작업에서 얻은 최대 산소 섭취량은 개체의 작업 능력한도를 표시한다.

6) 산소부채

- 근육수축 자체는 산소가 직접 쓰인 결과로 나타나는 것이 아니라 산소가 필요하게 된다는 사실은 널리 알려져 있다. 그러나 운동이 어느 정도 이상 활발할 때는 호흡이 증강되어도 산소공급을 충족시키지 못하는 상태가 계속되는데 이러한 산소 부족상태를 산소부채(oxygen debt)라고 한다.
- 이것은 운동이 끝난 후에 호흡 증강상태가 얼마 동안 계속된 후에야 비로소 보충된다.

7) 운동 중 순환계의 변동

- 운동을 하면 혈액의 액성 성분을 땀으로 외부와 주위조직으로 이동시킬 뿐만 아니라 저장되어 있던 적혈구를 순환계의 혈액내로 이동시키므로 혈액이 어느 정도 농축된다.
- 그리고 혈액내로 나온 젖산과 탄산가스로 인한 H^+ 농도의 증가로 혈액의 액성은 산성쪽으로 기울어지게 된다.
- 심장박출량을 증가시킨다. 안정상태에서 심장 박출량은 5L인데 젊은 사람이 힘껏 운동을 하면 이것보다 약 5배 가량이나 심장 박출량이 증가할 수 있다. 심장박출량이 증가되려면 심장의 박동수를 증가시키거나 박동량을 증가시켜야 한다.

ex) 심한 운동을 하면 박동수는 매분 60회의 정상값에서 120~180회로 증가될 수 있다.

- 혈압의 상승이 일어나는데, 심한 운동을 하면 정상적 혈압보다 최고 60mmHg까지도 상승할 수 있다.
- 근육에 분포된 혈관의 혈류량 증가이다. 쉬고 있는 근육은 신체 총 산소 소모량의 약 20%를 차지하고 나머지 80%의 산소는 대뇌, 심장, 콩팥(신장) 및 내장 등

각 장기에 나누어져 사용된다. 그러나 심한 운동, 즉 track 경기 또는 수영 경기 등을 할 때의 산소 소모량은 약 3,000mL(쉬고 있을 때는 60~70mL의 산소 소모)로서 쉬고 있을 때의 약 50배가 된다.

- 운동시와 휴식시 혈류량이 변하지 않은 기관은 뇌이다.

8) 체온변화

- 근육이 수축할 때 화학적 에너지의 70%를 열로 전환한다.

ex) 심한 운동을 하면 곧창자(직장)온도가 37L에서 39L로 상승된다. 또한 심한 다리 운동을 할 때 넙다리(대퇴부) 근육내의 온도는 약 40L까지 상승한다. 운동 중에 상승된 체온이 운동이 끝나면 단시간 안에 떨어져서 정상적 체온으로 돌아간다. 이는 땀을 흘려 열을 발산하기 때문이다. 땀흘림(발한 sweating)은 주위의 상태와 운동의 정도에 따라서 일어난다.

- 운동시 체열 생산량이 가장 높은 장기는 근육이다.

9) 소변의 변화

- 운동에 의하여 오줌량이 감소된다. 이것은 운동 중에 콩팥(신장)의 혈류량이 감소되고 콩팥(신장)의 세관(세뇨관)에서 물의 재흡수가 증가되기 때문이다. 한편 운동 중에는 아드레날린(adrenaline)의 분비가 증가된다.
- adrenaline은 오줌에 카테콜라민(catecholamine) 분해 산물인 바닐릴만델산(vanillylmandelic acid, VMA)의 배설을 증가시킨다. 그리고 운동 중에 생긴 젖산과 탄산 등의 물질이 많아지기 때문에 혈액은 산성화 경향으로 기울어 오줌의 액성도 산성쪽으로 기울게 된다.

10) 운동 중의 연료

- 운동 중에는 α-호르몬계가 관여한다.
- 교감신경-아드레날린성계(sympathicoadrenergic system) : 운동중에 교감신경-아드레날린성계는 adrenaline을 분비하여 혈액내로 들어가게 하고 노르아드레날린(noradrenalin)은 적은 양을 방출한다.
- adrenaline은 당원의 동원, 지방의 저장 및 AMP의 생산을 증가시키고 심장의 기능을 증대시킨다. adrenaline은 운동의 시작 전에 분비되고 운동의 시작과 동시에 분비가 끝난다.
- 뇌하수체-부신겉질계(hypo-adrenphyseal ocordical

system) : 뇌하수체-부신겉질계는 운동시작 약 2분 후에 ACTH 유리를 증가시키고 ACTH는 부신겉질을 자극하여 코르티코스테로이드(corticosteroids)를 분비시킨다.

- corticosteroids는 운동에 대한 의미는 잘 알 수 없지만 당원의 동원효과를 촉진시킨다.

11) 훈련의 효과

여러 차례 같은 행동을 되풀이함으로써 해당 뼈대근(골격근), 호흡기, 순환기 등에 변화가 일어나 더욱 탁월하고 또한 효과적으로 운동에 적응할 수 있는 능력이 생기는 것을 말한다. 이때 활동근은 성장 발달되어 비대하여지고 수축력이 강해지며 작업능력도 커지게 된다.

해설

0001
- 구연산회로, 크렙스회로, TCA회로, 시트르산회로는 같은 의미이다.

0002
- 소변과 대변의 배설도 열을 손실하는 기전이다.

0003
- Norepinephrine과 epinephrine분비가 증가한다.

0004
- 체온이 상승하거나 하강했을 때 체온을 안정화시키기 위해 피부, 신경계, 호흡기계, 심혈관계 등에서 반응이 일어난다.

0005
- 뇌는 혈액 포도당을 주요 에너지원으로 사용하며, 단식 상태일 때는 글리코겐 분해와 당신생을 통하여 주로 간에 의하여 공급된다. 심각한 기아상태에서는 케톤체를 에너지원으로 사용한다.

0001

운동시 골격근에서 생성된 젖산 일부가 간에서 당신생을 통해 포도당으로 변하는 경로는?

① 크렙스회로(Krebs cycle)　　② TCA 회로　　③ 코리회로(Cori cycle)

④ 시트르산회로(citric acid cycle)　　⑤ 구연산회로

✢ 문헌 박인국, 생리학, 라이프사이언스, 2003, p.71

0002

신체의 열 손실기전으로 옳은 것은?

보기

가. 복사와 전도	나. 땀의 증발	다. 호흡	라. 배설

① 가, 나, 다　　② 가, 다　　③ 나, 라　　④ 라　　⑤ 가, 나, 다, 라

✢ 문헌 전국의과대학교수협의회, Ganong's 생리학, 도서출판 한우리, 1999, p.272

0003

추위에 의해 활성화되는 인체의 기전으로 옳은 것은?

보기

가. 떨림	나. 기아	다. 수의적 활동의 증가	라. Norepinephrine분비 증가

① 가, 나, 다　　② 가, 다　　③ 나, 라　　④ 라　　⑤ 가, 나, 다, 라

✢ 문헌 전국의과대학교수협의회, Ganong's 생리학, 도서출판 한우리, 1999, p.273

0004

체온을 조절하는 항상성기전에 관여하는 계통으로 옳은 것은?

보기

가. 신경계통	나. 심혈관계통	다. 호흡기계통	라. 외피계통

① 가, 나, 다　　② 가, 다　　③ 나, 라　　④ 라　　⑤ 가, 나, 다, 라

✢ 문헌 이창현 외, 해부생리학, 메디컬코리아, 2007, p.143

0005

뇌가 사용하는 주요 에너지원으로 옳은 것은?

① 젖산　　② 케톤체　　③ 지방　　④ 탄수화물　　⑤ 포도당

✢ 문헌 박인국, 생리학, 라이프사이언스, 2003, p.80

에너지 대사와 체온조절

01 대사(Metabolism)란?

- 생체 안에서 영양소의 화학적 변화와 에너지 전환을 의미한다.
- 영양소가 체내에서 산화되면서 생성되는 수분을 대사수라고 한다.
- 동화작용(anabolism) : 대사과정에서 물질을 합성하는 변화를 일으키는 작용으로 이화작용과 반대의 의미가 있다.
- 이화작용(catabolism) : 대사과정에서 물질을 분해하는 변화를 일으키는 작용으로 얻어진 에너지는 인산이나 복합탄수화물 형태로 저장된다.

02 에너지 대사

1) 대사율(Metabolic rate)

- 에너지 생산 = 신체활동 + 발열 + 에너지 저장
- 시간당 생긴 에너지량을 대사율이라고 하며 에너지 효과율은 에너지 소모량에 대한 운동량으로 표현되며 근육수축의 최대 에너지 효과율은 50%이다.

- 효과율 = $\dfrac{운동량}{에너지\ 소모량}$

2) 대사율에 영향을 미치는 요인

- 측정기간 혹은 직전 근육활동
- 음식섭취
- 외부온도
- 신장, 체중 및 표면적
- 성별
- 연령
- 정서적 상태
- 체온
- 갑상샘호르몬의 농도
- 에피네피린이나 노르에피네피린의 농도

03 탄수화물 대사

- 포도당 $\xrightarrow{\text{hexokinase}}$ glucose-6-phosphate → 글리코겐으로 저장되거나 분해된다.
- 글리코겐을 형성하는 과정을 글리코겐합성(glycogenesis)이라 하고 글리코겐이 분해되는 과정을 글리코겐분해(glycogenolysis)라 한다.
- 글리코겐은 glucose-1-phosphate로부터 이인산우리딘글루코스(uridine diphosphoglucose, UDPG)를 경유하여 글리코겐 합성효소에 의해 촉매되어 합성된다.
- 합성된 글리코겐은 체내 대부분의 조직에 저장되고 그 중 대부분은 간과 근육 부위이다.
- 포도당이 초성포도당(pyruvate)과 유산으로 분해되는 과정을 glycolysis라 한다.

04 지질 대사

1) 지방산

- 포화 지방산 : 동물성 지방, 이중결합이 없는 지방산
  불포화 지방산 : 식물성 지방, 이중결합이 있는 지방산
- 저장지방은 주로 피하지방으로 널리 퍼져 있으며 체온의 발산을 억제하는 역할을 한다.
- 신체내 지방산은 분해되어 acetyl-CoA가 되어 시트르산회로(citric acid cycle)로 들어간다.
- acetyl-CoA가 당대사 산물이 적어 citric acid cycle로 이행이 적거나 acetyl-CoA가 많이 형성되는 경우에는 혈중에 acetyl-CoA가 축적되어 아세토아세테이트(acetoacetate)가 많아진다. 조직에서 이러한 acetoacetate를 산화시킬 능력보다 많이 형성될 경우 혈중농도가 증가된다. 이러한 경우를 케톤증(ketosis)이라고 한다.

• 1g의 지방이 연소되면 9.3Cal의 에너지를 방출하게 된다.

2) 필수지방산(Essential fatty acid)

• 이중결합이 있는 불포화지방산으로 체내에서 합성이 안 되므로 음식물을 통해서 섭취하여야 한다.
• 성장기 소아들에게 필수적이며 리놀렌산(linolenic), 리놀레산(linoleic), 아라키돈산(arachidonic acid) 등 3가지가 있다.

05 단백질 대사

• 단백질의 기본구조는 아미노산이다.
• 단백질은 세포의 원형질을 이루고 성장을 위하여 필요할 뿐만 아니라 점차로 소모되어 가는 세포의 원형질을 보충하기 위하여 필요하다.
• 단백질을 연소하여 에너지를 유리하기도 한다.
• 단순 단백질 : 가수분해 결과 순수한 아미노산으로 분해된다.
  복합 단백질 : 가수분해 결과 아미노산 이외의 물질이 나오는 것
  ex) 헤모글로빈(Hemoglobin), 핵 단백질
• 펩티드(peptide) 결합 : 아미노산의 축합반응 거쳐 – COHN-결합을 하는 반응

1) 단백질의 구조

• 1차 구조 : peptide chain내 아미노산이 일열로 배열된 것
• 2차 구조 : 1차 구조가 복합적으로 꼬여져 있는 상태
• 3차 구조 : 단백질이 꼬여져 층을 이루고 크리스탈화하며 섬유화가 된 경우
• 4차 구조 : 아단위(subunit)의 단백질 배열

2) 필수아미노산

인체에서 합성되지 않으므로 외부에서 섭취해야 하는 아미노산으로 아르기닌(arginine), 히스티딘(histidine), 아이소류신(isoleucine), 류신(leucine), 리신(lysine), 메티오닌(methionine), 페닐알라닌(phenylalanine), 트레오닌(threonine), 트립토판(tryptophan), 발린(valine) 등이 있다.

06 영양소의 열량과 필요 섭취량

• 안정상태에서 기본활동 유지에 쓰이는 열량으로 표준영양 권장량은 남자의 경우 약 2,500Kcal, 여자의 경우 약 2,000Kcal
• 영양소의 하는 일 : 신체기능 조절
• 음식물 체내 소비순서
  ① 탄수화물
  ② 지방
  ③ 단백질(기본 구성성분은 아미노산)

07 비타민(Vitamin)

• 극히 소량으로도 충분하지만 부족하면 결핍증이 나타난다.
• 지용성
  A-Carotiniprovitamin A : 결핍시 밤소경증(야맹증), 과잉섭취 시 체내에 축적되어 독성을 나타냄.
  D-에르고스테롤 : 결핍시 구루병
  E-Tocopherol
  F-피부염
  K-혈액응고 도움
• 수용성
  B_1-Thiamin : 각기병
  B_2-riboflavin : 발육부진, yeast에 많이 존재
  B_{12}-악성빈혈
  C-Ascorbic acid : 과일 채소, 괴혈병
  L
  P

08 당뇨병(Diabetes)

• 포도당을 세포내로 회수하는 데는 이자(췌장)에서 분비되는 insulin의 작용이 필요하게 된다. 만일 insulin 분비가 적거나 정지하면 혈당값은 많아진다.
• 혈당수준이 높아져 200mg% 이상이 되면 오줌 속에 당분이 나타나기 시작한다. 이런 오줌을 이른바 당뇨(glucose urea)라고 하며 이러한 질환을 흔히 당뇨병(diabetes)이라고 한다.
• 혈당농도가 200mg% 이상이면 당뇨가 나타나고 50mg% 이하이면 근경련을 일으키며 혼수상태에 빠져

목숨을 잃을 수도 있다. 특히 대뇌조직은 저혈당에 대하여 매우 약하다.
- 혈당농도는 정상세포의 기능을 유지하기 위하여 항상 일정한 수준을 유지하여야 한다.

1) 특성
- 빈뇨(다뇨), 다음, 다식에도 불구하고 체중감소
- 고혈당증
- 당뇨
- 케톤증
- 산증 및 혼수

2) 분류
- 인슐린 의존성 당뇨병(I형 당뇨병) : 이자(췌장) B세포의 자가면역성 파괴로 인해 나타난다.
- 인슐린 비의존성 당뇨병(II형 당뇨병) : 인슐린 저항성 및 분비장애가 특징적이다.
- 이차성 당뇨병(secondary diabetes) : 만성 이자염(췌장염), 이자(췌장)적출, 쿠싱증후군, 말단 비대증(선단 거대증) 같은 질병에 의해 유발되는 당뇨병으로 전체의 약 5%를 차지한다.
- 유년기 당뇨병(juvenile diabetes) : 인슐린 의존성 당뇨병(I형 당뇨병)은 보통 40세 이전부터 나타나므로 유년기 당뇨병이라 하고 이 환자들은 비만하지 않으며 케톤혈증이나 산증을 유발할 확률이 높다.

09 탈질소반응(Deamination)

- 아미노산의 연소 첫 단계는 아미노산 분자에서 아미노기가 떨어져 나오는 반응이며 탈질소 반응으로 말미암아 아미노산은 암모니아를 유리하는데 이것은 생체에 유독한 물질이므로 곧 요소(urea)로 변화하여 체외로 배설하여야 한다.
- 이 반응식은

$$2NH_2 + CO_2 \longrightarrow H_2N - \underset{\underset{O}{\|}}{C} - NH_2 + H_2O$$

이고 주로 간장에서 이루어진다. 1g의 단백질을 연소하면 4.1Cal의 에너지를 얻을 수 있다.

10 대사량(Metabolic rate)

- 단위 시간에 신체에서 발생되는 열량
- 대사량은 신체의 활동상태에 따라 변동한다. 이는 여러 가지 요인의 작용을 받기 때문이다.
- 신체운동은 대사량을 크게 증가시킨다.
- 운동 또는 정신적 긴장 상태에서 교감신경이 흥분하면 그 신경말단에서 또는 부신속질(adrenal medulla)에서 다량의 epinephrine이 분비된다.
- 활동대사량을 A, 기초대사량을 B라면, 비교에너지대사량은 A/B이다.
- 갑상샘호르몬(thyroxine)의 작용이다.
- 전신 대사량에 영향을 미칠 수 있는 뇌하수체 앞엽(전엽)에서 분비되는 성장호르몬, 이자(췌장)에서 분비되는 insulin 또는 부신겉질에서 분비되는 호르몬과 특정한 기관에만 영향을 미칠 수 있는 부갑상샘호르몬, 뇌하수체 앞엽(전엽)에서 분비되는 성선자극호르몬(gonadotropic hormone) 등이다.
- 체온 자체이다.

1) 기초대사율(Basal metabolic rate : BMR)
- 건강한 사람이 안정상태에서 생존에 필요한 최저대사량을 말한다. 즉
  - 운동을 한 후 적어도 1~2시간 이상 휴식을 취한 후
  - 정신적 긴장상태에 있지 않아야 하며
  - 실내온도가 20℃내외가 되어 있어야 하고
  - 식사 후 12시간 이상 경과한 후라야 하고
  - 정상적 체온을 유지하고 있어야 한다.
- 기초대사율에 영향을 미치는 인자는 정서상태, 호르몬, 약물, 환경온도 및 체온 등이다.
- 대사율은 체표면적에 비례하고, 운동을 하거나 감염·질병 시에는 현저히 증가한다.
- 정상적 기초대사량을 증가시키는 요인은 주로 고열과 갑상샘항진 등이다. 즉 고열은 체온이 1℃ 오르는 데 대하여 약 10%의 기초대사량을 증가시킨다.
- 갑상샘 기능항진(갑상샘종, goiter)은 기초대사량을 증가시키기 때문에 임상에서는 갑상샘의 이상 유무를 진단하는데 기초대사량을 측정하여 도움을 받고 있다.

11 에너지 수지(Energy balance)

- 생체는 음식물을 체내에서 산화하여 에너지를 얻고, 유리된 에너지는 일, 열 및 저장에너지 로 나타난다.
- 운동을 하면 호흡운동이 촉진됨과 동시에 대사율이 현저히 증가한다.
- 성장기 아동은 체표면적은 적지만 높은 칼로리가 필요하다.

- 수입과 지출이 평형을 이루고 있을 때를 에너지 수지라고 한다.
- 수입된 에너지의 양이 지출된 에너지의 양보다 적은 때를 음성수지(negative balance)라 하고 몸무게가 감소된다.
- 또한 반대로 수입된 에너지의 양의 지출된 에너지의 양보다 많을 때를 양성수지라 하며 몸무게가 증가한다.

0001

심각한 기아상태에서 뇌가 사용하는 에너지원으로 옳은 것은?

① 젖산　　　② 케톤체　　　③ 지방　　　④ 탄수화물　　　⑤ 단백질

  ✛ 문헌 박인국, 생리학, 라이프사이언스, 2003, p.80

0002

1g의 지방에서 얻을 수 있는 에너지의 량으로 옳은 것은?

① 3Kcal　　　② 6Kcal　　　③ 9Kcal　　　④ 12Kcal　　　⑤ 15Kcal

  ✛ 문헌 박인국 외, 생리학, 라이프사이언스, 2003, p.446

0003

필수지방산으로 분류되는 것으로 옳은 것은?

① 류신(leucine)　　　② 메티오닌(methionine)　　　③ 트립토판(tryptophan)

④ 리신(lysine)　　　⑤ 리놀레산(linoleic acid)

  ✛ 문헌 박인국 외, 생리학, 라이프사이언스, 2003, p.448

0004

Omega-6 지방산으로 명명하는 불포화지방산은?

① 류신(leucine)　　　② 리놀렌산(linolenic acid)　　　③ 트립토판(tryptophan)

④ 리신(lysine)　　　⑤ 리놀레산(linoleic acid)

  ✛ 문헌 박인국 외, 생리학, 라이프사이언스, 2003, p.448

0005

Omega-3 지방산으로 명명하는 불포화지방산은?

① 류신(leucine)　　　② 리놀렌산(linolenic acid)　　　③ 트립토판(tryptophan)

④ 리신(lysine)　　　⑤ 리놀레산(linoleic acid)

  ✛ 문헌 박인국 외, 생리학, 라이프사이언스, 2003, p.448

해설

01
• 뇌는 혈액 포도당을 주요 에너지원으로 사용하며, 단식 상태일 때는 글리코겐분해와 당신생을 통하여 주로 간에 의하여 공급된다. 심각한 기아상태에서는 케톤체를 에너지원으로 사용한다.

02
• 1g의 탄수화물이나 단백질의 경우 4Kcal의 에너지를 얻을 수 있다.

03
• 리놀레산(linoleic acid)과 리놀렌산(linolenic acid)은 필수지방산이다.

04
• 리놀레산(linoleic acid)은 18개의 탄소와 2개의 이중결합을 갖는데, 첫 번째 이중결합이 −CH₃기 끝에서 6번째 탄소상에 있기 때문에 n−6 또는 Omega−6 지방산으로 명명한다.

05
• 리놀렌산(linolenic acid)은 첫 번째 이중결합이 −CH₃기 끝에서 3번째 탄소상에 있기 때문에 n−3 또는 Omega−3 지방산으로 명명한다.

0006
• 수용성비타민 : $B_{1,2,3,6,12}$, C 등이 있다.

0006

수용성비타민으로 분류되는 것은?

① A   ② B2   ③ D   ④ E   ⑤ K

✛ 문헌 박인국 외, 생리학, 라이프사이언스, 2003, p.449

0007
• 비타민 K는 혈액응고에 관여하며 결핍 시 출혈이 있다.

0007

프로트롬빈생산과 응고인자 Ⅶ, Ⅸ, Ⅹ의 작용에 필요한 비타민은?

① B_3 ② B_{12} ③ C   ④ E   ⑤ K

✛ 문헌 박인국 외, 생리학, 라이프사이언스, 2003, p.449

0008
• Ca^{2+}와 PO_4^{3-}의 장내흡수를 촉진하기 때문에 비타민 D는 뼈의 석회화에 필요하다.

0008

비타민 D의 기능으로 옳은 것은?

① Na^+의 평형조절   ② Ca^{2+}의 평형조절   ③ K^+의 평형조절
④ Cl^-의 평형조절   ⑤ 조효소의 평형조절

✛ 문헌 박인국 외, 생리학, 라이프사이언스, 2003, p.450

0009
• 비타민 C는 푸른잎 채소에 많으며 결핍 시 괴혈병을 유발한다.

0009

콜라겐합성에 관여하고 결핍 시 괴혈병을 유발하는 비타민으로 옳은 것은?

① A   ② B   ③ C   ④ D   ⑤ E

✛ 문헌 박인국 외, 생리학, 라이프사이언스, 2003, p.450

0010
• WHO는 BMI수치가 30또는 그 이상의 사람을 비만에 걸릴 확률이 매우 높은 것으로 평가한다.

0010

키(m)=h, 체중(kg)=w 라 할 때 체질량지수(body mass index, BMI)측정방법으로 옳은 것은?

① w^2/h ② w/h^2 ③ w/h ④ h/w ⑤ h^2/w

✛ 문헌 박인국 외, 생리학, 라이프사이언스, 2003, p.454

0011

체내에서 열을 가장 많이 생산하는 기관으로 옳은 것은?

① 골격근　　　② 내장근　　　③ 심근　　　④ 비장　　　⑤ 췌장

　✛ 문헌 한국해부학교수협의회 편, 생리학, 정담미디어, 2005, p.75

11
• 체내에서 열을 가장 많이 생산하는 기관은 골격근과 간이지만, 이들이 특별히 온도가 높지 않고 신체 각 부위가 거의 같은 온도를 유지할 수 있는 것은 생성된 열이 혈액에 의하여 신체 각 부위로 분산되기 때문이다.

0012

기초대사율을 감소시킬 수 있는 요인으로 옳은 것은?

① 정서상태　　② 호르몬　　③ 약물　　④ 체온　　⑤ 수면

　✛ 문헌 이창현 외, 해부생리학, 메디컬코리아, 2007, p. 466

12
• 체온이 1℃ 상승할 때마다 대사율은 약 10% 증가하며, 고령, 수면, 영양부족, 저체온 증 등은 기초대사율을 감소시키는 요인이다.

0013

기초대사율에 영향을 미치지 않는 요인으로 옳은 것은?

① 연령　　② 정서상태　　③ 호르몬　　④ 식사종류　　⑤ 스트레스

　✛ 문헌 이강이 외, 인체생리학, 현문사, 2009, p.387

13
• 기초대사율에 영향을 미치는 요인 : 연령, 성별, 환경온도 및 체온, 호르몬, 약물, 활동, 정서상태, 감염이나 질병 등

0014

효소의 작용과 성분으로 옳은 것은?

① 체내의 화학반응속도를 완화시키는 탄수화물
② 신체활동에 있어서 촉매로 작용하는 단백질
③ 기질의 합성과 분해에 관여하는 탄수화물
④ 체내의 대사반응속도를 조절하는 인지질
⑤ 생성물과 결합하여 기질을 만드는 단백질

　✛ 문헌 이창현 외. 해부생리학, 메디컬코리아, 2007, p.51.

14
• 효소는 신체활동에 있어서 촉매로 작용하는 단백질성분이며 온도, pH 등의 영향을 받는다.

0015

기초대사율을 1,000, 활동에 필요한 Cal를 800, 특수동력학적 작용에 의한 Cal를 200, 수면 시 대사저하로 인한 Cal를 400이라고 하면, 하루 소비 칼로리량은?

① 200　　② 400　　③ 600　　④ 800　　⑤ 1,000

　✛ 문헌 이강이 외, 인체생리학, 현문사. 2009. p.388

15
• (기초대사율+활동에 필요한 Cal+특수동력학적 작용에 의한 Cal)−수면 시 대사저하로 인한 Cal=(1,000+800+200)−400=600

0016
• 성인의 기초대사율은 시간당 60~70Cal 범위이다.

0017
• 사이뇌의 가장 아래쪽이 시상하부인데 음식물 섭취가 비교적 일정하게 조절 (운동량과 섭취량은 정비례, 에너지 소비량과 밀접한 관계 형성)되며 시상하부의 음식물 섭취중추에서 시행한다. 시상하부의 외측(섭식중추)이 흥분하면 공복감을 느껴 음식물을 섭취하게 되는 것이고, 복내측(포만중추)이 흥분하면 음식물 섭취를 억제한다.

0018
• 휴식 시 열을 가장 많이 발생하는 장기는 간이다.

0019
• 페닐케톤뇨증 : 페닐피루브산 증가에 의한 아미노산 대사 장애
• 단풍당밀뇨증 : 류신, 이소류신, 발린의 증가에 의한 아미노산 대사 장애
• 호모시스틴뇨증 : 호모시스틴 축적에 의한 탄수화물 대사 장애
• 고콜레스테롤혈증 : 혈중 콜레스테롤의 증가에 의한 지질 대사 장애

0016

기초대사율에 영향을 미치는 인자가 아닌 것은?

① 성별과 연령   ② 배설량   ③ 환경온도와 체온

④ 약물   ⑤ 호르몬

＋ 문헌 (사)한국응급구조학회, 현장응급처치학, 정담미디어, 2010, p.1304

0017

음식 섭취기전에 관한 내용이다. A, B에 옳은 내용은?

> **보기**
> 시상하부의 외측이 흥분하면 (A)을(를) 느껴 음식물을 섭취하게 되는 것이고, 복내측이 흥분하면 음식물 섭취를 (B)한다.

	①	②	③	④	⑤
A	공복감	포만감	공복감	포만감	식욕감퇴
B	억제	활성화	활성화	억제	중단

＋ 문헌 박인국 외, 생리학, 라이프사이언스, 2003, p.382

0018

휴식 시 열을 가장 많이 발생하는 장기는?

① 뇌   ② 소화관   ③ 폐   ④ 간   ⑤ 심장

＋ 문헌 박희진 외, EMT 기초의학, 현문사, 2010, p.395

0019

아미노산 대사과정에서 멜라닌결핍으로 발생하는 선천성 장애로 옳은 것은?

① 페닐케톤뇨증   ② 백색증   ③ 단풍당밀뇨증

④ 호모시스틴뇨증   ⑤ 고콜레스테롤혈증

＋ 문헌 박인국, 생리학, 라이프사이언스, 2003, p.61

0020

아미노산 대사 장애로 옳은 것은?

> **보기**
>
> 가. 호모시스틴뇨증　　　나. 백색증　　　다. 고콜레스테롤혈증　　　라. 페닐케톤뇨증

① 가, 나, 다　　　② 가, 다　　　③ 나, 라　　　④ 라　　　⑤ 가, 나, 다, 라

✛ **문헌** 박인국, 생리학, 라이프사이언스, 2003, p.61

0021

혈당조절에 영향을 미치는 인자로 옳은 것은?

> **보기**
>
> 가. 음식섭취량　　　　　　　　　나. 근육
> 다. 조직세포내의 포도당 량　　　라. 간의 혈당조절상태

① 가, 나, 다　　　② 가, 다　　　③ 나, 라　　　④ 라　　　⑤ 가, 나, 다, 라

✛ **문헌** 한국해부학교수협의회 편, 생리학, 정담미디어, 2005, p.74

0022

케톤증(ketosis)의 설명으로 옳은 것은?

> **보기**
>
> 가. 케톤체의 과잉 축적으로 발생한다.
> 나. 인슐린의존성당뇨병에서 흔하다.
> 다. 생선과 지방섭취는 늘이고 밥은 먹지 않는 식습관에서 초래될 수 있다.
> 라. 포도당 공급으로 호전된다.

① 가, 나, 다　　　② 가, 다　　　③ 나, 라　　　④ 라　　　⑤ 가, 나, 다, 라

✛ **문헌** 전국의과대학교수, Ganong's 생리학, 도서출판 한우리, 1999, p.323

0023

기초대사량을 A, 활동대사량을 B라고 할 때, 비교에너지대사량(relative metabolic rate : RMR)을 산출하는 계산식으로 옳은 것은?

① 나이 + A + B　　　② 나이 - A + B　　　③ A × B

④ B ÷ A　　　⑤ A ÷ B

✛ **문헌** 김동석 외, 공중보건학, 수문사, 2006, p.42

해설

20
• 호모시스틴뇨증 : 호모시스틴 축적에 의한 탄수화물 대사 장애
• 고콜레스테롤혈증 : 혈중 콜레스테롤의 증가에 의한 지질 대사 장애

21
• 혈당은 음식을 섭취하거나 글리코겐 분해에 의해 혈액내로 들어가는 포도당과 에너지로 소모되는 포도당량의 결산으로 결정되어진다.

22
• 포도당은 구연산회로에 작용하여 항케톤제 역할을 한다.

23
• RMR = (활동시 열량소요-안정시 열량소요)/기초대사량 = 활동대사량/기초대사량

신경계

chapter 14

01 신경계의 특성

- 인체의 안팎에서 일어나는 자극에 대해 각 부분의 반응을 종합해서 통제하는 기관
- 자극에 의해 흥분을 일으키는 피자극성(irritability)
- 흥분을 중추로 전달하는 전도성(conductivity)
- 중추로부터 다시 말초로 전도하는 역할을 한다.

02 신경계의 종류

1) 중추신경계
전신 활동을 조정 : 뇌(brain), 척수(spinal cord)로 구성

(1) 뇌(brain)
- 중량 : 약 1,300~1,500g
- 산소공급 차단 후 4~6분이면 뇌기능이 완전히 정지된다.
  ① 대뇌(cerebrum)
- 연합기능 : 정신기능(기억, 사고, 판단, 정서)
- 감각기능 : 후각, 시각, 미각, 청각, 온각, 냉각, 압각, 촉각 등의 감각 중추
- 운동기능 : 모든 수의운동을 일으키고 조정
- 겉질
  - 겉에서 3mm. 회백색(감각령, 운동령, 종합령).
  - 대뇌겉질을 제거해도 운동장애가 거의 일어나지 않는다.
  - 대뇌겉질을 제거하면 서있는 사람이 기울어질 때 몸을 지탱하기 위해 뛰어오르는 도약반응(hopping reaction)과 다리를 확실히 지면에 놓는 발두기반응(placing reaction)이 장애를 받는다.
- 속질 : 백색
- 대뇌의 신경 섬유
  - 투사섬유 : 뇌에서 척수를 향해 달리는 섬유(상하 구조사이 왕래)
  - 연합섬유 : 같은 쪽 대뇌 반구의 겉질 사이 연락 섬유

- 맞교차섬유(교련섬유) : 왼쪽과 오른쪽 반구의 겉질 연결 섬유
- 중심와를 중심으로
  - 앞 : 중심앞이랑(전회), 운동영역
  - 뒤 : 중심뒤이랑(후회), 시각영역
- 운동령 : Brodman의 4영역(47개 영역).
- 감각령 : Brodman의 영역 41, 42
- 종합령 : 고등한 정신 기능과 관련이 있으며 이상이 있을 때는 → 언어상실증(실어증), 인식불능증(실인증)(시각적, 청각적)
  ② 숨뇌(연수 medulla oblongata)
- 생명유지에 관여 : 호흡중추, 혈당량 조절 중추, 혈관운동 중추, 심장활동 중추가 존재
- 그물체(망상체)가 있어 의식을 유지하는 기능
- 반사중추 : 침(타액)분비, Chewing(저작), 구토, 기침, 하품, 재채기, 눈물
- 뇌신경중 9. 10. 11. 12번 신경이 숨뇌(연수)에서 빠져나온다.
- 뇌줄기(뇌간)
  - 숨뇌(연수)
  - 다리뇌(뇌교)
  - 중간뇌(중뇌)
  ③ 다리뇌(뇌교 pons)
- 숨뇌(연수)와 중간뇌사이에 위치
- 뇌신경 5, 6, 7, 8번 시작
- 소뇌에 출입하는 신경섬유속이다.
  ④ 중간뇌(midbrain)
- 위쪽끝(상측단)에서 신경축을 절단하면 폄근(신근)의 경직이 일어난다.
- 뇌줄기(뇌간)의 가장 윗부분
- 청각, 동공(광선자극), 반사중추
- 눈돌림신경(동안신경)이 빠져나감
- 자세를 바르게 하는 자세 반사중추가 있다.
- 손에 무엇을 가까이 가져가면 어떤 물건이라도 꽉 쥐려

고 하는 움켜잡기반사(파악반사 grasp reflex)가 있다.

• 안구 운동에 관여하는 동안 반사

⑤ 사이뇌(간뇌 diencephalon)

• 중간뇌와 대뇌 사이에 위치

• 회백질 덩어리 2개 시상

　－시상하부 : 기본적인 정서와 관련

• 체온 조절 중추가 사이뇌(간뇌)에 있다 : 사이뇌(간뇌)의 시상하부

• 자율신경 지배

⑥ 소뇌(cerebellum)

• 의식과 관계없이 기능이 이루어지는 곳

• 뇌줄기(뇌간)의 주요한 감각계와 운동계에 접해 있고 뒤통수(후두부)에 위치한다.

• 소뇌벌레(충양엽)가 있다 : 소뇌벌레(충양엽)을 중심으로 왼쪽과 오른쪽 반구(좌우반구) 2개로 나눔

• 겉질에는 푸르킨예(purkinje)세포, 과립(granule)세포, 바구니(basket)세포, 별(stellate)세포, 골지(golgi)세포 등 5종류의 뉴런이 있다.

• 겉질은 가쪽(외측)의 분자층, 한층의 세포가 배열되어 있는 purkinje세포층, 안쪽(내측)의 과립층(granule) 등 3층으로 되어 있다.

• 수의운동 조절 : 평형중추 : 평형을 유지하는 반사운동 중추

• 운동신경과 관계 깊음, 이상 시에는 손가락을 서로 맞추기 어렵고 손바닥 뒤집기가 어렵다.

• 몸자세의 균형, 운동 및 근의 긴장도에 관한 감각

• 시각, 청각, 촉각의 조정,

• 대뇌 운동영역 명령을 조절

⑦ 뇌신경(cranial nerve)

　12쌍이며 운동, 감각 및 혼합신경이 모두 존재

⑧ 추체계

• 피라밋로(추체로 pyramidal tract) : 뇌에서부터 시작한 신경이 척수로 내려오는 신경의 통로로 대부분의 섬유가 교차되고 교차된 겉질척수로의 섬유는 곧바로 척수 앞뿔(전각)의 운동신경 세포와 연결된다.

• 피라밋로(추체로)는 약 30%가 Brodmann의 제4영역, 30%가 제6영역, 나머지 약 40%는 감각영역인 제3, 12영역에서 나와서(기시하여) 바닥핵(기저핵)과 시상 사이의 내낭을 거쳐 중간뇌의 대뇌뿔(대뇌각)을 내려간후(하행한 후) 숨뇌(연수)의 피라밋(추체)에 도달하는 운동

경로이다.

• 피라밋로계통(추체계)은 섬세하고 정교한 수의운동에 관여하는데 반해 피라밋외로계통 (추체외로)은 동작이 크고 고정된 운동과 긴장, 반사적·무의식적 근육운동 등에 관여한다.

• 뇌의 피라밋(추체) 교차가 이루어지는 부위에 있는 중추는 심장중추, 구토중추 등이다.

(2) 척수(spinal cord)

• 내부 : 회백색 : 신경세포－신경흥분과 척수에서 나오는 운동신경 흥분의 통합

　표피 : 백색 : 유수섬유－신경흥분과 전도로

• 회백질(gray matter) : 중앙부 회색으로 보이는 H자 모양으로 신경세포의 집단으로 구성되어 있으며 척수로 들어오는 감각신경의 흥분과 척수에서 나가는 운동신경 흥분을 통합하는 곳이다.

• 백질(white matter) : 회백질을 둘러싸고 있는 회색으로 보이는 곳으로 뇌로 출입하는 신경 흥분의 전도로이다.

　－앞기둥(전주) : 대뇌의 운동영역에서 시작하고 척수의 앞뿔(전각)세포에 수의운동 흥분을 전달하는 내림(하행)으로서 앞겉질(전피질) 척수로가 있고 오름(상행)으로서는 촉각 흥분을 대뇌에 전달하는 앞(전)척수시상로가 있다.

　－가쪽기둥(측주) : 대뇌의 운동영역에서 시작하고 아래로 내려오는 가쪽겉질수로(측피질수로)가 있어 수의운동 흥분을 전달한다. 온각, 냉각, 통각 등의 감각 흥분을 뇌에 전달하는 오름(상행)으로서 가쪽(측)척수시상로가 있다. 근관절 및 피부에 있는 감수체에서 시작하고 신체의 자세 및 위치를 알리는 감각 흥분을 소뇌에 전도하는 오름(상행)으로서 척수소뇌가 있다.

　－뒤기둥(후주) : 오름(상행)로만 있다. 촉각과 근 및 관절에서 시작하는 팔다리의 위치를 알리는 감각 흥분을 전도하는 것으로 쐐기핵(설상속 faciculus cuneatus)과 막속(fasciaulus gracilis)으로 구분된다.

• 뿔(각 horn) : 회백질 H자 날개부분으로 앞부분에 있는 것을 앞뿔(전각), 뒤에 있는 것을 뒤뿔(후각)이라 한다. 척수의 각 마디에서 앞뿔 및 뒤뿔로부터 한 쌍의 척수신경이 시작된다.

• 촉각과 압각을 위한 감각충격 전도로는 전척수시상로이며, 신체의 한쪽으로부터 오는 감각충격을 소뇌의 같은

쪽으로 전도하는 척수로는 후척수소뇌로이다.

2) 자율신경계(Autonomic nervous system)
- 민무늬근육(평활근)과 분비샘의 활동을 지배하는 신경계
- 불수의적인 기능은 자율신경계의 지배(소화관, 허파, 심장 및 방광)를 받는다.
- 교감신경과 부교감신경의 길항작용
  - 교감신경
    * 신경절이전섬유(절전) : Acethylcholine을 분비
      가슴(흉)신경 12 + 허리(요)신경 3 → 심장박동촉진
    * 신경절이후섬유(절후) : Norepinephrine을 분비
  - 부교감신경
    * 신경절이전섬유(절전) : Acethylcholine을 분비
      목(경)신경 8쌍 → 심장박동 억제
    * 신경절이후섬유(절후) : Acethylcholine을 분비

(1) 자율신경계의 화학적 구분
- 유리되는 전달물질에 의해 자율신경계를 콜린성 신경계(cholinergic division)와 아드레날린성 신경계(noradrenergic division)로 구분할 수 있다.
- 콜린성 신경에 속하는 것은 모든 신경절이전섬유(절전)신경, 부교감신경계 신경절이후섬유신경, 땀샘(한선)에 분포하는 교감신경계 신경절이후섬유, 뼈대근(골격근)의 혈관에 분포하여 자극시 혈관확장을 일으키는 교감신경이다.
- 나머지 신경절이후섬유신경(절후) 교감신경은 아드레날린성이다.

(2) 교감신경계(sympathetic nervous system)
- 제1가슴분절(흉수절)로부터 제3허리분절(요수절)사이에 있는 회백질 안에 존재
- 심장의 활동 촉진, 혈관의 수축
- 침샘(타액선), 위장샘의 분비를 억제
- 소화관 운동 및 방광근의 수축을 억제
- 부신자극호르몬(adrenalin or epinephrine)생산 증가
- 동공 확대
- 신체가 긴급사태일 때 그 활동이 활발하다.

(3) 부교감신경계(parasympathetic nervous system)
- 중간뇌, 다리뇌 및 숨뇌에 존재
- 동공을 축소
- 침샘의 분비, 소화샘, 소화액의 분비촉진
- 심장, 기관지, 식도, 위, 작은창자(소장), 간, 쓸개(담낭), 쓸개관(담도) 및 이자(췌장)에 이르러 샘의 분비와 운동을 촉진
- 안정시에 활동이 활발하다.
- 심박동수 감소

3) 말초신경계(Peripheral nervous system)
- 충추신경계 밖에 있는 신경계
- 신경섬유가 모인 것
  - 감각신경 : 감각정보를 중추로 전달
  - 운동신경 : 섬유와 중추의 흥분을 중추로부터 근이나 샘에 전달
  - 혼합신경 : 감각, 운동섬유 모두 가지는 것
- 신경절 : 신경세포가 모여 있는 것

0001

브로카(Broca)실어증으로 옳은 것은?

보기

가. 왼쪽 하전두회의 손상에 의한 것이다.
나. 오른팔이 약해진다.
다. 말이 느리며 부정확하다.
라. 말 내용이 꾸며져서 이해하기 곤란하다.

① 가, 나, 다 ② 가, 다 ③ 나, 라 ④ 라 ⑤ 가, 나, 다, 라

✛ 문헌 박인국, 생리학, 라이프사이언스, 2003, p.136

0002

베르니케(Wernicke)실어증으로 옳은 것은?

보기

가. 상측두회의 손상에 의한 것이다.
나. 말의 속도는 빠르나 의미가 없다.
다. 말 내용이 꾸며져서 이해하기 곤란하다.
라. 말이 느리며 부정확하다.

① 가, 나, 다 ② 가, 다 ③ 나, 라 ④ 라 ⑤ 가, 나, 다, 라

✛ 문헌 박인국, 생리학, 라이프사이언스, 2003, p.136

0003

시상하부와 대뇌변연계가 관여하는 감정이나 행동으로 옳은 것은?

보기

가. 공격성 나. 공포 다. 섭식 라. 성(sex)

① 가, 나, 다 ② 가, 다 ③ 나, 라 ④ 라 ⑤ 가, 나, 다, 라

✛ 문헌 박인국, 생리학, 라이프사이언스, 2003, p.137

0004

시상하부에서 관여하는 생리적 기능으로 옳은 것은?

보기

가. 배고픔 나. 갈증 다. 체온조절 라. 분노

① 가, 나, 다 ② 가, 다 ③ 나, 라 ④ 라 ⑤ 가, 나, 다, 라

✛ 문헌 박인국, 생리학, 라이프사이언스, 2003, p.140

해설

0005
- 외측척수시상로 : 통증과 온도충격을 전도
- 전척수시상로 : 촉각과 압각을 위한 감각 충격 전도
- 박속과 설상속 : 피부, 근육, 관절, 건으로부터 오는 감각충격 전도
- 후척수소뇌로 : 신체의 한쪽으로부터 온 감각충격을 소뇌의 같은 쪽으로 전도
- 전척수소뇌로 : 신체의 양쪽으로부터 온 감각충격을 소뇌에 전도

0006
- 대뇌피질의 손상에 기인하는 제피질경직이다. 뇌간의 대부분은 건재하다.

0007
- 삼차신경 : 두피로부터 오는 감각자극
- 속귀신경(내이신경) : 평형에 관련된 감각자극
- 얼굴신경(안면신경) : 혀의 앞 2/3 미뢰로부터 오는 감각자극
- 혀인두신경(설인신경) : 인두근으로부터의 고유수용
- 도르래신경(활차신경) : 안구상사근으로부터의 고유수용

0008
- 속귀신경(내이신경) : 청각에 관련된 감각자극
- 혀인두신경(설인신경) : 귀밑샘(이하선)으로부터의 타액분비
- 더부신경(부신경) : 어깨를 움직이는 근으로부터오는 고유수용
- 갓돌림신경(외전신경) : 안구 외측직근으로부터 오는 고유수용
- 미주신경 : 내장기능의 조절

0005

전척수시상로(anterior spinothalamic tract)의 기능으로 옳은 것은?

① 통증과 온도충격을 전도

② 촉각과 압각을 위한 감각충격 전도

③ 피부, 근육으로부터 오는 감각충격 전도

④ 신체의 한쪽으로부터 온 감각충격을 소뇌의 같은 쪽으로 전도

⑤ 신체의 양쪽으로부터 온 감각충격을 소뇌에 전도

✛ **문헌** 박인국, 생리학, 라이프사이언스, 2003, p.143

0006

추락에 의해 양 하지의 신근경직과 상지에서 중등도의 굴곡이 발생한 환자의 손상부위로 옳은 것은?

① 척수피질　　② 척수수질　　③ 대뇌피질　　④ 대뇌수질　　⑤ 뇌간

✛ **문헌** 전국의과대학교수협의회, Ganong's 생리학, 도서출판 한우리, 1999, p.230

0007

얼굴신경(안면신경)의 기능으로 옳은 것은?

① 두피로부터 오는 감각자극　　　　　② 평형에 관련된 감각자극

③ 혀의 앞 2/3 미뢰로부터 오는 감각자극　　④ 인두근으로부터의 고유수용

⑤ 안구상사근으로부터의 고유수용

✛ **문헌** 박인국, 생리학, 라이프사이언스, 2003, p.145

0008

미주신경의 기능으로 옳은 것은?

① 청각에 관련된 감각자극

② 귀밑샘(이하선)으로부터의 타액분비

③ 어깨를 움직이는 근으로부터오는 고유수용

④ 안구 외측직근으로부터 오는 고유수용

⑤ 내장기능의 조절

✛ **문헌** 박인국, 생리학, 라이프사이언스, 2003, p.146

0009

반사궁의 5단계가 순서대로 나열된 것은?

| 보기 |

| A. 수용기 | B. 구심신경 | C. 반사중추 | D. 원심신경 | E. 효과기 |

① A → D → C → B → E   ② A → B → C → D → E

③ B → C → A → D → E   ④ C → D → A → E → B

⑤ C → B → A → D → E

✛ 문헌 정영태, 인체해부생리학, 청구문화사, 2004, p.259

0010

척수신경의 수로 옳은 것은?

| 보기 |

| 가. 목신경(경신경) 8쌍 | 나. 가슴신경(흉신경) 12쌍 |
| 다. 허리신경(요신경) 5쌍 | 라. 엉치신경(천골신경) 5쌍 |

① 가, 나, 다   ② 가, 다   ③ 나, 라   ④ 라   ⑤ 가, 나, 다, 라

✛ 문헌 박인국, 생리학, 라이프사이언스, 2003, p.147

0011

교감신경과 부교감신경의 모든 신경절전섬유에서 방출되는 신경전달물질은?

① 도파민   ② 아세틸콜린   ③ 아드레날린

④ 노르아드레날린   ⑤ 에피네프린

✛ 문헌 박인국, 생리학, 라이프사이언스, 2003, p.158

0012

교감신경과 부교감신경의 이중 신경지배를 받고 있는 기관으로 옳은 것은?

| 보기 |

| 가. 입모근 | 나. 생식기 | 다. 땀샘 | 라. 비뇨기 |

① 가, 나, 다   ② 가, 다   ③ 나, 라   ④ 라   ⑤ 가, 나, 다, 라

✛ 문헌 박인국, 생리학, 라이프사이언스, 2003, p.162

해설

0009
• 감각은 수용기에서 받아 구심신경, 반사중추로 전해지며, 원심신경, 효과기를 거쳐 반응이 나타난다.

0010
• 31쌍의 척수신경은 목신경(경신경) 8쌍, 가슴신경(흉신경) 12쌍, 허리신경(요신경) 5쌍, 엉치신경(천골신경) 5쌍 그리고 꼬리신경(미골신경) 1쌍이다.

0011
• 아세틸콜린(acetylcholine)은 교감신경과 부교감신경의 모든 신경절전섬유와 효과기 세포와의 시냅스에서 부교감 신경절후섬유에 의해 방출되는 신경전달물질이다.

0012
• 음경발기는 부교감신경 자극으로부터 오는 혈관확장에 의한 것이고, 사정은 교감신경의 자극에 의한 협동이다. 여자의 경우 음핵발기와 질분비는 부교감신경에 의해 자극받는 한편 오르가즘은 교감신경에 의해 일어난다. 배뇨반사에서도 교감과 부교감신경의 협동작용이 일어난다.

해설

0013
• 뇌신경의 12쌍 중 4개는 신경절전 부교감신경섬유를 갖는다.

0014
• 교감신경의 신경절전섬유의 유출부위는 척수의 흉요수부이며, 부교감신경의 유출부위는 중뇌, 마름뇌(능뇌), 척수의 천수부위이다.

0015
• 동공수축, 누액 분비촉진, 타액분비 증가, 심박동수 감소 등은 부교감신경계의 효과이다.

0016
• 교감신경 말단에서 분비되는 아드레날린은 혈관수축 등에 관여한다.

0017
• 심장전도율 감소, 세기관지 수축, 위장관 운동 촉진, 방광 수축 등은 부교감신경계의 효과이다.

0013

신경절전 부교감신경섬유를 갖는 뇌신경으로 옳은 것은?

▮ 보기 ▮
가. 눈돌림신경(동안신경)　　　나. 얼굴신경(안면신경)
다. 혀인두신경(설인신경)　　　라. 미주신경

① 가, 나, 다　　② 가, 다　　　③ 나, 라　　　④ 라　　　⑤ 가, 나, 다, 라

✛ 문헌 박인국 외, 생리학, 라이프사이언스, 2003, p.155

0014

교감신경의 신경절전섬유의 유출부위로 옳은 것은?

① 척수의 흉요수　② 중뇌　　③ 마름뇌(능뇌)　④ 척수의 천수　⑤ 연수

✛ 문헌 박인국 외, 생리학, 라이프사이언스, 2003, p.156

0015

교감신경계의 효과로 옳은 것은?

① 모양체근 이완　　　　② 동공수축　　　　　③ 누액 분비촉진
④ 타액분비 증가　　　⑤ 심박동수 감소

✛ 문헌 박인국 외, 생리학, 라이프사이언스, 2003, p.158

0016

교감신경 말단에서 분비되는 호르몬으로 옳은 것은?

① 인슐린　　② 아드레날린　③ 아세틸콜린　④ 에스트로겐　⑤ 티록신

✛ 문헌 박희진 외, EMT기초의학, 현문사, 2005, p.429

0017

교감신경계의 효과로 옳은 것은?

① 심장전도율 감소　　　② 혈관 수축　　　　　③ 세기관지 수축
④ 위장관 운동 촉진　　⑤ 방광 수축

✛ 문헌 박인국 외, 생리학, 라이프사이언스, 2003, p.158

0018

부교감신경계의 효과로 옳은 것은?

① 땀분비 촉진   ② 부신수질호르몬 분비촉진   ③ 혈관 수축

④ 지방분해 촉진   ⑤ 음경 발기

✛ 문헌 박인국 외, 생리학, 라이프사이언스, 2003, p.158

0019

교감신경의 동방결절 가속작용과 관련 있는 아드레날린 작동성수용체는?

① α_1 ② β_1 ③ α_2, β_1 ④ α_2, β_1 ⑤ β_1, β_2

✛ 문헌 박인국 외, 생리학, 라이프사이언스, 2003, p.162

0020

교감신경의 말단에서 분비되는 노르에피네프린과 부신수질로부터 분비되는 에피네프린의 심장수축력 증가효과에 영향을 미치는 원소는?

① Mg^{2+} ② K^+ ③ Cl^- ④ Na^+ ⑤ Ca^{2+}

✛ 문헌 박인국 외, 생리학, 라이프사이언스, 2003, p.300

0021

중추신경계의 신경교세포에 포함되는 것으로 옳은 것은?

┃보기┃
┌───┐
│ 가. 성상교세포(astrocyte)   나. 희돌기교세포(oligodendrocyte) │
│ 다. 상의세포(ependymal cell)   라. 소교세포(microglia) │
└───┘

① 가, 나, 다   ② 가, 다   ③ 나, 라   ④ 라   ⑤ 가, 나, 다, 라

✛ 문헌 한국해부학교수협의회 편, 생리학, 정담미디어, 2005, p.259~260

0022

중추신경계의 지지세포에 포함되는 신경교세포의 조합으로 옳은 것은?

┃보기┃
┌───┐
│ 가. 성상교세포(astrocyte)   나. 슈반세포(Schwann's cell) │
│ 다. 소교세포(microglia)   라. 위성세포(satellite cell) │
└───┘

① 가, 나, 다   ② 가, 다   ③ 나, 라   ④ 라   ⑤ 가, 나, 다, 라

✛ 문헌 한국해부학교수협의회 편, 생리학, 정담미디어, 2005, p.259~260

🎯 **정답**

0018

• 땀분비 촉진, 부신수질호르몬 분비촉진, 혈관 수축, 지방분해 촉진 등은 교감신경계의 효과이다.

0019

• 교감신경의 동방결절 가속작용에 관여하는 아드레날린 작동성 수용체는 β_1이다.

0020

• 양성 변력성 효과(psitive inotropic effect)는 근절에서 이용할 수 있는 Ca^{2+}의 증가에서 기인한다.

0021

• 중추신경계의 신경교세포(neuroglia)는 상의세포, 성상교세포, 희돌기교세포 및 소교세포가 있고, 말초신경계의 지지세포는 위성세포, 슈반세포가 있다.

0022

• 중추신경계 : 성상교세포(astrocyte), 희돌기교세포(oligodendrocyte), 소교세포(microglia) ,상의세포(ependymal cell)
• 말초신경계 : 슈반세포(Schwann's cell), 위성세포(satellite cell)

해설

0023
소교세포(microglia)는 신경교세포의 5%를 차지하고 뇌나 척수의 혈관 근처에서 관찰되며 조직 내를 유주하면서 식작용, 물질의 운반과 파괴 및 제거 등의 역할을 한다.

0024
성상교세포(astrocyte)는 혈액−뇌장벽(blood−brain barrier)을 형성하여 혈액에서 뇌조직으로 유입되는 물질을 선택적으로 제한하고 있다.

0025
감각신경종말은 수상돌기로 이는 체외 및 체내에서 발생하는 각종 자극을 받아들이고, 운동신경종말은 축삭이다.

0026
감각신경종말에는 자유신경종말(통각수용기), 마이너소소체(경촉각수용기), 파치니소체(압각수용기), 크라우제종구(냉각수용기), 루피니소체(온각수용기), 근방추, 골지건기관이 있다.

0023

다음과 같은 특징을 갖는 신경교세포로 옳은 것은?

보기
- 중추신경계의 신경교세포
- 조직 내에서 식작용, 물질의 운반과 파괴, 제거 등의 역할
- 중배엽에서 발생

① 성상교세포(astrocyte) ② 희돌기교세포(oligodendrocyte)
③ 슈반세포(Schwann's cell) ④ 상의세포(ependymal cell)
⑤ 소교세포(microglia)

✛ 문헌 한국해부학교수협의회 편, 생리학, 정담미디어, 2005, p.260

0024

신경세포와 혈관사이를 연결하며 신경원 세포의 신진대사에 관여하는 신경교세포로 옳은 것은?

① 성상교세포(astrocyte) ② 희돌기교세포(oligodendrocyte)
③ 슈반세포(Schwann's cell) ④ 상의세포(ependymal cell)
⑤ 소교세포(microglia)

✛ 문헌 한국해부학교수협의회 편, 생리학, 정담미디어, 2005, p.259

0025

체외 및 체내에서 발생되는 각종 자극을 수용하는 감각신경종말의 신경원이 위치하는 부위로 옳은 것은?

① 세포체(cell body) ② 수상돌기(dendrite)
③ 축삭돌기(axon) ④ 슈반초(Schwann's sheath)
⑤ 랑비에결절(node of Ranvier)

✛ 문헌 한국해부학교수협의회 편, 생리학, 정담미디어, 2005, p.260

0026

감각소체와 감각의 연결이 옳은 것은?

보기
가. 루피니소체(Ruffini) : 냉각수용기 나. 마이스너소체(Meissner) : 촉각수용기
다. 크라우제 종말구(Krause) : 온각수용기 라. 파치니소체(Pacinian) : 압각수용기

① 가, 나, 다 ② 가, 다 ③ 나, 라 ④ 라 ⑤ 가, 나, 다, 라

✛ 문헌 한국해부학교수협의회 편, 생리학, 정담미디어, 2005, p.260

0027

역행성 운반에 의해 축삭말단에서 세포체 쪽으로 이동되는 질환으로 옳은 것은?

① 장염   ② 백혈병   ③ 소아마비   ④ 갑상선염   ⑤ 보툴리누스

   ✛ **문헌** 한국해부학교수협의회 편, 생리학, 정담미디어, 2005, p.262

27
- 역행성운반: 수상돌기 – 세포체 – 축삭의 정상경로가 아닌 역행성운반으로 독성물질이나 각종 신경친화성의 이물질들은 반대로 축삭말단에서 세포체 쪽으로 이동한다.

0028

신경세포의 신경전달물질로 옳은 것은?

┃보기┃

가. 아세틸콜린	나. 노르에피네프린
다. 에피네프린	라. gamma-aminobutyric acid(GABA)

① 가, 나, 다   ② 가, 다   ③ 나, 라   ④ 라   ⑤ 가, 나, 다, 라

   ✛ **문헌** 한국해부학교수협의회 편, 생리학, 정담미디어, 2005, p.269~270

28
- 신경전달물질: 종말단추의 소포에서 유리되고, 시냅스 간격을 지나 표적세포를 흥분 또는 억제시키는 화학물질의 총칭

0029

교감신경 전달물질의 불활성화에 관여하는 효소로 옳은 것은?

① enterokinase   ② monoamine oxidase   ③ diamine oxidase

④ aminopeptidase   ⑤ acetylcholinesterase

   ✛ **문헌** 한국해부학교수협의회 편, 생리학, 정담미디어, 2005, p.269

29
- 시냅스 간격에는 choline esterase (acetylcholinesterase)가 있어서 방출된 acetylcholine을 choline과 acetate로 분해하기 때문에 acetylcholine의 작용시간을 짧게 한다.

0030

중추신경계에 속하는 것으로 옳은 것은?

┃보기┃

가. 대뇌	나. 중뇌	다. 간뇌	라. 뇌간

① 가, 나, 다   ② 가, 다   ③ 나, 라   ④ 라   ⑤ 가, 나, 다, 라

   ✛ **문헌** 한국해부학교수협의회 편, 생리학, 정담미디어, 2005, p.279

30
- 중추신경계에는 뇌(대뇌, 간뇌, 중뇌, 교, 연수, 소뇌)와 척수가 있다.

0031

- 태생 4주에 1차 뇌포는 전뇌, 중뇌, 마름뇌(능뇌)로 구분되고, 태생 5주경 2차 뇌포는 전뇌가 끝뇌(종뇌)와 간뇌로 나뉘어지고, 마름뇌(능뇌)는 후뇌와 숨뇌(수뇌)로 구분되며, 중뇌는 다시 중뇌가 된다.

0031

끝뇌(종뇌)와 간뇌의 유래가 되는 부위로 옳은 것은?

① 전뇌　　　② 숨뇌(수뇌)　　③ 후뇌　　④ 마름뇌(능뇌)　⑤ 중뇌

✚ 문헌 한국해부학교수협의회 편, 생리학, 정담미디어, 2005, p.280

0032

- 뇌간(brain stem): 중뇌(midbrain), 교(pons), 연수(medulla oblongata)

0032

뇌간을 구성하는 것으로 옳은 것은?

▎보기▎

가. 간뇌	나. 중뇌	다. 척수	라. 연수

① 가, 나, 다　　② 가, 다　　③ 나, 라　　④ 라　　⑤ 가, 나, 다, 라

✚ 문헌 한국해부학교수협의회 편, 생리학, 정담미디어, 2005, p.291

0033

- 뇌척수액(CSF)
  - 생성: 뇌실벽에 있는 맥락총에서 생성
  - 성분: 혈액으로걸러진 액체, 염류, 당 및 미량의 단백질
  - 기능: 뇌를 보호해 주는 완충역할, 양분, 화학적 전령 및 노페물 이송

0033

뇌척수액에 대한 설명으로 옳은 것은?

▎보기▎

가. 뇌실벽에 있는 맥락총에서 생성	나. 액체, 염류, 당 및 미량의 단백질 성분
다. 뇌를 보호해 주는 완충역할	라. 양분, 화학적 전령 및 노페물 이송

① 가, 나, 다　　② 가, 다　　③ 나, 라　　④ 라　　⑤ 가, 나, 다, 라

✚ 문헌 한국해부학교수협의회 편, 생리학, 정담미디어, 2005, p.279

0034

- 뇌척수압: 누운상태에서 110mmH₂O(약 8mmHg)

0034

누운 상태에서의 뇌척수압으로 옳은 것은?

① 100mmH$_2$O　② 110mmH$_2$O　③ 120mmH$_2$O　④ 130mmH$_2$O　⑤ 140mmH$_2$O

✚ 문헌 한국해부학교수협의회 편, 생리학, 정담미디어, 2005, p.279

0035

뇌를 가장 밀접하게 싸고 뇌척수액 분비와 관계가 있는 막으로 옳은 것은?

① 경막　　② 망막　　③ 공막　　④ 연막　　⑤ 거미막

✣ 문헌 한국해부학교수협의회 편, 생리학, 정담미디어, 2005, p.278

0036

제3뇌실을 볼 수 있는 곳으로 옳은 것은?

① 대뇌　　② 소뇌　　③ 간뇌　　④ 중뇌　　⑤ 연수

✣ 문헌 한국해부학교수협의회 편, 생리학, 정담미디어, 2005, p.289

0037

뇌척수액의 통로로 옳은 것은?

┃보기┃

| 가. 제3뇌실 | 나. 척수중심관 | 다. 제4뇌실 | 라. 지주막하강 |

① 가, 나, 다　② 가, 다　③ 나, 라　④ 라　⑤ 가, 나, 다, 라

✣ 문헌 한국해부학교수협의회 편, 생리학, 정담미디어, 2005, p.278

0038

뇌척수액이 생산되는 부위로 옳은 것은?

① 맥락막　② 활막　③ 공막　④ 맥락총　⑤ 지주막

✣ 문헌 한국해부학교수협의회 편, 생리학, 정담미디어, 2005, p.279

0039

뇌척수액에 대한 설명으로 옳은 것은?

┃보기┃

| 가. 맥락총에서 분비된다 | 나. 제 4뇌실에서 지주막하강으로 흐른다 |
| 다. 순환한다 | 라. 배출에 이상이 생기면 뇌수종에 걸린다 |

① 가, 나, 다　② 가, 다　③ 나, 라　④ 라　⑤ 가, 나, 다, 라

✣ 문헌 이창현 외, 해부생리학, 메디컬코리아, 2007, p.240

해설

35
• 뇌를 싸고 있는 막: 바깥쪽부터 경막－지주막(거미막)－연막

36
• 간뇌(diencephalon): 제 3뇌실의 양쪽에 위치하며 시상(thalamus), 시상하부(hypothalamus), 뇌하수체(pituitary gland)로 구성

37
• 뇌척수액(cerebrospinal fluid, CSF)흐름도: 측뇌실(lateral ventricle)－ 제3뇌실(third ventricle)－ 중뇌수도(cerebral aqueduct)－ 제4뇌실(fourth ventrjcle)－ 지수막하강(subarachnoid space)

38
• 뇌척수액 : 뇌실벽의 맥락총(choroidplexus)에 의해 생성

39
• 뇌척수액은 약 500ml/1일 생산되나 약 150ml 정도는 언제나 남아 있다.

해설

0040
• 뇌척수액(cerebrospinal fluid, CSF)흐름도: 측뇌실(lateral ventricle)─제3뇌실(third ventricle)─ 중 뇌 수 도 (cerebral aqueduct)─ 제4뇌실(fourth ventricle)─ 지주막하강(subarachnoid space)

0041
• 뇌는 신체 에너지 소비량의 30%를 필요로 하며 에너지원으로 주로 포도당을 이용한다.

0042
• 뇌를 싸고 있는 막 : 안쪽부터 연막─지주막─경막

0043
• 뇌는 신경계 가운데 가장 복잡한 기관으로 성인에서 무게는 1,300~1,600g정도이며, 남자의 뇌가 여자의 뇌보다 조금 무겁다.

0044
• 산소가 없이는 ATP를 형성하지 못하기 때문에 뇌에 산소량이 4~5분 중단될 경우 손상을 받는다.

0040

뇌척수액의 순환경로로 옳은 것은?

① 측뇌실─중뇌수도─3뇌실─4뇌실─지주막하강─상시상정맥동

② 3뇌실─4뇌실─중뇌수도─지주막하강─상시상정맥동─측뇌실

③ 3뇌실─중뇌수도─4뇌실─측뇌실─지주막하강─상시상정맥동

④ 측뇌실─3뇌실─중뇌수도─4뇌실─지주막하강─상시상정맥동

⑤ 상시상정맥동─측뇌실─3뇌실─중뇌수도─4뇌실─지주막하강

✚ 문헌 한국해부학교수협의회 편, 생리학, 정담미디어, 2005, p.278

0041

뇌의 에너지원으로 주로 사용되는 유기물로 옳은 것은?

① 포도당 　　② 아미노산 　　③ 지방산 　　④ 글리세롤 　　⑤ 무기질

✚ 문헌 한국해부학교수협의회 편, 생리학, 정담미디어, 2005, p.279

0042

뇌척수의 3겹 막 중 가장 안쪽에 있으며 혈관이 풍부한 막으로 옳은 것은?

① 맥락막 　　② 연막 　　③ 지주막 　　④ 모상건막 　　⑤ 경막

✚ 문헌 한국해부학교수협의회 편, 생리학, 정담미디어, 2005, p.278

0043

일반적인 성인 뇌의 무게로 옳은 것은?

① 1,000~1,100g 　　　　② 1,100~1,200g 　　　　③ 1,300~1,600g

④ 1,400~1,800g 　　　　⑤ 1,800~2,000g

✚ 문헌 한국해부학교수협의회 편, 생리학, 정담미디어, 2005, p.279

0044

산소공급이 중단되어 뇌손상이 유발될 수 있는 시간으로 옳은 것은?

① 4~5분 　　② 5~6분 　　③ 6~8분 　　④ 8~10분 　　⑤ 10~15분

✚ 문헌 한국해부학교수협의회 편, 생리학, 정담미디어, 2005, p.279

0045

산소에 가장 민감한 세포로 옳은 것은?

① 신경세포　　② 지방세포　　③ 연골세포　　④ 골세포　　⑤ 근육세포

✤ 문헌 한국해부학교수협의회 편, 생리학, 정답미디어, 2005, p.279

0045

• 뇌는 신체 에너지 소비량의 30%를 필요로 하고, 산소가 없이는 ATP를 형성하지 못하기 때문에 뇌에 산소량이 4~5분 중단될 경우 손상을 받는다.

0046

대뇌의 피질로 옳은 것은?

① 백질　　② 회백질　　③ 회색질　　④ 적색질　　⑤ 중심질

✤ 문헌 한국해부학교수협의회 편, 생리학, 정답미디어, 2005, p.280

0046

• 대뇌는 뇌 전체의 80%를 차지하는 가장 발달된 부위로 좌우의 대뇌반구로 구분
대뇌반구는 바깥쪽의 회백질인 대뇌피질(cerebral cortex)와 안쪽의 백질인 대뇌수질(white fiber tracts)로 구성

0047

대뇌반구를 잇는 주요 교련섬유로 옳은 것은?

① 투사　　② 방사관　　③ 내포　　④ 뇌들보(뇌량)　　⑤ 내낭

✤ 문헌 이창현 외, 해부생리학, 메디컬코리아, 2007, p.243

0047

• 뇌들보(뇌량)는 대뇌반구의 한쪽에서 뇌의 다른 부분을 연결해 준다.

0048

대뇌를 구성하는 엽으로 옳은 것은?

┌ 보기 ─────────────────────────┐
│ 가. 이마엽(전두엽)　　　　　나. 마루엽(두정엽) │
│ 다. 관자엽(측두엽)　　　　　라. 나비뼈엽(접형골엽) │
└────────────────────────────┘

① 가, 나, 다　　② 가, 다　　③ 나, 라　　④ 라　　⑤ 가, 나, 다, 라

✤ 문헌 한국해부학교수협의회 편, 생리학, 정답미디어, 2005, p.280

0048

• 대뇌는 대뇌반구에 의해 전두엽(frontal lobe), 두정엽(parietal lobe), 측두엽(temporal lobe), 후두엽(occipital lobe)으로 나뉘어 있다.

0049

반사궁의 경로로 옳은 것은?

① 수용기 → 원심신경 → 반사중추 → 구심신경 → 효과기

② 수용기 → 구심신경 → 반사중추 → 원심신경 → 효과기

③ 구심신경 → 수용기 → 반사중추 → 원심신경 → 효과기

④ 효과기 → 원심신경 → 반사중추 → 구심신경 → 수용기

⑤ 효과기 → 구심신경 → 반사중추 → 원심신경 → 효과기

✤ 문헌 한국해부학교수협의회 편, 생리학, 정답미디어, 2005, p.309~310

0049

• 단일반사의 회로를 반사궁(reflex arch)라고 하며 수용기 → 구심신경 → 반사중추 → 원심신경 → 효과기라는 경로로 구성되어 있다.

핵심문제

0050

대뇌피질의 구성세포 중 종합적인 사고를 담당하는 층으로 옳은 것은?

보기

가. 분자층　　나. 외과립층　　다. 외추체층　　라. 내과립층

① 가, 나, 다　② 가, 다　③ 나, 라　④ 라　⑤ 가, 나, 다, 라

✣ **문헌** 한국해부학교수협의회 편, 생리학, 정담미디어, 2005, p.281

0051

대뇌피질의 구성세포 중 원심성 섬유의 기시부가 되어 운동작용에 관여하는 층으로 옳은 것은?

보기

가. 내추체층　　나. 외과립층　　다. 다형층　　라. 내과립층

① 가, 나, 다　② 가, 다　③ 나, 라　④ 라　⑤ 가, 나, 다, 라

✣ **문헌** 한국해부학교수협의회 편, 생리학, 정담미디어, 2005, p.281

해설

0050~0051

- 대뇌피질은 6층으로 구성
  - 분자층, 외과립층, 외추체층: 종합적인 사고작용
  - 내과립층: 감각작용
  - 내추체층, 다형층: 운동작용

0052

기억이나 판단 등 고등정신 기능을 하는 부위로 옳은 것은?

① 척수　② 시상　③ 간뇌　④ 대뇌피질　⑤ 연수

✣ **문헌** 한국해부학교수협의회 편, 생리학, 정담미디어, 2005, p.282

0052

- 대뇌피질: 대뇌의 가장 상위에 있는 부위로 고도의 정신기능이 영위되는 곳

0053

고등동물일수록 잘 발달되어 있고 피질 면적의 약 86% 정도를 차지하고 있는 영역으로 옳은 것은?

① 운동영역　② 감각영역　③ 체성영역　④ 연합영역　⑤ 체성감각영역

✣ **문헌** 한국해부학교수협의회 편, 생리학, 정담미디어, 2005, p.282

0053

- 대뇌피질의 기능영역
  - 운동영역: 신체의 운동 주관
  - 감각영역: 체성 및 특수감각 감지
  - 연합영역: 고등한 정신기능과 관련이 깊은 곳으로 피질면적의 약 86%를 차지하는 곳

정답 50 ①　51 ②　52 ④　53 ④

0054

Brodmann 영역의 수로 옳은 것은?

① 12개　　　　② 22개　　　　③ 32개　　　　④ 42개　　　　⑤ 52개

✛ 문헌 한국해부학교수협의회 편, 생리학, 정담미디어, 2005, p.282

0055

이마엽(전두엽)의 기능으로 옳은 것은?

① 시각영역　　　　　② 피부감각　　　　　③ 청각영역

④ 수의적 운동영역　　⑤ 능동적 운동기능

✛ 문헌 한국해부학교수협의회 편, 생리학, 정담미디어, 2005, p.282

0056

후두엽의 기능으로 옳은 것은?

① 시각영역　　　　　② 피부감각　　　　　③ 청각영역

④ 수의적 운동영역　　⑤ 능동적 운동기능

✛ 문헌 한국해부학교수협의회 편, 생리학, 정담미디어, 2005, p.282

0057

관자엽(측두엽)의 기능으로 옳은 것은?

① 시각영역　　　　　② 피부감각　　　　　③ 청각영역

④ 수의적 운동영역　　⑤ 능동적 운동기능

✛ 문헌 한국해부학교수협의회 편, 생리학, 정담미디어, 2005, p.282

0058

마루엽(두정엽)의 기능으로 옳은 것은?

① 시각영역　　　　　② 피부감각　　　　　③ 청각영역

④ 수의적 운동영역　　⑤ 능동적 운동기능

✛ 문헌 한국해부학교수협의회 편, 생리학, 정담미디어, 2005, p.282

해설

0054
• 대뇌피질 47개, 대뇌수질 5개의 영역으로 총 52개 영역이 있다.

0055~0058
• 이마엽(전두엽) : 운동영역
• 마루엽(두정엽) : 감각영역
• 뒤통수엽(후두엽) : 시각영역
• 관자엽(측두엽) : 청각영역

0059

•1차 운동영역(중심전회): 신체 원위부의 근육 운동 조절

0059

대뇌피질 중심구 앞쪽에 있는 전회의 영역으로 옳은 것은?

① 지각영역　② 언어영역　③ 운동영역　④ 후각영역　⑤ 청각영역

✛ 문헌 한국해부학교수협의회 편, 생리학, 정답미디어, 2005, p.282

0060

•1차 시각영역: 1차 시각영역(17): 후두엽의 내측면 후부에 위치하는 조거구의 양쪽에 위치하고 물체의 색과 크기, 모양 및 움직임 등을 인지

0060

대뇌피질의 Brodmann 영역에서 시각 중추로 옳은 것은?

① 1영역　② 14영역　③ 17영역　④ 41영역　⑤ 50영역

✛ 문헌 한국해부학교수협의회 편, 생리학, 정답미디어, 2005, p.284

0061

•기저핵 : 대뇌의 내면에 있는 백질 덩어리이며 선조체(미상핵, 피각, 담창구)라고도 한다.

0061

대뇌핵(기저핵)과 관계 없는 부위는?

① 줄무늬체(선조체)　② 창백핵(담창구)　③ 꼬리핵(미상핵)
④ 치아핵(치상핵)　⑤ 피각

✛ 문헌 한국해부학교수협의회 편, 생리학, 정답미디어, 2005, p.285~285

0062

•이마엽(전두엽): 운동영역
•마루엽(두정엽): 감각영역
•뒤통수엽(후두엽): 시각영역
•관자엽(측두엽): 청각영역

0062

시각중추가 있는 부위로 옳은 것은?

① 뒤통수엽(후두엽)　② 관자엽(측두엽)　③ 연수
④ 교뇌　⑤ 소뇌

✛ 문헌 한국해부학교수협의회 편, 생리학, 정답미디어, 2005, p.284

0063

•대뇌는 대뇌반구에 의해 이마엽(전두엽)(frontal lobe), 마루엽(두정엽)(parietal lobe), 관자엽(측두엽)(temporal lobe), 뒤통수엽(후두엽)(occipital lobe)으로 나뉘어 있다.

0063

대뇌를 이루는 엽으로 옳은 것은?

| 보기 |
| 가. 이마엽(전두엽)　나. 관자엽(측두엽)　다. 뒤통수엽(후두엽)　라. 마루엽(두정엽) |

① 가, 나, 다　② 가, 다　③ 나, 라　④ 라　⑤ 가, 나, 다, 라

✛ 문헌 한국해부학교수협의회 편, 생리학, 정답미디어, 2005, p.280

0064

척수신경의 구성쌍으로 옳은 것은?

① C−7, T−12, L−5, S−1, CO−1
② C−7, T−12, L−5, S−5, CO−1
③ C−8, T−12, L−5, S−1, CO−1
④ C−8, T−12, L−5, S−1, CO−5
⑤ C−8, T−12, L−5, S−5, CO−1

⚜ 문헌 한국해부학교수협의회 편, 생리학, 정담미디어, 2005, p.298

64
• 척수신경 : 척수분절에 대응해서 척수 양쪽을 출입하는 31쌍의 말초신경
• 목신경(경신경) : 8쌍, 가슴신경(흉신경) : 12쌍, 허리신경(요신경) : 5쌍,
• 엉치신경(천골신경) : 5쌍, 꼬리신경(미골신경) : 1쌍

0065

연수와 관련이 있는 생리적 기능으로 옳은 것은?

┃보기┃
가. 심장박동   나. 구토   다. 호흡   라. 타액분비

① 가, 나, 다   ② 가, 다   ③ 나, 라   ④ 라   ⑤ 가, 나, 다, 라

⚜ 문헌 한국해부학교수협의회 편, 생리학, 정담미디어, 2005, p.292

65
• 중뇌에 속하는 연수에는 심박동, 혈압, 호흡, 타액분비, 기침, 구토 등을 지배, 조절하는 중요한 중추가 있으며 제9, 10, 11, 12뇌신경의 기시핵이 존재

0066

기저핵의 기능과 관련이 있는 신경전달물질로 옳은 것은?

┃보기┃
가. dopamine   나. GABA(gamma aminobutylic acid)
다. glutamate   라. serotonin

① 가, 나, 다   ② 가, 다   ③ 나, 라   ④ 라   ⑤ 가, 나, 다, 라

⚜ 문헌 한국해부학교수협의회 편, 생리학, 정담미디어, 2005, p.286

66
• dopamine, GABA(gamma aminobutylic acid), glutamate, serotonin, norepinephrine, substance P, enkephalin 등이 분비된다.

0067

대뇌피질의 중심구 뒤쪽에 있는 중심후회의 기능으로 옳은 것은?

① 운동   ② 감각   ③ 청각   ④ 기억   ⑤ 통각

⚜ 문헌 한국해부학교수협의회 편, 생리학, 정담미디어, 2005, p.286

67
• 중심전회: 운동영역
• 중심후회: 감각영역

0068

• 변연계 : 대상회, 치상회, 해마방회, 해마, 편도체, 뇌궁, 간뇌의 시상, 시상하부, 뇌간의 망상체, 유두체 등

0068

변연계의 부위로 옳은 것은?

┃ 보기 ┃

가. 대상회　　　　　나. 시상하부　　　　　다. 편도체　　　　　라. 뇌들보(뇌량)

① 가, 나, 다　　② 가, 다　　③ 나, 라　　④ 라　　⑤ 가, 나, 다, 라

❖ 문헌 한국해부학교수협의회 편, 생리학, 정담미디어, 2005, p.288

0069

• 체온조절, 삼투질농도조절, 섭식및 음용, 체중조절에 이르는 신체 내부환경을 조절하는 기능담당, 본능행동과 정서감정을 주재
 − 해마 : 언어적 기억, 의식적 기억, 쾌감을 담당하는 소기관
 − 편도체 : 감정적 기억, 무의식적 기억으로 공포나 감정을 담당

0069

변연계의 기능으로 옳은 것은?

┃ 보기 ┃

가. 체온조절과 삼투질 농도조절　　　　　나. 본능행동과 정서감정 주재
다. 언어와 의식적 기억　　　　　라. 공포나 감정조절

① 가, 나, 다　　② 가, 다　　③ 나, 라　　④ 라　　⑤ 가, 나, 다, 라

❖ 문헌 한국해부학교수협의회 편, 생리학, 정담미디어, 2005, p.288~289

0070

• 시상하부: 시상의 아래에 있으며 체온조절, 체액 및 전해질 균형의 조절, 음식물 섭취의 조절(식욕) 등 신체의 항상성 유지에 관여한다.

0070

시상하부의 기능으로 옳은 것은?

┃ 보기 ┃

가. 본능적 욕구조절　　　　　나. 심혈관계 조절
다. 체온, 수분조절　　　　　라. 섭식조절 및 뇌하수체 전엽 내분비계의 조절

① 가, 나, 다　　② 가, 다　　③ 나, 라　　④ 라　　⑤ 가, 나, 다, 라

❖ 문헌 한국해부학교수협의회 편, 생리학, 정담미디어, 2005, p.289~290

0071

• 뇌간: 중뇌, 교, 연수를 포함한다.

0071

뇌간의 구성부위로 옳은 것은?

┃ 보기 ┃

가. 중뇌　　　　　나. 교　　　　　다. 연수　　　　　라. 시상하부

① 가, 나, 다　　② 가, 다　　③ 나, 라　　④ 라　　⑤ 가, 나, 다, 라

❖ 문헌 한국해부학교수협의회 편, 생리학, 정담미디어, 2005, p.291~293

0072

간뇌의 기능으로 옳은 것은?

┃보기┃

| 가. 자율신경의 중추 | 나. 내분비계 중추 | 다. 항상성 유지 | 라. 기억 |

① 가, 나, 다   ② 가, 다   ③ 나, 라   ④ 라   ⑤ 가, 나, 다, 라

✛ **문헌** 한국해부학교수협의회 편, 생리학, 정답미디어, 2005, p.289~290

0073

체온조절 중추로 옳은 것은?

① 대뇌   ② 시상하부   ③ 시상   ④ 중뇌   ⑤ 연수

✛ **문헌** 한국해부학교수협의회 편, 생리학, 정답미디어, 2005, p.289

0074

망상체가 있는 부위로 옳은 것은?

① 뇌간   ② 시상하부   ③ 연수   ④ 대뇌피질   ⑤ 간뇌

✛ **문헌** 한국해부학교수협의회 편, 생리학, 정답미디어, 2005, p.293

0075

간뇌와 교 사이에 있으며 제3·4뇌신경의 기시핵을 포함하고 있는 부위로 옳은 것은?

① 시상하부   ② 중뇌   ③ 시상   ④ 대뇌피질   ⑤ 간뇌

✛ **문헌** 한국해부학교수협의회 편, 생리학, 정답미디어, 2005, p.293

해·설

0072
- 간뇌: 제 3뇌실의 양쪽에 위치하며 시상, 시상하부, 뇌하수체로 구성
  신체의 항상성 유지에 관여

0073
- 시상하부: 체온, 물질대사 조절

0074
- 산성미즙이 장에 들어가면 샘창자(십이지장) 및 빈창자(공장)의 점막에서 세크레틴이 분비된다.

0075
- 중뇌(midbrain): 간뇌와 교 사이에 위치하며, 제3, 4뇌신경의 기시핵을 포함한다.

203

0076
• 교(pons): 중뇌와 연수 사이에 위치
제5, 6, 7, 8뇌신경의 기시핵이 위치
호흡, 골격근의 긴장을 조절하는 중추

0077
• 연수 : 추체교차속에 망상체 존재

0078
• 연수의 기시핵 : 제9(혀인두신경), 제
10(미주신경), 제11(척수더부신경), 제
12(혀밑신경)

0079
• 말초신경계
 − 체성신경계(뇌신경−12쌍, 척수신
  경−31쌍)
 − 자율신경계(교감 및 부교감신경)

0076

중뇌와 연수사이에 있으며 제5·6·7뇌신경의 기시핵을 포함하고 있는 부위로 옳은 것은?

① 시상하부　　　② 교(pons)　　　③ 시상　　　④ 대뇌피질　　　⑤ 간뇌

✛ **문헌** 한국해부학교수협의회 편, 생리학, 정답미디어, 2005, p.291~292

0077

척수와 뇌의 경계부위에 위치하고 운동신경섬유의 통로가 되는 추체교차와 망상체가 있는
부위로 옳은 것은?

① 시상하부　　　② 교(pons)　　　③ 연수　　　④ 대뇌피질　　　⑤ 간뇌

✛ **문헌** 한국해부학교수협의회 편, 생리학, 정답미디어, 2005, p.292~293

0078

연수에 존재하는 뇌신경으로 옳은 것은?

▌보기

| 가. 제9뇌신경(설인신경) | 나. 제10뇌신경(미주신경) |
| 다. 제11뇌신경(부신경) | 라. 제12뇌신경(설하신경) |

① 가, 나, 다　　②가, 다　　③나, 라　　④라　　⑤가, 나, 다, 라

✛ **문헌** 한국해부학교수협의회 편, 생리학, 정답미디어, 2005, p.292~293

0079

뇌신경을 구성하는 신경의 개수로 옳은 것은?

① 8쌍　　　② 10쌍　　　③ 12쌍　　　④14쌍　　　⑤ 16쌍

✛ **문헌** 한국해부학교수협의회 편, 생리학, 정답미디어, 2005, p.314

0080

척수신경을 구성하는 신경의 개수로 옳은 것은?

① 11쌍　　　② 21쌍　　　③ 31쌍　　　④ 41쌍　　　⑤ 51쌍

✢ **문헌** 한국해부학교수협의회 편, 생리학, 정담미디어, 2005, p.318

0081

말초신경계의 구성 개수가 옳은 것은?

> **보기**
> 가. 뇌신경 12쌍　　　나. 교감신경 8쌍　　　다. 척수신경 31쌍　　　라. 부교감신경 15쌍

① 가, 나, 다　　② 가, 다　　③ 나, 라　　④ 라　　⑤ 가, 나, 다, 라

✢ **문헌** 한국해부학교수협의회 편, 생리학, 정담미디어, 2005, p.314

0082

뇌신경과 척수신경의 개수로 옳은 것은?

① 뇌신경 11쌍, 척수신경 30쌍　　　② 뇌신경 12쌍, 척수신경 31쌍

③ 뇌신경 11쌍, 척수신경 30쌍　　　④ 뇌신경 12쌍, 척수신경 31쌍

⑤ 뇌신경 12쌍, 척수신경 30쌍

✢ **문헌** 한국해부학교수협의회 편, 생리학, 정담미디어, 2005, p.314

0083

말초신경계에 포함되지 않는 것은?

① 뇌신경　　② 척수신경　　③ 교감신경　　④ 부교감신경　　⑤ 척수

✢ **문헌** 한국해부학교수협의회 편, 생리학, 정담미디어, 2005, p.314

0084

12쌍의 뇌신경 중 감각이나 지각신경으로 옳은 것은?

> **보기**
> 가. 후각신경　　　　　　　　　나. 시신경
> 다. 속귀신경(안뜰달팽이신경)　　라. 눈돌림신경(동안신경)

① 가, 나, 다　　② 가, 다　　③ 나, 라　　④ 라　　⑤ 가, 나, 다, 라

✢ **문헌** 한국해부학교수협의회 편, 생리학, 정담미디어, 2005, p.315

해·설

0080
- 척수신경
  - 목신경(경신경) : 8쌍
  - 가슴신경(흉신경) : 12쌍
  - 허리신경(요신경) : 5쌍
  - 엉치신경(천골신경) : 5쌍
  - 꼬리뼈신경(미골신경) : 1쌍

0081~0082
- 말초신경계
  - 뇌신경 : 12쌍
  - 척수신경 : 31쌍

0083
- 말초신경계
  - 체성신경계(뇌신경 : 12쌍, 척수신경 : 31쌍)
  - 자율신경계(교감 및 부교감신경)

0084
- 감각신경 : 제1, 2, 8신경
- 운동신경 : 제3, 4, 6, 11, 12신경
- 혼합신경 : 제5, 7, 9, 10신경

해설

생리학

0085

• 혼합신경: 제5(삼차신경), 7(얼굴신경),
9(혀인두신경), 10(미주신경)

0085

뇌신경 중 혼합신경으로 옳은 것은?

┃ 보기 ┃

> 가. 얼굴신경(안면신경)   나. 삼차신경   다. 혀인두신경(설인신경)   라. 미주신경

① 가, 나, 다   ② 가, 다   ③ 나, 라   ④ 라   ⑤ 가, 나, 다, 라

✛ 문헌 한국해부학교수협의회 편, 생리학, 정담미디어, 2005, p.315

0086

• 운동신경: 제3(눈돌림신경), 4(도르래
신경), 6(갓돌림신경), 11(더부신경),
12(혀밑신경)

0086

운동성 신경으로 옳은 것은?

┃ 보기 ┃

> 가. 눈돌림신경(동안신경)   나. 도르래신경(활차신경)
> 다. 갓돌림신경(외전신경)   라. 더부신경(부신경)

① 가, 나, 다   ② 가, 다   ③ 나, 라   ④ 라   ⑤ 가, 나, 다, 라

✛ 문헌 한국해부학교수협의회 편, 생리학, 정담미디어, 2005, p.315

0087

• 감각신경: 제1(후각신경), 2(시각신경),
8(안뜰달팽이신경)

0087

지각신경(감각신경)으로 옳은 것은?

① 눈돌림신경(동안신경)   ② 얼굴신경(안면신경)   ③ 삼차신경

④ 안뜰달팽이신경(속귀신경)   ⑤ 더부신경(부신경)

✛ 문헌 한국해부학교수협의회 편, 생리학, 정담미디어, 2005, p.315

0088

• 삼차신경: 뇌신경 중 가장 큰 신경
• 도르래신경(활차신경) : 뇌신경 중 가장
작음

0088

뇌신경 중 가장 큰 것과 작은 것으로 연결된 것은?

① 삼차신경－도르래신경(활차신경)   ② 삼차신경－시신경

③ 눈돌림신경(동안신경)－도르래신경(활차신경)

④ 눈돌림신경(동안신경)－시신경   ⑤ 미주신경－더부신경(부신경)

✛ 문헌 한국해부학교수협의회 편, 생리학, 정담미디어, 2005, p.316

0089

척수로에 관한 내용이다. (   )안의 척수로 이름으로 옳은 것은?

ㅣ보기ㅣ

촉각과 압각을 위한 감각충격전도로는 (   )이다.

	①	②	③	④	⑤
	전척수시상로	전척수시상로	외측척수시상로	외측척수시상로	후척수소뇌로

✛ 문헌 박인국 외, 생리학, 라이프사이언스, 2003, p.143

0090

척수로에 관한 내용이다. (   )안의 척수로 이름으로 옳은 것은?

ㅣ보기ㅣ

(   )는 신체의 한쪽으로부터 오는 감각충격을 소뇌의 같은 쪽으로 전도하는 척수로이다.

	①	②	③	④	⑤
	전척수소뇌로	후척수소뇌로	전척수소뇌로	후척수소뇌로	전척수소뇌로

✛ 문헌 박인국 외, 생리학, 라이프사이언스, 2003, p.143

0091

다음 신경들의 공통된 숫자로 옳은 것은?

ㅣ보기ㅣ

뇌신경	혀밑신경(설하신경)	가슴신경(흉신경)	최하내장신경

① 4   ② 6   ③ 8   ④ 10   ⑤ 12

✛ 문헌 박인국 외, 생리학, 라이프사이언스, 2003, p.147

0092

중추신경으로부터 오는 흥분 충동으로 인한 지속적인 약한 수축상태는?

① 강축(Tetanus)   ② 긴장(Tones)   ③ 강직(Rigor)

④ 연축(Twitch)   ⑤ 경련(Cramp)

✛ 문헌 박희진 외, EMT기초의학, 현문사, 2005, p.308

해설

0089~0090

• 전척수시상로는 척수의 한쪽에 있는 뒷뿔에서 기시하여 시상과 대뇌피질에 정지하며 촉각과 압각을 위한 감각충격전도로이다.

• 후척수소뇌로는 뒷뿔에서 기시하여 소뇌에 정지하며 신체의 한쪽으로부터 오는 감각충격을 소뇌의 같은 쪽으로 전도하는 척수로이다.

0091

• 뇌신경 : 12쌍

• 혀밑신경(설하신경) : 12번

• 가슴신경(흉신경) : 12쌍

• 최하내장신경 : 12흉신경절에서 기시

0092

• 중추신경으로부터 오는 흥분 충동으로 인한 지속적인 약한 수축상태를 긴장이라 한다.

0093

• 전척수시상로는 척수의 한쪽에 있는 뒷뿔에서 기시하여 시상과 대뇌피질에 정지하며 촉각과 압각을 위한 감각충격전도로이다.

• 후척수소뇌로는 뒷뿔에서 기시하여 소뇌에 정지하며 신체의 한쪽으로부터 오는 감각충격을 소뇌의 같은 쪽으로 전도하는 척수로이다.

0093

척수로에 관한 내용이다. A와 B의 척수로 이름으로 옳은 것은?

> **보기**
>
> 촉각과 압각을 위한 감각충격전도로는 (A)이며, 신체의 한쪽으로부터 오는 감각충격을 소뇌의 같은 쪽으로 전도하는 척수로는 (B)이다.

	①	②	③	④	⑤
A	전척수시상로	전척수시상로	외측척수시상로	외측척수시상로	후척수소뇌로
B	전척수대뇌로	후척수소뇌로	전척수소뇌로	후척수대뇌로	전척수소뇌로

✛ 문헌 박인국 외, 생리학, 라이프사이언스, 2003, p.143

0094

• 숨뇌는 뇌줄기의 가장 아랫부분으로 호흡, 구토 등의 중추이다.

0094

생명유지에 필수적인 심장, 호흡, 구토, 연하 등을 조절하는 중추로 옳은 것은?

① 신경교 ② 중간뇌(중뇌) ③ 소뇌 ④ 숨뇌(연수) ⑤ 대뇌

✛ 문헌 박인국 외, 생리학, 라이프사이언스, 2003, p.147

0095

• 무릎반사 경로는 수용기–들신경–척수–날신경–효과기를 거치는 반사궁이다.

0095

무릎반사 경로로 옳은 것은?

① 날신경–들신경–척수–수용기–효과기 ② 수용기–들신경–척수–날신경–효과기
③ 수용기–날신경–척수–들신경–효과기 ④ 효과기–들신경–척수–날신경–수용기
⑤ 효과기–날신경–척수–들신경–수용기

✛ 문헌 박인국, 생리학, 라이프사이언스, 2003, p.252

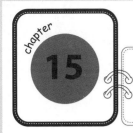

체 성 및 장기감각

01 감각의 종류

- 외수용기(extroceptor) : 몸 밖에서 오는 자극을 받아들이는 수용기로 촉각, 압각, 온도감각, 시각, 청각, 후각 등이 있다. 그중 시각, 청각, 후각은 멀리 떨어져 있는 곳에서 오는 자극을 받아 감각을 느끼므로 원격수용기(teleceptor)라고 한다.
- 내수용기(interoceptor) : 몸안의 장기로부터 오는 자극을 받아들이는 수용기로 근육, 힘줄(건), 관절 및 속귀(내이) 등에서 오는 자극과 호흡기관, 소화기관 등에서 오는 통증, 공복감, 질식감, 욕지기(오심) 등을 받아드리는 수용기
- 일반감각
  - 몸(체성)감각 : 통각, 촉각, 압각, 온각, 냉각 등의 피부감각과 근펌(신전), 힘줄펌(건신전) 등을 느끼는 심부감각이 있다.
  - 내장감각 : 동맥혈압, 중심정맥압, 허파확장, 머리부위(두부)혈액온도, 산소분압, 이산화탄소분압, 뇌척수액 pH, 혈장삼투압, 혈당을 느끼는 감각이 있다.
- 특수감각 : 시각, 청각, 후각, 미각, 회전가속, 직선가속 등을 느끼는 감각이 있다.

02 투사법칙(Law of projection)

감각의 궁극적 과정은 뇌속에 있는 감각중추에서 일어나지만 경험에 의해 감각을 일으키는 자극이 가해진 곳 또는 그 자극원에 투사되어 느껴진다.

ex) 종소리는 종에서 오는 것으로 느끼고, 불빛은 광원, 통각은 몸속에서 오는 것처럼 느낀다.

03 몸감각(체성감각 Somatic sensation)

1) 피부감각(Cutaneous sensation)

(1) 통각
- 수용기는 자유신경종말(free nerve ending)이다.
- 특수한 모양이 없이 신경말단이 여러 개의 가지로 나뉘어서 조직세포들 사이에 뻗어 있다.
- 통각의 들신경(구심신경)에는 민말이집신경(무수신경)섬유가 많으나 일부는 말이집(유수)신경섬유도 있다.
- 거의 모든 질병에서 통각을 느끼므로 질병의 중요 자각 증상이다.

(2) 촉각
- 수용기는 마이스너 소체(meissner corpuscles)이다.
- 피부에 불균등한 압력이 가해지면 피부에 변형이 일어나 촉각을 느끼게 된다.
- 촉각수용기의 분포와 밀도는 신체 부위에 따라 다르며 팔다리끝(사지말단), 입술, 손가락 끝, 젖꼭지(유두), 외부생식기 등에 조밀하다.

(3) 압각
- 수용기는 파치니 소체(pacini corpuscles)이다.
- 결합조직섬유와 세포로 이루어져 있다.
- 피부밑(피하)의 결합조직, 점막아래, 손바닥, 발바닥, 외음부, 힘줄(건), 근막 등에 많이 존재한다.

(4) 온도감각
- 온각의 수용기인 루피니 소체(ruffini corpuscles)이다.
- 루피니 소체는 진피와 피부밑(피하)조직에 있다.
- 냉각의 수용기는 크라우제 소체(krause corpuscles)이다.
- 크라우제 소체는 표피와 표피 바로 아래에 있다.

2) 심부감각(Deep sensation)

(1) 심부통각
- 근육, 힘줄(건), 관절, 뼈막의 손상에서 발생하는 통증으

로 지속적이고 광범위한 둔통이다.

- 심부통각의 직접적인 원인은 통각 유발물질인 세로토닌 (serotonin), 히스타민(histamine), 브라디키닌 (bradykinin) 같은 폴리펩티드(polypeptide)이다.

(2) 운동감각

신체의 위치와 관절의 운동에 관한 감각

04 내장감각(Splanchnic sensation)

(1) 내장통각

- 심부통각과 유사해 몸속 깊숙이 느껴지는 둔통으로

지속적이고 통각이 발생하는 장소와 한계가 명확하지 않다.

- 화학물질, 국소빈혈, 팽창, 수축, 내장근의 경련 등이 피부감각과 다르게 느껴진다.

(2) 연관통

- 내장통각의 특징으로, 자극받고 있는 부위가 아니라 신체의 다른 부위로부터 발생하고 있는 것처럼 느껴지는 것.
- 심장의 이상에 의한 통증이 왼쪽 어깨와 왼쪽 팔의 안쪽에 통증을 느낀다.

0001

12쌍의 뇌신경 중 운동신경으로 옳은 것은?

보기

가. 눈돌림신경(동안신경) 나. 도르래신경(활차신경)
다. 갓돌림신경(외전신경) 라. 혀인두신경(설인신경)

① 가, 나, 다 ② 가, 다 ③ 나, 라 ④ 라 ⑤ 가, 나, 다, 라

✛ 문헌 한국해부학교수협의회 편, 생리학, 정담미디어, 2005, p.315

0001
· 운동신경: 제3(눈돌림신경), 4(도르래신경), 6(갓돌림신경), 11(더더부신경), 12(혀밑신경)

0002

12쌍의 뇌신경 중 혼합신경으로 옳은 것은?

보기

가. 삼차신경 나. 혀인두신경(설인신경)
다. 미주신경 라. 혀밑신경(설하신경)

① 가, 나, 다 ② 가, 다 ③ 나, 라 ④ 라 ⑤ 가, 나, 다, 라

✛ 문헌 한국해부학교수협의회 편, 생리학, 정담미디어, 2005, p.315

0002
· 혼합신경: 제5(삼차신경), 7(얼굴신경), 9(혀인두신경), 10(미주신경)

0003

뇌신경의 기시부가 교(pons)인 것으로 옳은 것은?

보기

가. 삼차신경 나. 갓돌림신경(외전신경)
다. 얼굴신경(안면신경) 라. 안뜰달팽이신경(속귀신경)

① 가, 나, 다 ② 가, 다 ③ 나, 라 ④ 라 ⑤ 가, 나, 다, 라

✛ 문헌 한국해부학교수협의회 편, 생리학, 정담미디어, 2005, p.315

0003
· 기시부
교: 제5(삼차신경), 6(갓돌림신경), 7(얼굴신경), 8(안뜰달팽이신경)

0004

뇌신경의 기시부가 연수인 것으로 옳은 것은?

보기

가. 혀인두신경(설인신경) 나. 미주신경
다. 더부신경(부신경) 라. 혀밑신경(설하신경)

① 가, 나, 다 ② 가, 다 ③ 나, 라 ④ 라 ⑤ 가, 나, 다, 라

✛ 문헌 한국해부학교수협의회 편, 생리학, 정담미디어, 2005, p.315, 317

0004
· 기시부
연수: 제9(혀인두신경), 10(미주신경), 11(더부신경), 12(혀밑신경)

해설

0005

• 후각신경(제 1뇌신경): 감각운동, 종뇌(대뇌)에서 기시하여 대뇌 측두엽의 후각중추에 정지

0005

제 1신경인 후각신경의 기시부로 옳은 것은?

① 대뇌(종뇌)　　② 간뇌　　　　③ 중뇌　　　　④ 뇌교　　　　⑤ 연수

✛ **문헌** 한국해부학교수협의회 편, 생리학, 정답미디어, 2005, p.314~315

0006

• 안뜰신경(전정신경) : 청각과 평형각을 전도하는 신경

0006

신체의 평형과 관계있는 신경으로 옳은 것은?

① 삼차신경　　　　　　　② 안뜰신경(전정신경)　　③ 미주신경

④ 눈돌림신경(동안시경)　　⑤ 부교감신경

✛ **문헌** 한국해부학교수협의회 편, 생리학, 정답미디어, 2005, p.317

0007

• 도르래신경(활차신경) : 뇌신경 중 가장 작으며 중뇌에서 기시, 위빗근(상사근)이 분포

0007

도르래신경(활차신경)이 지배하는 안구운동 근육으로 옳은 것은?

① 위곧은근(상직근)　　　　② 아래곧은근(하직근)　　③ 위눈꺼풀올림근(상안검거근)

④ 위빗근(상사근)　　　　　⑤ 아래빗근(하사근)

✛ **문헌** 한국해부학교수협의회 편, 생리학, 정답미디어, 2005, p.317

0008

• 눈돌림신경(동안신경) : 중뇌에서 기시, 안구운동에 관여하는 근으로는 위곧은근(상직근), 아래곧은근(하직근), 안쪽곧은근(내측직근), 아래빗근(하사근)이 있고 눈을 뜨게하는데 관여하는 위눈꺼풀올림근(상안검거근) 분포

0008

안구운동 근육 중 눈돌림신경(동안신경)의 지배를 받는 것으로 옳은 것은?

┌ **보기** ─────────────────────
│ 가. 아래곧은근(하직근)　　　　　나. 안쪽곧은근(내측직근)
│ 다. 아래빗근(하사근)　　　　　　라. 위빗근(상사근)
└─────────────────────────

① 가, 나, 다　　② 가, 다　　　③ 나, 라　　　④ 라　　　　⑤ 가, 나, 다, 라

✛ **문헌** 한국해부학교수협의회 편, 생리학, 정답미디어, 2005, p.316

0009

양쪽 미주신경을 목부위(경부)에서 절단하였을 때 심박동수에 미치는 영향으로 옳은 것은?

① 심박동수가 증가한다　　　　　② 심박동수가 감소한다

③ 심박동수가 정지된다　　　　　④ 심박동수가 부정상태로 변한다

⑤ 심박동수가 아무런 변화가 없다

✚ 문헌 한국해부학교수협의회 편, 생리학, 정담미디어, 2005, p.317

0010

미주신경이 통과하는 구멍으로 옳은 것은?

> **보기**
> 가. 목정맥구멍(경정맥공)　　　　　나. 큰구멍(대후두공)
> 다. 가로막 식도구멍(횡격막 식도열공)　라. 위눈확틈새(상안와열)

① 가, 나, 다　　② 가, 다　　③ 나, 라　　④ 라　　⑤ 가, 나, 다, 라

✚ 문헌 한국해부학교수협의회 편, 생리학, 정담미디어, 2005, p.317

0011

다음 신경들의 공통된 숫자로 옳은 것은?

> **보기**
> 뇌신경　　　혀밑신경(설하신경)　　　가슴신경(흉신경)

① 3　　② 6　　③ 9　　④ 12　　⑤ 15

✚ 문헌 박인국 외, 생리학, 라이프사이언스, 2003, p.147

0012

미각, 연하, 타액분비의 기능을 갖는 뇌신경으로 옳은 것은?

① 삼차신경　　　　② 얼굴신경(안면신경)　　③ 혀인두신경(설인신경)

④ 미주신경　　　　⑤ 혀밑신경(설하신경)

✚ 문헌 이창현 외, 해부생리학, 메디컬코리아, 2007, p.248

감각기계

chapter 16

01 대뇌겉질(피질)의 감각영역

- 감각정보는 중추신경계에 전달된 후 중추의 여러 단계에서 반사활(반사궁)을 형성하여 반사를 일으키거나 대뇌겉질(피질)로 전달된다.
- 시상의 배측(복측) 바닥핵(기저핵)군은 촉각, 압각, 온각, 통각의 심부 감각 및 내장통각 정보를 중계하고
- 안쪽 슬상체 및 가쪽 슬상체는 청각 및 시각 정보를 각각 중계한다.

02 감각의 전달

1) 특수감각

뇌신경, 몸(체성)감각은 몸(체성)신경, 내장감각은 자율신경계의 들신경(구심성)세포에 의해 정보가 전달된다.

2) 고유반사

무릎건(슬개건)반사, 아킬레스건반사, 두갈래근(이두근)반사, 세갈래근(삼두근)반사

03 시각

1) 눈의 구조

(1) 통광기관

통광기관은 각막, 안방수, 수정체, 유리체(초자체) 등으로 구성된다.

- 막 : 혈관이 없는 투명한 조직으로 결막을 통해 공막과 연결된다.
- 안방수 : 수정체와 각막 사이에 있다.
- 수정체 : 혈관이 없는 탄성조직으로 구성된 볼록렌즈모양의 기관으로 모양체와 연결된다.
- 유리체(초자체) : 수정체와 망막 사이의 공간인 눈알(안구)안을 채워서 눈알(안구)의 형태를 유지하는 투명한

젤라틴 상태의 물질

(2) 망막

- 광 수용체인 막대세포와 원뿔세포외에 두극세포(이극세포), 수평세포, 무축삭세포, 신경절세포 등의 네 종류 신경세포가 있으며 이들은 8층의 구조를 이루고 있다.
- 막대세포는 약간 어두운 곳에서 밝고 어두움을 느끼는 암수용기(dark receptor)이며 원뿔세포는 밝은 곳에서 빛과 색을 느끼는 명수용기(light receptor)이다.
- 망막의 신경요소들 사이사이에는 뮐러세포(Müler cell)라는 신경아교세포들이 존재한다.
- 시신경이 눈알(안구)를 떠나는 부위에서 망막혈관들이 시신경으로 들어가게 되는데 눈알(안구) 후극의 약간 위쪽 3mm내측에 시신경 유두가 있는데 여기는 시수용체가 없기 때문에 맹점(blind spot)이 된다.

(3) 원근조절

가까운 곳을 볼 때는 모양체가 수축하고 인대가 이완하여 수정체가 수축함으로써 두터워지고 먼 곳을 볼 때는 모양체가 이완되고 인대가 수축되어 수정체를 이완시켜 얇게 해준다.

2) 순응(Adaptation)

- 장시간 밝은 곳에 있던 사람이 어두운 곳으로 들어가면 전혀 보이지 않다가 빛에 대한 망막의 감수성이 증가하면서 점점 보이게 되는 것을 암순응(dark adaptation)이라 한다.
- 어두운 곳에서 밝은 곳으로 나가면 처음에는 눈이 부시지만 바로 익숙해지는 것을 명순응(light adaptation)이라고 한다.

3) 광선과민성 화합물

대부분의 포유류에서는 옵신(opsin)과 레치넨(retinene)이라는 단백질로 구성되어 있다.

214

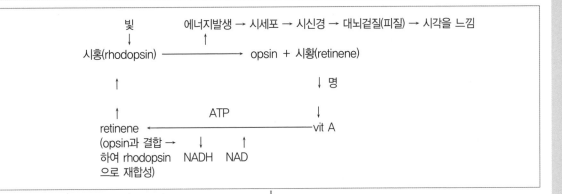

빛   에너지발생 → 시세포 → 시신경 → 대뇌겉질(피질) → 시각을 느낌

시홍(rhodopsin) ──────→ opsin + 시황(retinene)

retinene ←────── vit A (opsin과 결합 → rhodopsin 으로 재합성) ATP NADH NAD ↓ 명

4) 로돕신(Rhodopsin)의 광화학반응

- 막대세포(간상체)에 있는 광민감성 색소로 시홍소(visual purple)라고도 하는데 505nm 파장의 빛에 가장 민감하다.
- 로돕신의 옵신을 스코톱신(scotopsin)이라고 한다.
- 어둠속에서 로돕신에 있는 레치넨은 11-cis형상으로 있으며 빛에 의해 all-trans이성체로 전환된다.
- 레치넨이 all-trans이성체로 전환되고 나면 옵신에서 분리된다. 로돕신의 일부는 바로 재생산되는 반면 다른 레치넨은 NADH의 존재하에 알코올 디하이드로지네이스 효소에 의해 비타민 A1으로 환원되고 이는 다시 스코톱신과 반응하여 로돕신을 형성한다.

04 청각(Hearing)

- 바깥귀(외이), 가운데귀(중이), 속귀(내이)의 달팽이각(와우각 cochlear)이 청각에 관여하고 속귀(내이)의 반고리관(반규관 semicircular canal), 타원주머니(타원낭 utricle), 둥근주머니(소낭 saccule)는 평형과 관계가 있다.
- 청각과 평형에 대한 수용기는 털세포(유모세포 hair cell)이다.

1) 바깥귀(외이 External ear)

- 귀바퀴 : 음파를 모아주는 역할
- 바깥귀길(외이도) : 음파의 통로 역할
- 고막 : 음파의 진동

2) 중간귀(중이 Middle ear)

- 귓속뼈(청소골) - 망치뼈(추골), 등자뼈(등골), 모루뼈(침골) : 소리의 증폭

- Eustachian tube : 중간귀(중이)의 압력을 일정하게 유지

3) 속귀(내이 Inner ear)

- 안뜰(전정)기관 - 자기음의 위치 : 평형
- 반고리관(세반고리관) - 자기음의 회전 : 평형감각기관
- 달팽이(와우 cochlea)
  - 속귀(내이)의 달팽이(와우) 부위는 35mm 정도로 2와 3/4회전된 나선형관이다.
  - 전 길이에 걸쳐 바닥막(기저막 basilar membrane)과 라이너스막(Reissner's membrane)에 의해 3개의 계(scalae)로 분리되어 있다.
  - 위쪽 안뜰계단(전정계)과 아래쪽 고실계단(고실계)은 바깥(외)림프를 함유하고 달팽이구멍공(와우공 helicotrema)이라고 불리는 작은 통로를 통하여 달팽이관(와우각)의 꼭대기에서 서로 연결되어 있다.
- 코르티기관(organ of corti)
  - 바닥막(기저막)에 위치하고 청각 수용기인 4열로 배열된 털세포(유모세포)를 함유하고 있다.
  - 3열의 바깥털세포(외유모세포 outer hair cell)는 코르티의 막대에 의해 형성된 터널의 가쪽에, 1열의 안쪽털세포(내유모세포 inner hair cell)는 터널의 안쪽에 배열되어 있다.
  - 청신경의 대부분 날신경은 바깥털세포(외유모세포)를 지배한다.

4) 소리의 전달

바깥귀(외이 external ear) → 바깥귀길(외이도 external auditory canal) → 고막(tympanic membrane) → 중간귀(중이 middle ear) → 귓속뼈(청소골 : 망치, 모루, 등자 뼈 auditory ossicle) → 유스타키오관(Eustachian tube) → 안뜰막(전정막 Reissner's membrane) → 속

귀(내이 inner ear) → 달팽이(cochlea) → 안뜰창(난원창 oval window) → 안뜰계단(전정계 scala vestibuli) → 고실계단(scala tympani) → 바닥막(basilar membrane) → 청세포 → 덮개막 → 청신경 → 뇌

05 전정감각

1) 평형감각계(Vestibular sensation system)

중력 하에서 자세유지, 운동, 보행의 조절은 자신의 자세변동 및 신체의 이동 상태를 감지하는 감각계의 정보를 운동계로 피이드백(feedback)시킴으로써 일어난다. 이러한 기능을 갖는 감각계를 평형감각계라고 한다.

2) 전정기관의 구조

(1) 반고리관(반규관 semicircular canals)

- 앞, 뒤, 바깥쪽에 세 개의 반고리관이 있으며 서로 각으로 그어지는 세 개의 면 안에 배치되어 있다.
- 반고리관(반규관)의 팽대부에 팽대능선(ampullary crest)이라는 수용장치가 있다.
- 팽대능선(ampullary crest) 위에는 털세포(hair cell)가 모여 있는데 이들은 엷은 젤라틴막으로 덮여 있다.

(2) 평행모래기관(이석기 otolith organ)

- 속귀(내이)의 난형낭반에는 특수한 감각세포의 집단이 모여 있는 평형반이 있는데 이것은 운동성이 없는 섬모인데 이 섬모의 끝이 아교질(젤라틴)물질에 의해 합쳐져 있다. 이것을 평행모래기관(이석기)라고 한다.
- 평행모래기관(이석기) 안에는 탄산석회의 결정으로 된 평행모래(이석)가 들어 있다.

3) 안구진탕(Nystagmus)

- 돌림(회전)의 시작과 끝에서 관찰되는 눈의 특징적인 경련운동으로 몸이 돌림(회전)할 때 고정된 점에 시각을 고정시키려는 반사이다.
- 시각 자극에 의해 나타나는 것이 아니고 맹인에서도 나타난다.
- 뇌줄기(뇌간) 손상환자에서 휴식시 나타난다.

06 후각(Olfactory sensation)

- 화학적 성질을 감지하는 감각기로 가장 빨리 피곤해지는 감각기관이다.
- 남성보다는 여성에서 예민한데, 특히 배란기 때 가장 예민하다.

1) 수용기 및 전도로

- 코의 후각상피에 있는 1,000~2,000만 개의 후각세포가 수용기 세포이며 후각세포는 한 개의 뉴런으로 되어 있다.
- 뒤겉질(후피질)은 앞뒤핵(전후핵), 조롱박엽(이상엽) 전부, 뒤결절, 편도핵, 해마곁이랑(해마방회 parahippocampal gyrus) 등의 대뇌주변과 연결된다.

2) 후각망울(후구 Olfactory bulbs)

후각망울(후구)은 뇌에서 돌출되어 왼쪽과 오른쪽 후각로(후삭)의 앞쪽 끝에 있으며 여기서 후각신경은 2차 뉴런이 되어 승모세포, 방사세포의 가지돌기(수상돌기)와 시냅스를 이루는데 이 승모세포 및 방사세포의 축삭은 중간후각로(후삭) 및 가쪽후각로(외측후삭)를 거쳐 후겉질(후피질)에서 끝난다.

07 미각(Taste sensation)

1) 수용기 및 전도로

- 50~70㎛ 정도의 타원형 맛봉오리(미뢰 taste bud)속에 있는 맛세포(미세포)에서 맛을 수용한다.
- 맛봉오리(미뢰)는 후두덮개(후두개), 입안, 인두와 혀의 버섯유두(용상유두 fungiform)와 성곽유두(배상유두 vallate papillae)의 벽에 위치해 있다.
- 맛봉오리(미뢰)는 미각수용기 세포인 맛세포(미세포), 버팀세포(지지세포), 바닥세포(기저세포)로 구성되며 맛세포는 섬모를 가지고 있는데, 이것이 맛봉오리 상피표면 개구부인 맛구멍(미공)에 노출되어 있다. 세포 밑에서는 맛봉오리로 침입하는 많은 맛신경과 연접(시냅스)을 이룬다.

0001

촉각과 압각을 위한 감각충격전도로로 옳은 것은?

① 후척수소뇌로   ② 전척수시상로   ③ 외측척수시상로

④ 전척수소뇌로   ⑤ 후척수시상로

✛ 문헌 박인국 외, 생리학, 라이프사이언스, 2003, p.143

0002

광수용기에 해당하는 감각수용기로 옳은 것은?

① 안구의 원뿔세포   ② 미뢰   ③ 후각세포

④ 내이의 모세포   ⑤ 촉각수용기

✛ 문헌 박인국 외, 생리학, 라이프사이언스, 2003, p.166

0003

H^+에 의해 탈분극된 미각세포에서 느끼는 맛으로 옳은 것은?

① 짠맛   ② 신맛   ③ 단맛   ④ 쓴맛   ⑤ 짜고단맛

✛ 문헌 박인국 외, 생리학, 라이프사이언스, 2003, p.166

0004

단맛과 쓴맛을 느끼게 하는 매개단백질로 옳은 것은?

① C-단백질   ② D-단백질   ③ E-단백질   ④ F-단백질   ⑤ G-단백질

✛ 문헌 박인국 외, 생리학, 라이프사이언스, 2003, p.173

0005

중력에 대한 적응현상인 평형감각을 유지해주는 기관으로 옳은 것은?

① 세반고리관   ② 와우관   ③ 유스타키오관   ④ 전정기관   ⑤ 이석기관

✛ 문헌 박인국 외, 생리학, 라이프사이언스, 2003, p.174

해설

01
- 전척수시상로는 척수의 한쪽에 있는 뒷뿔에서 기시하여 시상과 대뇌피질에 정지하며 촉각과 압각을 위한 감각충격전도로이다.
- 후척수소뇌로는 뒷뿔에서 기시하여 소뇌에 정지하며 신체의 한쪽으로부터 오는 감각 충격을 소뇌의 같은 쪽으로 전도하는 척수로이다.

02
- 자극 에너지의 유형에 따라 화학수용기, 광수용기, 온도수용기, 기계적수용기 등이 있다.

03
- 짠맛 : Na^+
- 단맛 : 당
- 쓴맛 : 퀴닌

04
- 당의 단맛의 경우 G-단백질은 아데닐산 사이클라아제(adenylate cyclase)를 활성화하여 cAMP를 생산해 낸다.

05
- 전정기관은 난형낭과 구형낭으로 이루어진 이석기관과 반규관의 두 부분으로 구성되어 있다.

0006
• 반규관(세반고리관)은 입방체의 각 면과 같은 3개의 평면상에 놓여 있다.

0007
• 세반고리관 : 회전감각
• 전정기관 : 위치감각

0008
• 기저막에 전달된 압력파는 감각모세포의 돌기들을 구부러지게 한다. 이것으로 감각모세포에서 활동전압이 생성되고 활동전압은 감각섬유를 통해 뇌로 전달되어 소리로 해석된다.

0009
• 고막의 진동이 망치뼈(추골)과 모루뼈(침골)을 경유해 등골에 전달된다.

0010
• 홍채는 혈관성 막의 앞부분에 위치하며 빛의 양을 조절한다.

0006

머리를 돌리거나 회전운동을 할 때 평형을 유지해주는 기관으로 옳은 것은?

① 세반고리관 　② 와우관 　　③ 유스타키오관 ④ 전정기관 　　⑤ 이석기관

✛ 문헌 박인국 외, 생리학, 라이프사이언스, 2003, p.176

0007

인체의 회전감각과 위치감각에 관여하는 기관으로 옳은 것은?

① 세반고리관과 전정기관 　② 와우관과 이소골 　　　③ 유스타키오관과 고막

④ 달팽이관과 전정기관 　⑤ 이석기관과 전정기관

✛ 문헌 박인국 외, 생리학, 라이프사이언스, 2003, p.176

0008

귀의 내부 소기관 이다. 소리의 전달순서로 나열된 것으로 옳은 것은?

보기

가. 고막	나. 이소골	다. 난원창	라. 기저막

① 가 → 나 → 다 → 라 　　② 가 → 나 → 라 → 다 　　③ 나 → 다 → 라 → 가

④ 나 → 라 → 가 → 다 　　⑤ 다 → 가 → 나 → 라

✛ 문헌 박인국 외, 생리학, 라이프사이언스, 2003, p.178

0009

3개의 가운데귀(중이) 귓속뼈(이소골) 내로 소리가 전달되는 순서로 옳은 것은?

① 망치뼈(추골) → 모루뼈(침골) → 등자뼈(등골)

② 추골 → 등골 → 침골 　　　　　③ 침골 → 추골 → 등골

④ 침골 → 등골 → 추골 　　　　　⑤ 등골 → 추골 → 침골

✛ 문헌 박인국 외, 생리학, 라이프사이언스, 2003, p.179

0010

동공의 직경을 조절하여 초자체방으로 들어가는 빛의 양을 조절하는 안구부위로 옳은 것은?

① 공막 　　② 맥락막 　　③ 홍채 　　④ 모양체 　　⑤ 내막

✛ 문헌 박인국 외, 생리학, 라이프사이언스, 2003, p.185

0011

먼 곳을 볼 때 수정체(a), 현수인대(b), 모양체(c)의 구조적인 변화로 옳은 것은?

	①	②	③	④	⑤
a	이완	이완	이완	수축	수축
b	수축	수축	이완	수축	이완
c	수축	이완	수축	이완	이완

✛ 문헌 박인국 외, 생리학, 라이프사이언스, 2003, p.187

0012

빛에 의해 분해된 로돕신(rhodopsin)의 분해산물로 옳은 것은?

① 레티넨(retinene)과 G－단백질 　　② 옵신(opsin)과 G－단백질

③ 포톱신(photopsin)과 레티넨(retinene) 　④ 레티넨(retinene)과 옵신(opsin)

⑤ 포톱신(photopsin)과 옵신(opsin)

✛ 문헌 박인국 외, 생리학, 라이프사이언스, 2003, p.191

0013

색 시각을 담당하는 3종류의 원뿔세포가 가장 잘 흡수하는 가시광선 스펙트럼은?

① 청색, 황색, 적색 　　② 청색, 녹색, 적색 　　③ 황색, 녹색, 적색

④ 백색, 흑색, 녹색 　　⑤ 백색, 흑색, 청색

✛ 문헌 박인국, 생리학, 라이프사이언스, 2003, p.272

0014

시신경의 성격으로 옳은 것은?

① 감각신경 　② 운동신경 　③ 혼합신경 　④ 교감신경 　⑤ 부교감신경

✛ 문헌 한국해부학교수협의회 편, 생리학, 정담미디어, 2005, p.315~316

해·설

0011
• 먼 곳을 볼 때는 수정체와 모양체가 늘어나고 가까운 곳을 볼 때는 반대이다.

0012
• 비타민A의 유도체인 레티넨과 옵신단백질로 분해된다.

0013
• 원뿔세포가 흡수하는 최대파장 420nm는 청색 원뿔세포, 530nm는 녹색 원뿔세포, 562nm는 적색 원뿔세포에 해당된다.

0014
• 시신경: 감각신경

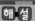

0015

• 맵다 : 통각

• 떫다 : 압각

0015

맛으로 분류할 수 없는 자극으로 옳은 것은?

┃ 보기

가. 달다   나. 맵다   다. 쓰다   라. 떫다

① 가, 나, 다   ② 가, 다   ③ 나, 라   ④ 라   ⑤ 가, 나, 다, 라

✛ 문헌 박희진 외, EMT기초의학, 현문사, 2005, p.387

0016

• 역치는 세포의 종류에 따라 다르고 같은 세포일지라도 그 세포가 자극을 받는 상태에 따라서도 달라질 수 있으며, 약한 자극에도 흥분하면 역치가 낮고, 강한 자극을 주어야만 흥분하면 역치가 높은 것이다.

0016

감각세포에 흥분을 일으킬 수 있는 최소의 자극의 크기는?

① 탈분극   ② 재분극   ③ 발화점   ④ 역치   ⑤ 불응기

✛ 문헌 박희진 외, EMT 기초의학, 현문사, 2010, p.294

0017

• 망치뼈(추골)는 고막에 붙어있고, 모루뼈(침골)와 관절을 이루며 모루뼈(침골)는 다시 등자뼈(등골)와 관절을 이룬다.

0017

귓속뼈(이소골)에서의 소리의 전달 과정으로 옳은 것은?

① 망치뼈(추골) → 등자뼈(등골) → 모루뼈(침골) → 안뜰창(난원창)

② 망치뼈(추골) → 모루뼈(침골) → 등자뼈(등골) → 달팽이창(정원창)

③ 등자뼈(등골) → 망치뼈(추골) → 모루뼈(침골) → 안뜰창(난원낭)

④ 모루뼈(침골) → 등자뼈(등골) → 망치뼈(추골) → 달팽이창(정원창)

⑤ 망치뼈(추골) → 모루뼈(침골) → 등자뼈(등골) → 안뜰창(난원창)

✛ 문헌 한국해부생리학 교수협의회, 인체해부학, 현문사, 2007, p.472

분비계

01 분비선

- 외분비샘(exocrine glands) : 샘세포에서 생성된 분비물이 도관을 통해 신체표면 소화관내로 배출(땀샘, 침샘, 이자 등)
- 내분비샘(endocrine glands) : 도관이 없고 생성된 물질이 혈액내로 직접 흡수 또는 배출되어 전신 혈류에 의해 신체 각부로 전달(여기서 생성된 물질이 호르몬이다) 한다.

02 호르몬의 작용 및 특성

1) 작용

- 발육과 성장을 조절하고, 생식기, 뼈대(골격) 등의 발달 조절
- 내부 환경을 유지 조절
- 소량으로서 생체작용을 조절

2) 특성

- 내분비샘으로 분비되어 저장되며 자극에 의하여 혈관내로 직접 분비된다.
- 혈액을 통하여 운반된다.
- 호르몬이 표적세포(target cell)에 작용하려면 먼저 수용체와 결합되어야 한다.
- 대사반응의 직접적인 바탕질(기질)은 아니지만 촉매작용에 의해 반응을 촉진 또는 억제하므로 대사를 조절한다.

03 내분비 기관(Endocrine organ)

- 뇌하수체(pituitary gland)
- 부신(adrenals gland)
- 갑상샘(thyroid gland)
- 이자(췌장 pancreas)
- 부갑상샘(parathyroid glands)
- 난소(ovary)
- 고환(testis)

04 뇌하수체(Pituitary gland)

- 뇌의 밑변에 붙어 있는 0.5~0.6g 정도의 작은 샘
- 앞엽(전엽) 호르몬
- 뒤엽(후엽) 호르몬
- 중간엽(중엽) 호르몬

1) 뇌하수체 앞엽(전엽, 선하수체)

- 약 반 정도를 차지하면서 호르몬을 방출하지 않는 주세포(γ세포)
- 약 35%를 차지하는 GH, LTH와 같은 폴리펩티드 호르몬을 분비하는 호산성 세포(α세포)
- 약 12%를 차지하면서 TSH, FSH, LH, ACTH와 같은 단백질 호르몬을 방출하는 호염기성 세포(β세포) 등으로 구성된다.
  - GH : 성장호르몬(growth Hormone)
  - TSH : 갑상샘 자극호르몬(thyroid stimulating Hormone)
  - ACTH : 부신 겉질(피질)자극호르몬(adrenocorticotrophic Hormone)
  - FSH : 여포자극호르몬(follicle stimulating Hormone)
  - LH : 황체형성호르몬(luteinizing Hormone)
  - LTH : 황체자극호르몬(luteotropic Hormone)
  - PRL : 젖샘(유선)자극호르몬(lactogenic Hormone), 젖분비호르몬(최유호르몬, Prolactin)

(1) 뇌하수체 앞엽(전엽) hormone의 작용

- GH : 단백질 및 전해질 대사, 탄수화물 및 지방 대사, 뼈의 성장을 도우며 과잉시 거인증, 결핍시 난장이
- TSH : 갑상샘을 자극하여 갑상샘 hormone인 티록신

(thyroxin)의 분비를 촉진
- 갑상샘 hormone의 작용
  * 순환계 : 전신대사율 촉진, 심박수 증가, 혈액순환속도 증가, 심근수축력 강화
  * 신경계 : 흥분성이 증가, 반사활동이 활발, 자극에 대해 예민
  * 소화관 : 소화운동을 촉진
- ACTH : 부신 겉질에 있는 샘세포를 자극하고 부신겉질에서 여러가지 hormone 분비를 촉진
  - 당질 코르티코이드의 분비를 조절한다.
  - 지방, 단백질 및 탄수화물 대사
  - 간, 포도당 신생 증진
  - 안드로겐(androgen's : 남성 hormone
  - 알도스테론(aldosteron) 분비
- ACTH의 분비억제인자
  - 혈액 내 코티졸 농도 증가
  - 마약제제
  - 성장억제호르몬인 소마토스타틴(Somatostatin)
- 성선자극 hormone
  - FSH : 에스트로겐(estrogen)의 분비 증가
  - LH(luteinizing hormone) 또는 ICSH(interstitial cell stimulating hormone) : 여성에서 난포의 배란을 촉진하고 배란 후 황체를 형성하며 황체의 내분비 작용을 유지시키는 작용을 한다. 남성에서는 정소의 사이질세포(간질세포)에 작용하여 남성 hormone인 테스토스테론(testosterone)의 분비를 촉진시킨다.
- LH(lactogenic hormone)
  - 젖분비호르몬(최유호르몬 prolactin, PRL)이라고도 하며 젖샘(유선)에 작용하여 젖(유즙)의 생성과 분비를 촉진한다.

2) 뇌하수체 뒤엽(후엽)(신경하수체)

(1) 항이뇨 hormone(antidiuretic hormone, ADH)
- 세관에서 수분 재흡수 조절기능
- hormone 감소시 요량 증가로 요붕증이 나타난다.

(2) 옥시토신(oxytocin)
- 자궁을 수축시키는 작용
- 결핍 시에는 분만 중 진통 미약이 온다.

- 젖을 배출시키는 작용

3) 뇌하수체 중간엽(중엽)
멜라닌세포자극호르몬(melanocyte stimulating hormone, MSH)이 분비되어 피부 표피 hormone. 멜라닌세포에 작용하여 멜라닌형성을 촉진한다.

05 갑상샘(Thyroid gland)

- 후두 연골 아래 부위에 존재
- 요오드 함유
- Thyroxin 분비
- 체내 요오드(iodine) 부족 시 갑상샘 전체가 비대(갑상샘종, goiter)

1) Thyroxin의 작용
- 물질대사 조절, 신체의 모든 세포에 신진대사 촉진
- 발육성장에 관여
- 양서류의 변태 촉진
- 갑상샘에 분비되어 조직세포까지 도달하는데 → 약 3일
- 작용기간 : 6~8주 정도(thyroxin의 작용기간)

2) 분비조절
뇌하수체 앞엽(전엽)의 갑상샘 자극 hormone(TSH) 분비에 의존

3) 기능저하
- 정신적으로 둔감, 무감동, 심장박동이 느리고 피부 온도 낮고 건조
- 전신적으로 부어 있는 증상(점액수종, myxedema)
- 어린이는 성장 발육저하, 난장이, 중추신경계의 발육저하로 백치

4) 기능항진
피부온도 높고 축축하며, 정신적으로 예민, 심장박동이 빠르고, 식욕왕성 등 기능저하와 반대현상을 보인다. 갑상샘항진으로 나타나는 그레이브스(Graves)병의 특징은 안구돌출증으로 빤히 응시하는 듯한 눈동자이다.

06 부갑상샘(Parathyroid gland)

- 직경이 약 3~8mm 작은 구형의 내분비샘
- 갑상샘 뒤면의 아래위에 각각 한 쌍씩 4개가 있다.

1) 파라토르몬(Parathormone, PTH) 분비

- Ca 농도 조절 작용, 과다분비시는 고칼슘혈증이 나타난다.
- 파라토르몬이 감소하면 혈중의 칼슘농도가 감소하여 정상치의 1/2정도가 되었을 때 근육에 경련, 강직이 일어난다. 이것을 부갑상샘성 테타니(tetany)라고 한다.
- 기능항진 → 신경이 무디고 심장 활동 저하

07 부신(Adrenals, suprarenals)

콩팥(신장)위에 모자 모양으로 얹혀 있는 샘(선)으로 약 10g 정도이다.

1) 부신속질(부신수질 Adrenal medulla)

- 아드레날린(adrenaline)과 노르아드레날린(noradrenaline)을 분비한다.
- 이들은 간에 저장된 글리코겐을 글루코스(glucose)로 바꾸어 혈액속의 당분량 증가 : 혈당량 증가
- 25%의 norepinephrine과 75%의 epinephrine 분비

2) 부신겉질(부신피질 Adrenal cortex)

부신겉질은 40여 종의 겉질 스테로이드(corticosteroids) 분비

(1) 미네랄(염류) 코르티코이드(mineralocorticoids)
- 콩팥(신장)의 먼쪽곱슬세관(원위세뇨관)에서 Na⁺ 흡수

와 K⁺ 배출을 촉진하며 혈장중의 Na⁺ 농도와 K⁺ 농도를 일정하게 조절
- 알도스테론(aldosterone) 분비 조절

(2) 당질 코르티코이드(glucocorticoids)
- 지방과 단백질을 당질로 전환한다.
- 항염작용이 있어 여러 가지 염증, 특히 류마티스성 질환을 치료하는 데 이용된다.
- 혈구에 대해서는 림프구, 호산구, 호염기구를 감소시키나 다른 혈구는 오히려 증가한다.

(3) 부신성 안드로겐(adrenal androgen)
부신겉질(피질)에서 분비되는 남성호르몬이지만 여성에서도 분비된다.

08 이자

1) Langerhan's 섬

- α-cell–글루카곤(glucagon) : 혈당값을 올리는 작용
- β-cell–인슐린(insulin) : 혈당값을 내리는 작용
  - glucagon은 insulin과 반대기능을 가지고 있다.

2) Insulin

- 작용 : 각 세포에서 세포막의 포도당에 대한 투과성을 높이는 작용
- 혈당에 대한 작용
  - normal 혈당농도 : 90mg/100mL
  - 당뇨병(Diabetes) : insulin 결핍

해·설

0001

뼈의 성장속도를 촉진시키는 호르몬으로 옳은 것은?

┃ 보기 ┃

> 가. 갑상샘호르몬　　　나. 에스트로겐　　　다. 테스토스테론　　　라. 옥시토신

① 가, 나, 다　　② 가, 다　　③ 나, 라　　④ 라　　⑤ 가, 나, 다, 라

✛ **문헌** 이영돈 외, 해부생리학, 라이프사이언스, 2007, p.94

0001

• 성호르몬의 분비가 활발한 사춘기에 성장속도가 빠르다.

0002

프로스타글란딘(prostaglandin)의 생리활성기능으로 옳은 것은?

┃ 보기 ┃

> 가. 혈압강하　　　나. 혈관확장　　　다. 자궁수축　　　라. 염증반응

① 가, 나, 다　　② 가, 다　　③ 나, 라　　④ 라　　⑤ 가, 나, 다, 라

✛ **문헌** 박인국, 생리학, 라이프사이언스, 2003, p.27

0002

• 프로스타글란딘(prostaglandin)은 불포화지방산으로부터 생성된 고리탄화수소를 갖고 있는 지방산으로 혈압강하, 혈관확장, 자궁수축, 염증반응, 배란, 혈액응고 등의 생리활성 조절에 관여한다.

0003

호르몬과 그의 효과가 옳지 않은 것은?

① 알도스테론 − Na^+ 보유와 K^+ 배설촉진　　② 에피네프린 − 아드레날린 작용 촉진

③ 인슐린 − 글리코겐 형성촉진　　④ 옥시토신 − 자궁수축 촉진

⑤ 가스트린 − 알칼리 분비촉진

✛ **문헌** 박인국, 생리학, 라이프사이언스, 2003, p.203

0003

• 가스트린은 위에서 분비되어 산 분비를 촉진한다.

0004

호르몬과 그의 효과가 옳지 않은 것은?

① 항이뇨호르몬 − 수분보유　　② 옥시토신 − 유선수축

③ 인슐린 − 포도당 흡　　④ 글루카곤 − 글리코겐과 지방 합성

⑤ 부갑상선호르몬 − 혈액 Ca^{2+} 농도증가

✛ **문헌** 박인국, 생리학, 라이프사이언스, 2003, p.203

0004

• 글루카곤은 19개의 아미노산으로 구성되어 있으며 글리코겐과 지방분해에 관여한다.

0005

스테로이드(steroid) 호르몬을 분비하는 내분비선은?

① 부신수질과 성선(생식샘) ② 부신피질과 성선 ③ 뇌하수체 후엽과 부갑상선

④ 성선과 부갑상선 ⑤ 뇌하수체 전엽과 부갑상선

✢ 문헌 박인국, 생리학, 라이프사이언스, 2003, p.204

0006

호르몬의 작용에 관한 내용이다. 다음 (A)와 (B)의 용어로 옳은 것은?

| 보기 |

두 개 또는 그 이상의 호르몬이 상호작용하여 어떤 특정 현상을 나타내는 것을 (A)효과라 하고, 한 호르몬이 다른 호르몬의 작용이나 효과를 억제하는 것을 (B)효과라고 한다.

	①	②	③	④	⑤
A	허용적	허용적	협동적	협동적	길항적
B	협동적	길항적	허용적	길항적	협동적

✢ 문헌 박인국, 생리학, 라이프사이언스, 2003, p.205~206

0007

뇌하수체 전엽 호르몬으로 옳은 것은?

| 보기 |

가. 부신피질자극호르몬 나. 성장호르몬 다. 여포자극호르몬 라. 프로락틴

① 가, 나, 다 ② 가, 다 ③ 나, 라 ④ 라 ⑤ 가, 나, 다, 라

✢ 문헌 박인국, 생리학, 라이프사이언스, 2003, p.214

0008

황체형성호르몬의 기능으로 옳은 것은?

① 난포성장 ② 젖분비 촉진 ③ 테스토스테론의 분비자극

④ 조직과 기관의 성장 ⑤ 코르티졸의 분비촉진

✢ 문헌 박인국, 생리학, 라이프사이언스, 2003, p.214

해설

0005
• 스테로이드(steroid)호르몬은 부신피질(adrenal cortex)과 성선(생식샘, gonad)에서만 분비된다.

0006
• 협동적효과의 예 : 심장에 대한 에피네프린과 노르에피네프린은 각각은 별도로 심장박동을 증가시키는데, 동시에 작용하면 박동수를 훨씬 크게 증가시킨다.
• 길항적효과의 예 : 혈액의 에스트로겐 농도가 높으면 프로락틴의 작용과 분비를 억제하므로 임신중 젖의 분비가 억제된다.
• 허용적효과 : 한 호르몬이 두 번째 호르몬에 대한 표적기관의 반응이나 두 번째 호르몬의 활성을 증가시킬 때, 두 번째 호르몬의 작용에 대해 허용적효과를 갖고 있다고 한다. 예를 들어, 자궁을 미리 에스트로겐에 노출시키면 프로게스테론에 대한 수용체 단백질의 형성이 유도되는데, 이는 결국 프로게스테론에 대한 자궁의 반응을 향상시키게 된다.

0007
• 뇌하수체전엽호르몬은 부신피질자극호르몬, 성장호르몬, 여포자극호르몬, 프로락틴, 갑상선자극호르몬, 황체형성호르몬 등이다.

0008
• 황체형성호르몬(luteinizing hormone)은 여성에서는 배란과 황체형성을 자극하며, 남성에게서는 테스토스테론의 분비를 자극한다.

해·설

0009

• 뇌하수체후엽은 항이뇨호르몬
(antidiuretic hormone)과 옥시토신
(oxytocin)을 저장하고 방출한다.

0009

뇌하수체 후엽 호르몬으로 옳은 것은?

┃보기┃

가. 항이뇨호르몬 나. 성장호르몬 다. 옥시토신 라. 프로락틴

① 가, 나, 다 ② 가, 다 ③ 나, 라 ④ 라 ⑤ 가, 나, 다, 라

✤ 문헌 박인국, 생리학, 라이프사이언스, 2003, p.214

0010

• 항이뇨호르몬은 신장에 의한 수분보유를
도모하고, 소변 속의 수분손실을 감소시
키고 혈액의 수분보유를 증가시킨다.

0010

항이뇨호르몬의 작용기전으로 옳은 것은?

① 혈액의 점성도 증가 ② 혈액의 수분보유 증가 ③ 다량의 소변배설

④ 전해질 농도조절 ⑤ 아미노산 이송증가

✤ 문헌 박인국, 생리학, 라이프사이언스, 2003, p.214

0011

• 당류코르티코이드는 포도당과 다른 유
기분자의 대사를 조절한다.

0011

Na^+과 K^+의 균형을 조절하는 부신호르몬으로 옳은 것은?

① 성스테로이드 ② 당류코르티코이드 ③ 염류코르티코이드

④ 에피네프린 ⑤ 노르에피네프린

✤ 문헌 박인국, 생리학, 라이프사이언스, 2003, p.218

0012

• 티록신은 갑상선호르몬으로 기초대사
율의 증진을 비롯하여 탄수화물, 지질,
단백질의 대사를 원활하게 한다.

0012

티록신(thyroxine)의 기능으로 옳은 것은?

① 혈액의 Ca^{2+}농도 저하 ② Na^+과 K^+의 균형조절 ③ 포도당 대사조절

④ 심장박동 증가 ⑤ 기초대사율의 증진

✤ 문헌 박인국, 생리학, 라이프사이언스, 2003, p.220

0013

칼시토닌(calcitonin)의 기능으로 옳은 것은?

① 혈액의 Ca^{2+}농도 저하   ② Na^+과 K^+의 균형조절   ③ 포도당 대사조절

④ 심장박동 증가   ⑤ 기초대사율의 증진

✤ 문헌 박인국, 생리학, 라이프사이언스, 2003, p.221

0014

점액수종과 관련이 있는 호르몬질환은?

① 부신피질기능저하증   ② 부신피질기능항진증   ③ 부신수질기능항진증

④ 갑상선기능저하증   ⑤ 갑상선기능항진증

✤ 문헌 박인국, 생리학, 라이프사이언스, 2003, p.221

0015

갑상선호르몬의 생리효과로 옳은 것은?

┃보기┃
| 가. 혈중 카테콜아민에 대한 반응성 향상 | 나. 지방 분해작용 촉진 |
| 다. 탄수화물 흡수율 증가 | 라. 골격발달 증진 |

① 가, 나, 다   ② 가, 다   ③ 나, 라   ④ 라   ⑤ 가, 나, 다, 라

✤ 문헌 전국의과대학교수, Ganong`s 생리학, 도서출판 한우리, 1999, p.347

0016

갑상선기능저하증으로 옳은 것은?

┃보기┃
| 가. 무기력하고 수면증가   나. 느린 맥박   다. 체중 증가   라. 느린 반사 |

① 가, 나, 다   ② 가, 다   ③ 나, 라   ④ 라   ⑤ 가, 나, 다, 라

✤ 문헌 박인국, 생리학, 라이프사이언스, 2003, p.222

해설

0013

• 칼시토닌은 부갑상선호르몬과 작용하여 혈액의 Ca^{2+}수준을 조절한다.

0014

• 갑상선기능저하증은 점액수종을 일으키는데, 그 증상으로 결합조직의 점액단백의 축적, 손, 발, 얼굴, 눈 주변 조직의 종기 등을 들 수 있다.

0015

표적장기	작용기전
심장	혈중 카테콜아민에 대한 반응성 향상
지방조직	지방 분해작용 촉진
장관	탄수화물 흡수율 증가
뼈	정상적 성장 및 골격발달 증진
신경계	정상적 뇌발달 증진

0016

• 갑상선기능저하와 항진의 비교

특징	기능저하	기능항진
성장	장애	촉진
활동과 수면	무기력, 수면증가	활동증가, 수면감소
온도반응	추위에 견디기 힘듦	더위에 견디기 힘듦
피부	거칠고 마른피부	정상
발한	없음	과다
맥박	느림	빠름
위장증상	변비, 식욕감퇴, 체중증가	설사, 식욕증가, 체중감소
반사	느림	빠름
심리상태	우울, 무관심	신경과민
혈장 T_4 수준	감소	증가

0017

• 갑상선기능저하와 항진의 비교

특징	기능저하	기능항진
성장	장애	촉진
활동과 수면	무기력, 수면증가	활동증가, 수면감소
온도반응	추위에 견디기 힘듦	더위에 견디기 힘듦
피부	거칠고 마른피부	정상
발한	없음	과다
맥박	느림	빠름
위장증상	변비, 식욕감퇴, 체중증가	설사, 식욕증가, 체중감소
반사	느림	빠름
심리상태	우울, 무관심	신경과민
혈장 T₄수준	감소	증가

0018

• 뇌하수체는 내분비계통에 속한다.

0019

• 부갑상선호르몬은 칼시토닌과 작용하여 혈액의 Ca^{2+}수준을 조절한다.

0020

• 크레틴병(Cretinism) : 갑상선기능저하증
그레이브스병(Graves' disease) : 갑상선기능항진증
바세도병(Basedow's goiter) : 갑상선기능항진증
호지킨병(Hodgkin's disease) : 악성림프종

0017

갑상선기능항진증으로 옳은 것은?

> 보기
> 가. 성장촉진　　　　나. 빠른 맥박　　　다. 체중 감소　　　　라. 느린 반사

① 가, 나, 다　　② 가, 다　　③ 나, 라　　④ 라　　⑤ 가, 나, 다, 라

✛ 문헌 박인국, 생리학, 라이프사이언스, 2003, p.222

0018

뇌하수체가 속하는 계통으로 옳은 것은?

① 근육계통　　② 내분비계통　　③ 호흡계통　　④ 소화계통　　⑤ 비뇨계통

✛ 문헌 이영돈 외, 해부생리학, 라이프사이언스, 2007, p.82

0019

혈액의 Ca^{2+}수준을 통제하는 호르몬은?

① 부갑상선호르몬　　　　② 부신피질호르몬　　　　③ 부신수질호르몬

④ 성장호르몬　　　　⑤ 항이뇨호르몬

✛ 문헌 박인국, 생리학, 라이프사이언스, 2003, p.223

0020

인슐린분비의 절대적인 결핍이나 효과의 감소로 고혈당과 대사장애를 나타내는 질환은?

① 크레틴병(Cretinism)　　　　② 그레이브스병(Graves' disease)

③ 당뇨병(diabetes)　　　　④ 바세도병(Basedow's goiter)

⑤ 호지킨병(Hodgkin's disease)

✛ 문헌 박인국, 생리학, 라이프사이언스, 2003, p.223

0021

프로스타글란딘(prostaglandin)의 작용으로 옳은 것은?

| 보기 |

| 가. 통증, 발열, 염증과정의 촉진 | 나. 난소의 배란과 자궁수축 |
| 다. 위액분비 억제 | 라. 신장의 혈류량 감소 |

① 가, 나, 다   ② 가, 다   ③ 나, 라   ④ 라   ⑤ 가, 나, 다, 라

✛ 문헌 박인국, 생리학, 라이프사이언스, 2003, p.227~228

0022

부신수질이 교감신경계의 자극을 받았을 때 분비하는 호르몬으로 옳은 것은?

① 코르티코이드(corticoid)   ② 에피네프린(epinephrine)

③ 아세틸콜린(acetylcholine)   ④ 글루카곤(glucagon)

⑤ 인슐린(insulin)

✛ 문헌 박인국 외, 생리학, 라이프사이언스, 2003, p.154

0023

염분상실로 인해 혈액량이 감소했을 때, 희석되지 않는 혈액량을 증가시키기 위해 분비되는 호르몬으로 옳은 것은?

① 바소프레신(vasopressin)   ② 인슐린(insuline)   ③ 글루카곤(glucagon)

④ 알도스테론(aldosterone)   ⑤ 에스트로겐(estrogen)

✛ 문헌 박인국 외, 생리학, 라이프사이언스, 2003, p.305

0024

글리코겐의 합성을 증가시키는 호르몬으로 옳은 것은?

| 보기 |

| 가. 인슐린   나. 글루카곤   다. 당류코르티코이드   라. 에피네프린 |

① 가, 나, 다   ② 가, 다   ③ 나, 라   ④ 라   ⑤ 가, 나, 다, 라

✛ 문헌 박인국 외, 생리학, 라이프사이언스, 2003, p.455

해설

21
• 콩팥속질(신장수질)에서 생산되어 혈관 이완을 일으키며, 콩팥(신장)의 혈류량 증가와 소변 속에 수분과 전해질의 과다한 배설을 일으킨다.

22
• 에피네프린보다는 덜하지만 노르에피네프린(norepinephrine)도 분비한다.

23
• 알도스테론은 신장에 의한 염분흡수를 자극하고, 염분보유는 수분의 보유를 촉진하며, 따라서 희석되지 않은 혈액량의 증가를 유도한다.

24
• 인슐린과 당류코르티코이드는 글리코겐의 합성을 증가시킨다.

해설

0025
• 에피네프린, 글루카곤, 당류코르티코 이드 등은 당신생(gluconeogenesis)을 증가하여 혈당을 증가시킨다.

0026
• 에피네프린과 글루카곤은 단백질 대사 에 직접적인 효과가 없으며, 당류코르 티코이드는 단백질 합성을 감소시킨다.

0027
• 인슐린은 지질대사에서 케톤체 생성을 감소시킨다.

0028
• 글루카곤(glucagon)을 분비하는 α-세포 는 25% 정도, 인슐린(insulin)을 분비하는 β-세포는 60% 정도이며 소마토스타틴 (somatostatin)을 분비하는 δ-세포의 수 는 가장 적다.

0025
당신생을 증가시키는 호르몬으로 옳은 것은?

┃보기┃
가. 에피네프린　　　나. 글루카곤　　　다. 당류코르티코이드　　　라. 인슐린

① 가, 나, 다　　② 가, 다　　③ 나, 라　　④ 라　　⑤ 가, 나, 다, 라

✛ 문헌 박인국 외, 생리학, 라이프사이언스, 2003, p.455

0026
단백질 합성을 증가시키는 호르몬으로 옳은 것은?

┃보기┃
가. 에피네프린　　　나. 글루카곤　　　다. 당류코르티코이드　　　라. 인슐린

① 가, 나, 다　　② 가, 다　　③ 나, 라　　④ 라　　⑤ 가, 나, 다, 라

✛ 문헌 박인국 외, 생리학, 라이프사이언스, 2003, p.455

0027
케톤체 생성을 증가시키는 호르몬으로 옳은 것은?

┃보기┃
가. 에피네프린　　　나. 글루카곤　　　다. 당류코르티코이드　　　라. 인슐린

① 가, 나, 다　　② 가, 다　　③ 나, 라　　④ 라　　⑤ 가, 나, 다, 라

✛ 문헌 박인국 외, 생리학, 라이프사이언스, 2003, p.455

0028
췌장(이자)의 랑게르한스섬(Langerhans islet)에 있는 세포에서 분비하는 호르몬으로 옳은 것은?

	①	②	③	④	⑤
α-세포	엔인슐린	소마토스타틴	글루카곤	인슐린	글루카곤
β-세포	글루카곤	글루카곤	인슐린	소마토스타틴	소마토스타틴
δ-세포	소마토스타틴	인슐린	소마토스타틴	글루카곤	인슐린

✛ 문헌 박인국 외, 생리학, 라이프사이언스, 2003, p.456

0029

부신수질에서 분비되는 호르몬으로 옳은 것은?

▌보기▐

가. 에피네프린   나. 염류코르티코이드   다. 노르에피네프린   라. 당류코르티코이드

① 가, 나, 다   ② 가, 다   ③ 나, 라   ④ 라   ⑤ 가, 나, 다, 라

✛ 문헌 박인국 외, 생리학, 라이프사이언스, 2003, p.462

0030

뇌하수체 전엽에서 분비되어 소아와 청소년의 성장을 촉진하는 호르몬으로 옳은 것은?

① 티록신(thyroxine)
② 에피네프린(epinephrine)
③ 칼시토닌(calcitonin)
④ 노르에피네프린(norepinephrine)
⑤ 소마토트로핀(somatotropin)

✛ 문헌 박인국 외, 생리학, 라이프사이언스, 2003, p.464

0031

부갑상선의 작용에 관한 내용이다. (A)와 (B)에 알맞은 내용은?

▌보기▐

• 부갑상선이 제거되면 부갑상선호르몬 결핍으로 (A)을(를) 일으켜 심각한 (B)을(를) 일으킨다.

	①	②	③	④	⑤
A	저칼륨혈증	고칼륨혈증	저칼슘혈증	고칼슘혈증	저나트륨혈증
B	골흡수	골형성	근강직	골흡수	근강직

✛ 문헌 박인국 외, 생리학, 라이프사이언스, 2003, p.466

0032

갑상선에서 분비되어 골흡수를 억제하는 호르몬으로 옳은 것은?

① 칼시토닌(calcitonin)
② 티록신(thyroxine)
③ 소마토트로핀(somatotropin)
④ 프로스타글란딘(prostaglandin)
⑤ 에스트로겐(estrogen)

✛ 문헌 박인국 외, 생리학, 라이프사이언스, 2003, p.467

해설

0029
• 부신수질은 교감신경의 자극에 의해 에피네프린과 노르에피네프린을 분비한다.

0030
• 성장호르몬의 분비는 시상하부에 의해 일어나고 시상하부 하수체계로 분비되는 소마토스타틴에 의해 억제된다.

0031
• 부갑상선호르몬은 혈액 Ca^{2+}을 정상수준으로 증가시킨다.

0032
• 골다공증으로 인한 척추 골절환자는 칼시토닌 주사를 받는다.

0033

• 에스트로겐 감소에 의해 남성보다 10배 나 많은 골다공증 증상을 보인다.

0033

폐경 후 나타나는 골다공증과 관련이 있는 호르몬으로 옳은 것은?

① 프로스타글란딘(prostaglandin) ② 옥시토신(oxytocine)

③ 칼시토닌(calcitonin) ④ 에스트로겐(estrogen)

⑤ 소마토트로핀(somatotropin)

✛ **문헌** 박인국 외, 생리학, 라이프사이언스, 2003, p.467

0034

• 레닌안지오텐신체계(Renin-Angiotensin system) : 혈압이 떨어지면 → 신장으로 흐르는 혈류량 감소 → 사구체 옆세포에 서 renin분비 → 혈장내 안지오텐시노겐 (angiotensinogen)에 renin이 작용하여 → angiotensin I 분비 → 안지오텐신전환효소(angiotensin converting enzyme, ACE)작용 → angiotensin II → 부신피질(사구대) 자극 → 알도스테론(aldosterone)분비 → 원위세뇨관에서 Na⁺재흡수 촉진 → Na⁺ 축적 → 삼투질농도 증가 → 물의 배설억제 → 혈장량 증가 → 혈류량 증가 → 혈압상승

0034

혈압의 체액성 조절기전에 관여하는 호르몬으로 옳은 것은?

┃ 보기 ┃

| 가. Renin | 나. angiotensin I | 다. aldosterone | 라. ADH |

① 가, 나, 다 ② 가, 다 ③ 나, 라 ④ 라 ⑤ 가, 나, 다, 라

✛ **문헌** 한국해부학교수협의회 편, 생리학, 정담미디어, 2005, p.129

0035

• 호르몬의 일반적인 기능은 발육 및 성장을 조절, 자율기능 및 본능적 행동의 조정, 전해질 또는 영양소의 대사조절을 통한 내부환경의 유지 조절 등이다.

0035

호르몬의 작용에 대한 설명으로 옳은 것은?

┃ 보기 ┃

| 가. 발육과 성장을 조절 | 나. 내부 환경을 유지 조절 |
| 다. 소량으로서 생체 작용을 조절 | 라. 자율기능 및 본능적 행동의 조정 |

① 가, 나, 다 ② 가, 다 ③ 나, 라 ④ 라 ⑤ 가, 나, 다, 라

✛ **문헌** 한국해부학교수협의회 편, 생리학, 정담미디어, 2005, p.224

0036

• 내분비기관으로는 뇌하수체, 갑상선, 부신, 부갑상선, 췌장, 성선이며 호르몬을 분비한다.

0036

내분비기관으로 옳은 것은?

┃ 보기 ┃

| 가. 시상하부 | 나. 갑상선 | 다. 부갑상선 | 라. 부신 |

① 가, 나, 다 ② 가, 다 ③ 나, 라 ④ 라 ⑤ 가, 나, 다, 라

✛ **문헌** 한국해부학교수협의회 편, 생리학, 정담미디어, 2005, p.225

0037

뇌하수체 전엽에서 분비되는 호르몬으로 옳은 것은?

┃ 보기 ┃
| 가. 항이뇨호르몬 | 나. 성장호르몬 | 다. oxytocin | 라. 갑상선 자극호르몬 |

① 가, 나, 다   ② 가, 다   ③ 나, 라   ④ 라   ⑤ 가, 나, 다, 라

✤ 문헌 한국해부학교수협의회 편, 생리학, 정답미디어, 2005, p.229

0038

과잉분비 시 어린이에게는 거인증(gigantism)을 일으키고 성인에게는 말단비대증 (acromegaly)을 일으키는 호르몬으로 옳은 것은?

① 성장호르몬   ② 갑상선자극호르몬   ③ 부신피질자극호르몬

④ 난포자극호르몬   ⑤ 황체형성호르몬

✤ 문헌 한국해부학교수협의회 편, 생리학, 정답미디어, 2005, p.231

0039

갑상선 자극호르몬(TSH)의 작용으로 옳은 것은?

┃ 보기 ┃
| 가. 심박수 증가 | 나. 혈액 순환속도 증가 |
| 다. 심근 수축력 강화 | 라. 자극에 대해 예민 |

① 가, 나, 다   ② 가, 다   ③ 나, 라   ④ 라   ⑤ 가, 나, 다, 라

✤ 문헌 한국해부학교수협의회 편, 생리학, 정답미디어, 2005, p.238

0040

먼쪽곱슬세관(원위세뇨관) 및 집합관에서 수분의 재흡수 촉진 및 혈관수축에 의한 혈압상승에 관여하는 호르몬으로 옳은 것은?

① melanocyte-stimulating hormone(MSH)   ② vasopressin

③ prolactin   ④ follicle-stimulating hormone(FSH)

⑤ aldosterone

✤ 문헌 한국해부학교수협의회 편, 생리학, 정답미디어, 2005, p.243

해설

37
- 뇌하수체 전엽: 성장호르몬, Prolactin, 부신피질자극호르몬, 갑상선자극호르몬(TSH), 성선자극호르몬(난포자극호르몬, 황체형성호르몬)
- 뇌하수체 중엽: 멜라닌세포자극호르몬(MSH)
- 후엽: 항이뇨호르몬(ADH), 옥시토신(oxytocin)

38
- 성장호르몬은 몸의 발육과 성장을 촉진한다. 만약 어렸을 때부터 과잉분비가 되면 거인증(gigantism), 말단비대증(acromegaly)이 된다.

39
- 갑상선호르몬의 생리작용으로는 대사조절 작용과 말초조직에 대한 작용이 있다.

40
- 부신피질의 사구대에서 분비되는 알도스테론(aldosterone)은 먼쪽곱슬세관(원위세뇨관)과 집합관에서 Na^+의 재흡수를 촉진시키고, 이에 따라 물의 재흡수도 촉진되어 세포외액이 증량되어 혈압 상승

0041

갑상선에서 분비되는 호르몬으로 옳은 것은?

┃보기┃

가. 티록신(thyroxine : T₄) 나. 트리오도타이로닌(triiodothyronine : T₃)
다. 칼시토닌(calcitonin) 라. 뇌하수체(pituitary)

① 가, 나, 다   ② 가, 다   ③ 나, 라   ④ 라   ⑤ 가, 나, 다, 라

✛ 문헌 한국해부학교수협의회 편, 생리학, 정답미디어, 2005, p.239

0042

갑상선기능항진증(Hyperthyroidism)시 나타나는 질환으로 옳은 것은?

① Grave's disease(Basedow's disease)   ② 점액수종(myxedema)
③ 크레틴병(cretinism)   ④ 골다공증(osteoporosis)
⑤ 뼈연화증(osteomalacia)

✛ 문헌 한국해부학교수협의회 편, 생리학, 정답미디어, 2005, p.239

0043

혈중 Ca^{2+}농도를 증가시키는 호르몬으로 옳은 것은?

① 갑상선자극호르몬   ② 부갑상선호르몬   ③ prolactin
④ follicle-stimulating hormone(FSH)   ⑤ aldosterone

✛ 문헌 한국해부학교수협의회 편, 생리학, 정답미디어, 2005, p.239~240

0044

분비저하시 저칼슘혈증과 강직(tetany)을 일으키는 호르몬으로 옳은 것은?

① 갑상선자극호르몬   ② 부갑상선호르몬   ③ prolactin
④ follicle-stimulating hormone(FSH)   ⑤ aldosterone

✛ 문헌 한국해부학교수협의회 편, 생리학, 정답미디어, 2005, p.240

해설

• 갑상선의 여포세포에서 티록신(thyroxine : T₄), 트리오도타이로닌(triiodothyronine : T₃), C세포에서 칼시토닌(calcitonin)을 분비한다.

• 갑상선의 기능이 저하되면 점액수종(myxedema)이 나타나고, 기능이 항진되면 안구돌출증(Grave's disease, Basedow's disease)의 증상이 대표적으로 나타난다.

• 부갑상선은 parathormone(PTH)이라는 호르몬을 분비하여 혈중 Ca^{2+} 일정하게 유지한다.

• 부갑상선의 기능이 저하되면 parathormone(PTH)분비 저하로 혈중 Ca^{2+} 농도가 저하하고 인(P)이 일시적으로 증가한 다음 다시 저하되어 근육의 연축, 상.하지의 떨림, 돌연한 전신성 긴장성경련이 일어난다.

0045

부신피질(adrenal cortex)의 사구대에서 분비되고 원위세뇨관에서 Na⁺의 재흡수촉진, K⁺ 분비를 촉진하는 호르몬으로 옳은 것은?

① follicle-stimulating hormone(FSH)　　② 부갑상선호르몬

③ Prolactin　　④ antidiuretic hormone(ADH)

⑤ aldosterone

✛ **문헌** 한국해부학교수협의회 편, 생리학, 정답미디어, 2005, p.240

0046

부신피질의 속상대(fascicular)에서 분비되고 기능항진 시 Cushing's syndrome을 일으키는 호르몬으로 옳은 것은?

① 당질코르티코이드(glucocorticoid)　　② 광물부신겉질호르몬(mineralocorticoid)

③ androgen　　④ antidiuretic hormone(ADH)

⑤ aldosterone

✛ **문헌** 한국해부학교수협의회 편, 생리학, 정답미디어, 2005, p.243

0047

부신피질의 기능저하 시 나타나는 질환으로 옳은 것은?

① Grave's disease(Basedow's disease)　　② 점액수종(myxedema)

③ Addison's disease　　④ 골다공증(osteoporosis)

⑤ 뼈연화증(osteomalacia)

✛ **문헌** 한국해부학교수협의회 편, 생리학, 정답미디어, 2005, p.243

0048

다음과 같은 특징을 갖는 호르몬으로 옳은 것은?

┃ 보기 ┃
- 부신수질(adrenal medulla)에서 분비
- glycogen을 분해하여 혈당 상승을 유도
- 혈관수축을 일으킴

① epinephrine　　② mineralocorticoid　　③ androgen

④ antidiuretic hormone(ADH)　　⑤ aldosterone

✛ **문헌** 한국해부학교수협의회 편, 생리학, 정답미디어, 2005, p.245

해설

0045

- 부신피질의 사구대에서 분비되는 알도스테론(aldosterone)은 원위세뇨관과 집합관에서 Na⁺의 재흡수 K⁺의 배설 촉진

0046

- 시상하부 또는 뇌하수체전엽에 종양이 생겨 ACTH분비가 항진되므로 당질코르티코이드(glucocorticoid)의 과다분비를 초래하여 만월상 얼굴(moon face)이 되고 골다공증(osteoporosis)을 일으킨다.

0047

- 뇌하수체전엽에서 문제가 발생하여 ACTH분비가 저하되므로 Addison's disease가 일어나며 주요한 증상으로는 혈압하강, 근무력증, 피부의 색소침착 외에 혈액 내의 전해질 농도 변화가 일어난다.

0048

- epinephrine, Norepinephrine은 부신수질에서 분비되며 심장활동 촉진, 혈압상승, 글리코겐분해 및 혈당 상승, 지질의 유리가 촉진된다.

0049
• 노르에피네프린(norepinephrine)은 체 내의 모든 소동맥을 수축시켜 말초혈 관의 저항은 증대시키나, 소화관의 평 활근을 이완시켜 운동을 억제시킨다.

0050
• 부신피질에서 aldosterone, cortisol, androgen을 분비하고, 부신수질에서 는 epinephrine, norepinephrine을 분 비한다.

0051
• 췌장의 베타세포에서는 인슐린을 분비하 여 세포의 포도당 유입 촉진, 지질과 글리 코겐 생성과 저장을 촉진시켜 혈당을 감 소시킨다.

0052
• 부 갑 상 선 의 기 능 이 저 하 되 면 parathormone(PTH)분비 저하로 혈중 Ca²⁺ 농도가 저하하고 인(P)이 일시적으 로 증가한 다음 다시 저하되어 근육의 연 축, 상. 하지의 떨림, 돌연한 전신성 긴장 성경련이 일어난다.

0049

다음과 같은 특징을 갖는 호르몬으로 옳은 것은?

│ 보기 │
• 부신수질(adrenal medulla)에서 분비
• 동공산대
• 소화선 분비억제

① epinephrine ② mineralocorticoid ③ norepinephrine
④ antidiuretic hormone(ADH) ⑤ aldosterone

✛ 문헌 한국해부학교수협의회 편, 생리학, 정답미디어, 2005, p.244~245

0050

부신에서 분비되는 호르몬으로 옳은 것은?

│ 보기 │
가. epinephrine 나. androgen 다. norepinephrine 라. aldosterone

① 가, 나, 다 ② 가, 다 ③ 나, 라 ④ 라 ⑤ 가, 나, 다, 라

✛ 문헌 한국해부학교수협의회 편, 생리학, 정답미디어, 2005, p.245

0051

췌장의 랑게르한스섬(Langerhan's islet)에서 분비되어 혈당을 낮추는 호르몬으로 옳은 것은?

① glucagon ② androgen ③ somatostatin
④ antidiuretic hormone(ADH) ⑤ insulin

✛ 문헌 한국해부학교수협의회 편, 생리학, 정답미디어, 2005, p.245~250

0052

강직(tetany)증과 관계있는 호르몬으로 옳은 것은?

① thyroxine ② cortisone ③ parathormone ④ glucagon ⑤ insulin

✛ 문헌 한국해부학교수협의회 편, 생리학, 정답미디어, 2005, p.240

0053

당질코르티코이드(glucocorticoids)분비 조절에 관여하는 호르몬으로 옳은 것은?

① 난포자극호르몬(follicle-stimulating hormone, FSH)

② 황체형성호르몬(luteinizing hormone, LH)

③ 부신겉질자극호르몬(adrenocorticotrophic hormone, ACTH)

④ 성장호르몬(growth hormone, GH)

⑤ 갑상샘자극호르몬(thyroid-stimulating hormone, TSH)

✛ 문헌 한국해부학교수협의회 편, 생리학, 정담미디어, 2005, p.245

0054

비타민 D와 직접적인 관련이 있는 호르몬으로 옳은 것은?

① 난포자극호르몬(follicle-stimulating hormone, FSH)　　② aldosterone

③ parathormone　　　　　④ thyroxine　　　　　⑤ estrogen

✛ 문헌 한국해부학교수협의회 편, 생리학, 정담미디어, 2005, p.240

0055

결핍 시 분만 중에 진통미약이 올 수 있는 호르몬으로 옳은 것은?

① estrogen　　　　　② progesterone　　　　　③ oxytocin

④ antidiuretic hormone(ADH)　　　　　⑤ androgen

✛ 문헌 한국해부학교수협의회 편, 생리학, 정담미디어, 2005, p.234

0056

Basedow병과 관련이 있는 호르몬으로 옳은 것은?

① progesterone　② thyroxine　　③ aldosterone　　④ androgen　　⑤ glucagon

✛ 문헌 한국해부학교수협의회 편, 생리학, 정담미디어, 2005, p.239

0053

• 부신 피질에서 aldosterone, cortisol, androgen을 분비하고, 부신수질에서는 epinephrine, norepinephrine을 분비한다.

0054

• 부갑상선의 기능이 항진되면 parathormone(PTH)분비 증가로 혈중 Ca^{2+} 농도가 상승하여 고칼슘혈증이 되어 골조직의 무기물질의 저하, 소변 속으로 칼슘배설이 증가되어 뼈가 쉽게 골절되는 낭포성 섬유성 골염이 유발된다.

0055

• 시상하부의 실방핵에서 생산되어 뇌하수체후엽에서 분비되는 Oxytocin은 수유시의 유즙사출작용, 분만시의 자궁수축작용을 일으킨다.

0056

• 뇌하수체전엽에서 분비되는 갑상선자극호르몬의 과다 분비시 안구돌출증(Grave's disease, Basedow's disease)의 증상이 대표적으로 나타난다.

0057

• 부신수질호르몬인 adrenaline은 심장 수축력과 심박동을 증가시키고 신장과 피부 등의 소동맥을 수축시키지만, 소화관의 평활근을 이완시켜 운동을 억제하고 괄약근을 수축하며, 기관지 평활근 이완과 동공산대근 수축으로 산동을 일으킨다.

0057

Epinephrine의 작용으로 옳은 것은?

┃보기┃

가. 해당 작용 촉진　　　나. 혈압상승　　　다. 동공확대　　　라. 소화관활동 억제

① 가, 나, 다　　② 가, 다　　③ 나, 라　　④ 라　　⑤ 가, 나, 다, 라

❖ 문헌 한국해부학교수협의회 편, 생리학, 정담미디어, 2005, p.245

0058

• 뇌하수체 전엽: 성장호르몬, Prolactin, 부신피질자극호르몬, 갑상선자극호르몬 (TSH), 성선자극
• 호르몬(난포자극호르몬, 황체형성호르몬)
• 뇌하수체 중엽: 멜라닌세포자극호르몬 (MSH)
• 후엽: 항이뇨호르몬(ADH), 옥시토신 (oxytocin)

0058

서로 연관이 옳은 것은?

┃보기┃

가. thyroxine-기초대사 촉진　　　나. insulin-혈당치 저하
다. 뇌하수체 후엽-항이뇨호르몬 분비　　　라. 갑상선 호르몬-요오드 함유

① 가, 나, 다　　② 가, 다　　③ 나, 라　　④ 라　　⑤ 가, 나, 다, 라

❖ 문헌 한국해부학교수협의회 편, 생리학, 정담미디어, 2005, p.232

0059

• 항이뇨호르몬은 콩팥에서 물의 재흡수를 촉진하고 혈액량의 증가와 혈관의 수축을 통해 혈압을 상승시킨다.

0059

강력한 혈관 수축물질로 옳은 것은?

① 인슐린　　　② 글루카곤　　　③ 옥시토신

④ 항이뇨호르몬　　　⑤ 프로락틴

❖ 문헌 이영돈 외, 해부생리학, 라이프사이언스, 2007, p.247

0060

• 낮아진 혈압이 감지되면 들세동맥의 토리곁세포는 레닌(renin)을 혈액으로 분비한다. 레닌은 안지오텐시노겐 (angiotensinogen)을 분해하여 안지오텐신(angiotensin) I 으로 전환한다. 안지오텐신 I 은 안지오텐신 전환효소에 의해 분해되어 안지오텐신(angiotensin)II 로 전환된다. 안지오텐신II는 알도스테론의 분비를 촉진한다.

0060

레닌-안지오텐신시스템의 활성에 의해 분비가 촉진되는 것으로 옳은 것은?

① 코르티졸　　② 안드로겐　　③ 알도스테론　　④ 옥시토신　　⑤ 프로락틴

❖ 문헌 이영돈 외, 해부생리학, 라이프사이언스, 2007, p.248

0061

다음과 같은 작용을 하는 뇌하수체호르몬으로 옳은 것은?

┃ 보기 ┃
- 분만 중 자궁수축촉진
- 젖의 분비 촉진
- 수정 촉진

① 프로락틴 ② 항이뇨호르몬 ③ 황체형성호르몬
④ 옥시토신 ⑤ 성장호르몬

✚ 문헌 이영돈 외, 해부생리학, 라이프사이언스, 2007, p.237

0062

소장 내에서 당의 흡수 속도를 촉진시키는 인자로 옳은 것은?

① 인슐린과 갑상선호르몬 ② 지방산과 글리세롤
③ 부신겉질(피질)호르몬 ④ 지용성 비타민
⑤ 펩티다제

✚ 문헌 이창현 외, 해부생리학, 메디컬코리아, 2007, p.306

0063

부신겉질(피질)자극호르몬(ACTH)의 분비촉진 인자로 옳은 것은?

① 혈액내 코티졸 농도 증가 ② 마약제제 ③ 소마토스테이틴
④ 만성스트레스 ⑤ 흡연

✚ 문헌 이영돈 외, 해부생리학, 라이프사이언스, 2007, p.236

0064

다음과 같은 기능을 하는 호르몬으로 옳은 것은?

┃ 보기 ┃
- 대사와 성장조절
- 혈액내 칼슘과 인의 농도 조절
- 티록신 분비

① 멜라토닌 ② 옥시토신 ③ 갑상샘호르몬
④ 부신겉질(피질)호르몬 ⑤ 부신속질(수질)호르몬

✚ 문헌 이창현 외, 해부생리학, 메디컬코리아, 2007, p.299

해설

61
- 옥시토신은 뇌하수체 뒤엽에서 분비되어 분만 중 자궁수축촉진, 젖분비 촉진, 수정 촉진 등에 관여한다.

62
- 인슐린은 세포로 특히 뼈대근육세포, 심장근육세포, 지방세포로 촉진적확산에 의해 당의 이동을 증진한다.

63
- 대식세포에서 분비되는 인터루킨(interleukin)-1에 의해 분비되기도 한다.

64
- 갑상샘은 목부위에 돌출된 기관으로 혈액내 칼슘과 인의 농도를 줄인다.

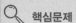

해설

0065
• 갑상샘에 의해 생산되는 3가지 주요한 호르몬은 T_4인 티록신(thyroxine), T_3라 불리는 삼요드티로닌(triiodothyronine) 및 칼시토닌(calcitonin)이다.

0066
• 티모신(thymosin)은 림프구의 성숙을 자극하는 호르몬이다.

0067
• 호르몬의 주요기능은 항상성을 유지하고 지속적인 구조적 변화를 촉진한다.

0068
• 에너지 대사, 각종 영양소(탄수화물, 단백질, 지방) 대사에 관여하고, 생식선 및 신체발육에도 영향을 미치며, 신체의 대사율이 감소할 때 티록신을 분비한다.

0065

갑상샘에 의해 생산되는 호르몬으로 옳은 것은?

┃보기┃
가. 티록신(thyroxine)　　　　　　나. 삼요드티로닌(triiodothyronine)
다. 칼시토닌(calcitonin)　　　　　라. 히스타민(histamine)

① 가, 나, 다　② 가, 다　③ 나, 라　④ 라　⑤ 가, 나, 다, 라

✛ 문헌 이창현 외, 해부생리학, 메디컬코리아, 2007, p.299

0066

다음과 같은 특징을 갖는 내분비샘으로 옳은 것은?

┃보기┃
• 편평하고 연분홍색의 2개의 엽으로 된 기관
• 어린이는 현저히 발달하나 성인이 되면 크기가 감소
• T림프구가 성숙하고, 티모신(thymosin)이라는 호르몬 분비

① 부갑상샘　② 생식샘　③ 콩팥위샘　④ 솔방울샘　⑤ 가슴샘

✛ 문헌 이강이 외, 인체생리학, 현문사, 2009, p.442

0067

호르몬작용이 아닌 것은?

① 발육과 성장을 조절　　　　　② 생식기, 골격 등의 발달 조절
③ 내부 환경을 유지 조절　　　　④ 소량으로서 생체 작용을 조절
⑤ 결핍되면 항상성에 의해 바로 상승

✛ 문헌 (사)한국응급구조학회, 현장응급처치학, 정담미디어, 2010, p.1138

0068

갑상샘 기능으로 옳은 것은?

① 생식선 및 신체발육에 영향　　　②신체의 대사율이 증가할 때 티록신 분비
③ 카테콜라민의 분비　　　　　　　④ 인슐린분비
⑤ 테스토스테론 분비자극

✛ 문헌 (사)한국응급구조학회, 현장응급처치학, 정담미디어, 2010, p.1140

0069

부갑상선에 관한 설명이다. (A)에 옳은 것은?

┃보기┃

부갑상선을 모두 적출하거나 기능이 떨어지면 혈액내의 (A)농도가 떨어져 경련을 일으킨다.

① Mg   ② K   ③ Ca   ④ NaCl   ⑤ Fe

✛ 문헌 (사)한국응급구조학회, 현장응급처치학, 정담미디어, 2010, p.1141

0069

• 부갑상선을 모두 적출하거나 기능이 떨어지면 혈액내의 Ca^{++} 농도가 떨어져 경련을 일으킨다.

0070

림프모양의 기관으로 호르몬 물질을 갖고 있으며, 티모신이라는 폴리펩타이드 호르몬을 분비하는 샘으로 옳은 것은?

① 부갑상샘   ② 부신   ③ 갑상샘   ④ 가슴샘   ⑤ 솔방울샘

✛ 문헌 노민희 외, 새용어해부학, 정담미디어, 2010, p.293

0070

• 가슴샘은 세로칸의 앞부분에 있는 림프모양의 기관으로 호르몬 물질을 갖고 있는 것으로 생각된다. 가슴샘은 사춘기에 그 크기가 최고에 달하며 이후부터 점점 줄어든다. 성인에서는 거의 지방조직으로 대체된다. 티모신이라는 폴리펩타이드 호르몬은 면역학적으로 T−세포라는 림프세포의 발달을 촉진하는 것으로 알려져 있다.

0071

뇌하수체 뒤옆에서 분비되어 자궁수축과 젖분비 작용에 관여하는 호르몬으로 옳은 것은?

① 티록신   ② 옥시토신   ③ 안드로겐   ④ 알도스테론   ⑤ 에스트로겐

✛ 문헌 박희진 외, EMT 기초의학, 현문사, 2010, p.458

0071

• 결핍시에는 분만 중 진통미약이 온다.

0072

췌장의 랑겔한스샘 α세포에서 분비되는 것은?

① 인슐린   ② 글루카곤   ③ 아세틸콜린   ④ 아드레날린   ⑤ 파라토르몬

✛ 문헌 박희진 외, EMT 기초의학, 현문사, 2010, p.462

0072

• α세포 : 글루카곤이 분비되어 혈당량을 높여준다.

해설

0073
• 고온으로 체온을 식히지 못하면 피부표면에서 땀이 증발함으로써 신체를 식혀주는데, 한선은 브라디키닌을 분비하여 혈관확장을 돕게 한다.

0074
• 라이디히(Leydig)세포는 임신 약 65일째에 배의 정소에 나타나고 남성호르몬인 안드로겐을 다량 분비하고 주요 안드로겐은 테스토스테론(testosterone)이다.

0075
• 여자의 가자웅동체(pseudohermaphroditism)의 흔한 원인은 부신피질에서의 안드로겐 과다분비에 의한 것이다.

0076
• 인슐린의 생리작용은 다양하지만 주된 표적기관은 골격근, 지방조직, 간장으로 작용이 뚜렷하며 각 세포에서 세포막의 포도당에 대한 투과성을 높이고 있다.

0073

고온에 의해 땀이 분비될 때 한선에서 분비되는 혈관확장 자극 폴리펩티드는?

① 브라디키닌(bradykinin) ② 인슐린(insuline) ③ 옥시토신(oxytocin)
④ 코르티졸(cortisol) ⑤ 프로게스테론(progesterone)

✛ 문헌 박인국 외, 생리학, 라이프사이언스, 2003, p.316

0074

배(embryo) 정소(고환)내 초기 라이디히(Leydig)세포에 의해 분비되는 호르몬으로 옳은 것은?

① 프로게스테론(progesterone) ② 에스트로겐(estrogen)
③ 테스토스테론(testosterone) ④ 옥시토신(oxytocin)
⑤ 티록신(thyroxine)

✛ 문헌 박인국 외, 생리학, 라이프사이언스, 2003, p.474

0075

여자의 가반음양증(거짓남녀중간몸증)의 가장 흔한 원인으로 옳은 것은?

① 후천성 여포자극호르몬 결핍 ② 후천성 황체호르몬 결핍
③ 선천성 황체호르몬 과다 ④ 선천성 부신 저형성
⑤ 선천성 부신 과형성

✛ 문헌 박인국 외, 생리학, 라이프사이언스, 2003, p.476

0076

인슐린의 간, 근육, 지방조직에 대한 작용으로 옳은 것은?

┌ 보기 ┐
가. 혈당 농도를 저하시킨다. 나. 지방산 농도를 감소시킨다.
다. 케톤산 농도를 감소시킨다. 라. 아미노산 농도를 감소시킨다.

①가, 나, 다 ②가, 다 ③나, 라 ④라 ⑤가, 나, 다, 라

✛ 문헌 정영태 외, 인체생리학, 청구문화사, 2002, p.334

생식기계

01 성선의 기능

- 종자세포(정세포 germ cell)의 생산기능
- 성호르몬의 분비기능
  - 안드로겐(androgen)은 남성화 기능을 가진 스테로이드성 성호르몬이며
  - 에스트로겐(estrogen)은 여성화 기능을 가지고 있다.
  - 고환은 테스토스테론(testosterone)을 분비하고
  - 난소는 프로게스테론(progesteron)을 분비한다.
- 성선의 성호르몬 분비 및 생산기능은 모두 뇌하수체앞엽(전엽)의 성선자극호르몬(gonadotropins)인 FSH 및 황체화호르몬의 분비에 의존한다.

02 남성의 생식기능(Male reproductive function)

1) 1차 생식기관(Primary sex organ)

- 음경(penis)
- 고환(testis)
- 남성생식기관을 보조하는 부속기관 : 정관, 정낭, 전립샘 등
- 요도 근위부를 둘러싸고 있는 전립샘은 방광아래부위에 있으며 가장 큰 외분비샘으로 정액성분을 생산하는 곳이다.

2) 정자

- 정자형성 : 정세관(seminiferous tubulus)
- 부고환으로 이동된 후 18시간~10일 정도 성숙기를 거친 후 성숙 정자가 된다.
- 성숙정자 보관 : 정관, 정관 팽대부, 부고환
- 정액의 산성도 : pH 7.5
- 1회 사정량 : 2.5~3.5mL
- 정액 1mL당 정자의 수 → 3천5백만~2억(평균 1억2천만)
- 1mL당 정자의 수 2천만 이하면 남성불임의 원인
- 1회 사정한 총액량 중

- 정자 : 20%
- 정낭에서 분비되는 액성물질 : 60%
- 전립샘 분비물 : 20%
- 정자의 운동에 최적 산성도 : pH6.0~6.5
- 질내 사정된 정자의 수명 : 1~3일(−70℃ 혹은 그 이하에서 상당한 기간 수명 연장)
- 정자의 길이 : 0.05mm 정도
- 머리부위(두부 head) : 핵, 23개 염색체
- 몸통(body) : 많은 미토콘드리아(mitochondria, 사립체) 함유
- 꼬리(tail or flagellum) : 편모운동

3) 정자 발생

- 정자를 형성하는 정세관은 지주세포와 여러 발달단계에 있는 정세포로 구성되어 있다.
- 정세포는 → 원시생식 세포인 정조세포 → 제1정모세포 → 제2정모세포 → 정자세포 → 정자의 순으로 발생된다.

(1) 정조세포(spermatogonia)

- 10세경 뇌하수체앞엽(전엽)에서 여포자극호르몬(FSH) 분비에 의해 성숙정자 발생 시작
- 13~14세경(사춘기) FSH 분비량 증가, 성인 생식 기능
- FSH 분비에 이어 곧 황체형성호르몬(LH)분비
  - LH는 사이질(간질)세포를 자극하여 테스토스테론(testosterone)을 분비케 한다. 정자 성숙에 관여하는 호르몬
  - FSH : 정자 발생 초기 단계에 필요한 호르몬

4) 남성호르몬(Androgen)

- 정소조직에서 테스토스테론, 에스트로겐을 분비하고 소변에서 안드로스테론(androsterone)을 발견할 수 있다.
- 황체형성호르몬(LH)은 고환의 사이질(간질)세포에 작용하여 테스토스테론을 생산

5) Testosterone의 기능

- 태아 발육과정에 남성 성기 형성에 관여
- 신체 전체에 작용 : 남성으로서의 특징(털, 저음, 여드름)
- 분비량 : 사춘기 이후에 급격히 증가하여 20세 전후에 최고치에 달하고 40세 이후에는 급격히 감소한다.

03 여성의 생식기능(Female reproductive function)

1) 생식기관

- 난소 : 좌우 한 쌍으로 난자 형성
- 자궁관(난관) : 난자의 이동통로
- 자궁 : 수정된 난자를 발육하는 장소
- 질
- 대음순
- 소음순
- 질어귀(질전정)
- 음핵

2) 난자 발생(Oogenesis)

- 난조세포(난원세포)의 유사분열은 출생 전에 이미 끝나고 출생시에는 감수분열의 전기에 들어간다.
- 성숙난포는 분열 증식하여 → 제1난모세포 → 제1감수분열을 통하여 제2난모세포와 1개의 극체 → 제2감수분열을 하여 1개의 극체와 1개의 난세포(난자) 형성

(1) 원시난포

- 임신 30주, 태아 난소에 700만 개의 원시난포
- 출생시 200만개(나머지 퇴행성 변화하여 소멸)
- 사춘기 30만개(출생 후 계속 소멸)
- 사춘기에서 폐경기까지 배출되는 난자 수 : 약 450개
- 매 여성 성주기마다 배란되는 난자의 수는 1개

3) 수정과 임신

- 정자는 질 → 자궁 → 자궁관(난관)을 거쳐 난자와 결합, 수정(fertilization)−자궁관(난관) 의 섬모운동에 의해 → 자궁으로 이동하여 착상
- 이때 수정란이 이루는 초기의 세포분열을 난할이라고 한다.
- 수정된 난자가 자궁관(난관)에서 자궁으로 이동하는 동안 난소에서 에스트로겐(estrogen)과 프로게스테론

(progesterone)분비
- 임신중기 때는 콩팥(신장)과 지라(비장)에서 거의 조혈이 이루어진다.

4) 여성 성주기(female sexual cycle)

- 여성 생식기능은 임신을 위한 준비와 임신으로 구분되며 임신이 이루어지지 않을 경우 다음의 임신 준비 기간이 시작되며 이러한 현상은 임신이 되지 않는 한 일정한 기간을 두고 규칙적으로 반복한다. 이를 여성 성주기라고 한다.
- 월경주기
  - 월경기 → 증식기 → 배란기 → 분비기(수정란이 착상하기에 적절한 시기) → 월경 기
  - 배란기의 특징은 황체형성호르몬(luteinizing hormone, LH)이 많고, 에스트로겐이 많아지며 난포의 파열이 있다.
  - 여성 성주기 기간 중 자궁내막의 탈락으로 하혈(vaginal bleeding)하는 상태이며 규칙적이며 보통 28일 간격주기(사람에 따라 20~45일 간격)를 갖는다.

5) 여성 성주기의 조절

- 성주기는 뇌하수체앞엽(전엽)에서의 FSH 분비와 난소에서의 에스트로겐의 분비가 교대로 일어나기 때문이다.
- 성주기의 처음에는 뇌하수체앞엽(전엽)에서 FSH를 분비하여 난소에서 난포를 발육시켜 에스트로겐을 분비케 한다.
- 혈액내에 있는 에스트로겐은 FSH 분비를 억제하는 작용을 한다.
- 사춘기 전에는 선하수체 호르몬, 난소 호르몬이 분비되지 않는다.
- 사춘기가 되면 FSH가 분비, 여성의 성활동이 시작된다.
- 원시난포가 모두 소진되어 없어지면 난소는 에스트로겐 분비를 정지하고 성주기는 멎는다(여성의 성활동기 약 30년).
- 성주기는 멎어도 FSH 분비는 계속된다.

6) 여성 성기능의 내분비선 조절

(1) 난소 주기와 생식선자극호르몬

사춘기가 되면 처음에는 FSH만 분비되고 나중에는 황체

형성호르몬(LH)과 황체자극호르몬(LTH)을 분비하여 여성의 성주기가 되풀이되게 한다.

(2) 여포자극호르몬(FSH)
- 난소에서 매달 4~5개의 원시여포를 자극, 발육되도록 한다.
- 난자 주위에 있는 과립세포의 증식을 일으키고 증식된 세포에서 estrogens 분비 촉진
- 여포가 성숙여포 1/2의 크기가 되면 FSH 분비는 정지되고 LH 분비가 시작된다.

(3) 황체형성호르몬(LH)
여포에서 여포액 분비를 촉진시켜 발육이 가장 큰 것을 파열하여 배란시킴

(4) 황체자극호르몬(LTH)
- 황체에서 에스트로겐과 프로게스테론 분비를 일으키게 한다.
- 황체는 임신이 되지 않았을 때 약 2주간에 걸쳐 최대로 발육하여 위축되고 반흔조직이 나타나는데 이것을 백체(corpus albicans)라고 한다.
- 황체가 위축하기 시작할 무렵 다시 FSH가 분비되어 다음 성주기를 준비한다.

7) 난소 호르몬

(1) 에스트로겐(estrogen)
- 여러 세포를 증식시키고 자궁의 민무늬근(평활근)을 증식시켜 자궁이 커지게 한다.
- 피부밑(피하)조직에 지방조직 발달 작용(음모, 골반, 유방 발달)
- 여성다운 체격과 체모를 갖게 한다.

(2) 프로게스테론(progesterone)
- 자궁에 작용 수정란을 받아들이는 데 필요한 작용
- 젖샘(유선)에 작용, 젖(유즙)분비 작용
- 자궁수축을 억제하고 착상된 수정란 보호, 즉 유산 방지

8) 월경(Menstruation)
- 수정이 일어나지 않으며 황체는 위축백체가 되면서 에스트로겐, 프로게스테론 분비 정지
- 난소 호르몬이 감소하면 자궁내막에 있는 혈관이 경련성으로 수축
- 자궁내막 조직은 영양공급 차단으로 탈락
- 탈락된 내막에서 출혈 : 혈액과 함께 죽은 조직 삼출액이 3~5일간 유출

9) 수태기(The period of fertility)
- 배란 후 난자는 8~24시간 내에 정자에 의해 수정 가능
- 정자는 여성 생식기내에서 24~72시간 생존
- 다음에 오는 월경에 앞서는 14일째에 배란
- 정자와 난자의 생존기간으로 보아 예정 월경 전 17~12일 사이가 수태 가능성이 높다.

해설

0001
- 라이디히(Leydig)세포는 임신 약 65일째에 배의 정소에 나타나고 남성호르몬인 안드로겐을 다량 분비하고 주요 안드로겐은 테스토스테론(testosterone)이다.

0002
- 뇌하수체 전엽에 의해 분비되는 성선자극호르몬은 선선을 자극하여 성스테로이드 호르몬을 분비하고, 이 호르몬들은 성선자극호르몬의 분비를 억제한다.

0003
- 양쪽 성의 성선자극호르몬은 성선에 대해 정자와 난자형성의 자극, 성선호르몬의 분비자극, 성선의 구조유지 등 3가지 주요 효과를 나타낸다.

0004
- 테스토스테론(testosterone)은 소년의 사춘기 때 나타나는 제2차 성징에 관여한다.

0001

배(embryo) 정소(고환)내 초기 라이디히(Leydig)세포에 의해 분비되는 호르몬으로 옳은 것은?

① 프로게스테론(progesterone)　　　　② 에스트로겐(estrogen)
③ 테스토스테론(testosterone)　　　　④ 옥시토신(oxytocin)
⑤ 티록신(thyroxine)

✛ 문헌 박인국 외, 생리학, 라이프사이언스, 2003, p.474

0002

정소와 난소의 기능을 조절하는 호르몬으로 옳은 것은?

① 성장호르몬　　　　② 부신피질자극호르몬　　　　③ 갑상선자극호르몬
④ 성선자극호르몬　　　　⑤ 젖분비자극호르몬

✛ 문헌 박인국 외, 생리학, 라이프사이언스, 2003, p.476

0003

성선에 대한 성선자극호르몬의 효과로 옳은 것은?

┌ 보기 ┐
| 가. 정자와 난자형성의 자극 | 나. 성선호르몬의 분비자극 |
| 다. 성선의 구조유지 | 라. 사춘기의 성장촉진 |

① 가, 나, 다　　② 가, 다　　③ 나, 라　　④ 라　　⑤ 가, 나, 다, 라

✛ 문헌 박인국 외, 생리학, 라이프사이언스, 2003, p.476

0004

소녀의 사춘기 때 나타나는 제2차 성징에 관여하는 호르몬으로 옳은 것은?

┌ 보기 ┐
| 가. 에스트로겐(estrogen) | 나. 프로게스테론(progesterone) |
| 다. 안드로겐(androgen) | 라. 테스토스테론(testosterone) |

① 가, 나, 다　　② 가, 다　　③ 나, 라　　④ 라　　⑤ 가, 나, 다, 라

✛ 문헌 박인국 외, 생리학, 라이프사이언스, 2003, p.478

0005

소녀의 사춘기 때 나타나는 제2차 성징 중 부신의 안드로겐(androgen)자극에 의한 것으로 옳은 것은?

| 보기
| 가. 유두출현 | 나. 음모 | 다. 초경 | 라. 여드름 |

① 가, 나, 다   ② 가, 다   ③ 나, 라   ④ 라   ⑤ 가, 나, 다, 라

+ 문헌 박인국 외, 생리학, 라이프사이언스, 2003, p.478

0006

남성의 안드로겐(androgen)작용에 해당되는 것은?

| 보기
| 가. 성 결정 | 나. 정자형성 | 다. 제2차 성징 | 라. 동화효과 |

① 가, 나, 다   ② 가, 다   ③ 나, 라   ④ 라   ⑤ 가, 나, 다, 라

+ 문헌 박인국 외, 생리학, 라이프사이언스, 2003, p.480

0007

정자의 형성과정에서 핵상이 2n인 세포는?

① 제1정모세포   ② 제2정모세포   ③ 정자세포   ④ 정자   ⑤ 제1극체

+ 문헌 박인국 외, 생리학, 라이프사이언스, 2003, p.482

0008

난자의 형성과정에서 핵상이 n인 세포로 옳은 것은?

| 보기
| 가. 난원세포 | 나. 제2난모세포 | 다. 제1난모세포 | 라. 제1극체 |

① 가, 나, 다   ② 가, 다   ③ 나, 라   ④ 라   ⑤ 가, 나, 다, 라

+ 문헌 박인국 외, 생리학, 라이프사이언스, 2003, p.492

해설

0005
• 유두출현과 초경은 에스트로겐(estrogen)과 프로게스테론(progesterone)의 자극에 의한다.

0006
• 동화효과는 안드로겐의 단백질합성과 근육성장, 뼈성장, 후두를 포함한 다른 기관의 성장작용을 의미한다.

0007
• 제1정모세포(2n)는 제1차 감수분열을 하여 제2정모세포(n)가 되고, 제2정모세포는 제2차 감수분열을 하여 정자세포(n)를 형성한다. 정자세포는 성숙하여 정자 (n)로 변한다.

0008
• 제1난모세포(2n)는 제1차 감수분열을 하여 제2난모세포(n)와 제1극체(n)가 되고, 제2난모세포는 제2차 감수분열을 하여 하나의 제2극체(n)와 난세포(n)를 형성하며, 제1극체(n)는 두 개의 제2극체(n)를 형성한다. 난세포(n)는 성숙하여 난자(n)로 변하지만 극체(n)들은 퇴화한다.

해설

0009
- 여포에 의해 분비되는 에스트라디올(estradiol)의 증가는 자궁내막 기능층의 성장을 촉진한다. 이때 영장류는 자궁내막에 코일모양의 혈관이 발생한다.

0010
- 유사분열로 자궁내막의 두께는 증가하고 코일모양의 혈관이 발생한다.

0011
- 황체형성호르몬(LH)의 파동은 그라프여포의 벽을 파열시키고, 난소에서는 제2차 난모세포가 방출되어 난관으로 들어간다.

0012
- 혈관 운동장애는 열감을 일으키고, 체온감소는 발열기분과 발한을 일으킨다. 또한 요도와 질벽, 질선의 위축이 일어난다.

0009
난소의 여포기 때 일어나는 자궁내막의 변화로 옳은 것은?

보기
가. 기능층의 성장촉진　　　　나. 프로게스테론의 증가
다. 코일모양의 혈관 발생　　　라. 자궁내막 기능층의 탈락

① 가, 나, 다　② 가, 다　③ 나, 라　④ 라　⑤ 가, 나, 다, 라

✛ 문헌 박인국 외, 생리학, 라이프사이언스, 2003, p.495

0010
월경주기 단계 중 후기여포기(5~13일)의 호르몬 변화로 옳은 것은?

보기
가. 여포자극호르몬(FSH)분비가 황체형성호르몬(LH)보다 약간 더 높다.
나. 에스트라디올(estradiol)분비의 증가
다. 그라프여포(graafian follicle) 발생
라. 프로게스테론(progesterone)의 분비증가

① 가, 나, 다　② 가, 다　③ 나, 라　④ 라　⑤ 가, 나, 다, 라

✛ 문헌 박인국 외, 생리학, 라이프사이언스, 2003, p.496

0011
월경주기 단계 중 배란기(14일)의 호르몬 변화로 옳은 것은?

보기
가. 황체형성호르몬(LH)의 파동
나. 에스트라디올(estradiol)분비의 증가
다. 그라프여포(graafian follicle) 파열
라. 에스트로겐(estrogen)의 분비증가

① 가, 나, 다　② 가, 다　③ 나, 라　④ 라　⑤ 가, 나, 다, 라

✛ 문헌 박인국 외, 생리학, 라이프사이언스, 2003, p.496

0012
폐경기의 생리적 징후로 옳은 것은?

보기
가. 혈관 운동장애　　　　나. 식욕 증가
다. 요생식기 위축　　　　라. 에스트라디올(estradiol)분비 증가

① 가, 나, 다　② 가, 다　③ 나, 라　④ 라　⑤ 가, 나, 다, 라

✛ 문헌 박인국 외, 생리학, 라이프사이언스, 2003, p.496

0013

난할과 포배형성과정이다. 성장 순서대로 나열된 것은?

┃보기┃
| 가. 접합자 | 나. 8세포기 | 다. 상실기 | 라. 포배기 |

① 가→나→다→라   ② 가→나→라→다   ③ 나→가→다→라

④ 나→가→라→다   ⑤ 다→가→나→라

✢ 문헌 박인국 외, 생리학, 라이프사이언스, 2003, p.499

0014

혈액이나 소변을 이용하여 임신검사를 할 때 측정하는 호르몬으로 옳은 것은?

① 에스트라디올(estradiol)   ② 에스트로겐(estrogen)   ③ 황체형성호르몬(LH)

④ 사람 융모성 성선자극호르몬(hCG)   ⑤ 여포자극호르몬(FSH)

✢ 문헌 박인국 외, 생리학, 라이프사이언스, 2003, p.501

0015

다음과 같은 효과를 나타내는 호르몬으로 옳은 것은?

┃보기┃
- 임신 중 자궁내막 유지
- 성선자극호르몬 분비 억제
- 유선 발생 촉진
- 옥시토신에 대한 자궁 감응성 촉진

① 가, 나, 다   ② 가, 다   ③ 나, 라   ④ 라   ⑤ 가, 나, 다, 라

✢ 문헌 박인국 외, 생리학, 라이프사이언스, 2003, p.504

0016

분만 시 자궁수축에 관여하는 호르몬으로 옳은 것은?

┃보기┃
| 가. 에스트로겐(estrogen) | 나. 옥시토신(oxytocin) |
| 다. 에스트라디올(estradiol) | 라. 프로스타글란딘(prostaglandin) |

① 가, 나, 다   ② 가, 다   ③ 나, 라   ④ 라   ⑤ 가, 나, 다, 라

✢ 문헌 박인국 외, 생리학, 라이프사이언스, 2003, p.505

해설

0013
- 접합자는 2세포기 → 4세포기 → 8세포기 → 상실기 → 포배기 → 낭배기의 과정으로 성장하면서 배엽을 형성한다.

0014
- hCG는 포배에 의해 분비되며 모체의 내분비선에 의해 분비되지 않기 때문이다.

0015
- 에스트로겐(estrogen)은 프로락틴 분비도 억제한다.

0016
- 관련된 프로스타글란딘(prostaglandin)은 $PGF_{2\alpha}$와 PGE_2가 있다.

해설

0017

• 남성 생식기계의 1차 생식기관은 정자 및 남성호르몬을 생산하는 고환이고 여성 생식기계의 1차 생식기관은 난자 및 여성호르몬을 생산하는 난자이다.

0017

남성의 1차 생식기관으로 옳은 것은?

① 정관　　　　② 사정관　　　　③ 고환　　　　④ 전립선　　　　⑤ 음경

✥ 문헌 한국해부학교수협의회 편, 생리학, 정답미디어, 2005, p.200

0018

• 남성생식기계의 부속기관은 부고환, 정관, 정낭, 전립선, 요도구선, 사정관, 요도 그리고 외부생식기관인 음낭과 음경이 있다.

0018

남성생식기계의 부속기관이 아닌 것은?

① 난자　　　　② 정관　　　　③ 고환　　　　④ 전립선　　　　⑤ 음경

✥ 문헌 한국해부학교수협의회 편, 생리학, 정답미디어, 2005, p.200

0019

• 고환이 음낭으로 내려가지 못하여 잠재고환상태가 된다. 이는 음낭의 온도보다 높은 복강 온도의 영향으로 정자의 생성이 감소한다.

0019

복강속의 고환이 음낭으로 하강하지 못해 불임을 초래하는 상태로 옳은 것은?

① 잠복고환　　② 난관결찰술　　③ 정관결찰술　　④ 정조세포　　⑤ 정모세포

✥ 문헌 한국해부학교수협의회 편, 생리학, 정답미디어, 2005, p.200

0020

• 정자의 생명을 유지시키고 성숙을 촉진시키도록 도와주는 글리코겐과 단백질 그리고 다른 물질들을 분비한다.

0020

글리코겐, 단백질 등을 분비하여 정자의 성숙 촉진과 저장을 담당하는 곳으로 옳은 것은?

① 고환　　　② 부고환　　　③ 정세관　　　④ 전립선　　　⑤ 음경

✥ 문헌 한국해부학교수협의회 편, 생리학, 정답미디어, 2005, p.201

0021

• 길이 약 45cm가량의 근육성 관으로 위중층원주상피로 되어 있고, 정자의 이동 통로이다.

0021

남성생식기의 구조 중 정자의 이동 통로이며 불임절제 시술 부위로 옳은 것은?

① 정관　　　　② 사정관　　　　③ 고환　　　　④ 전립선　　　　⑤ 음경

✥ 문헌 한국해부학교수협의회 편, 생리학, 정답미디어, 2005, p.201

0022

방광 하부에 위치하며 요도와 사정관이 관통하며 정액 특유의 냄새가 나는 알칼리성 점액을 분비하는 곳으로 옳은 것은?

① 정관   ② 사정관   ③ 고환   ④ 음경   ⑤ 전립선

✛ **문헌** 한국해부학교수협의회 편, 생리학, 정담미디어, 2005, p.201

0022
• 전립선은 우유와 같은 연한 알칼리성 액을 분비하여 질의 산성 분비액을 중화시켜 정자가 여성의 생식기로 들어갈 수 있게 해준다.

0023

남성생식기 중에서 여성의 대전정선에 해당하는 부위로 옳은 것은?

① 전립선   ② 요도구선   ③ 고환   ④ 음경   ⑤ 정관

✛ **문헌** 한국해부학교수협의회 편, 생리학, 정담미디어, 2005, p.201

0023
• Cowper's glands(요도구선)은 점액같은 알칼리성 액을 분비하여 성교시 음경의 끝부분인 귀두를 매끄럽게 하는 윤활작용을 한다.

0024

고환의 간질세포(대부분)와 부신피질(일부)에서 생성되는 호르몬으로 옳은 것은?

① estrogen   ② progesterone   ③ antidiuretic hormone(ADH)

④ parathormone(PTH)   ⑤ androgen

✛ **문헌** 한국해부학교수협의회 편, 생리학, 정담미디어, 2005, p.206

0024
• 뇌하수체 전엽에서 분비되는 성선자극호르몬의 영향을 받아 고환에 있는 간질세포와 부신피질에서 남성호르몬인 테스토스테론을 분비하여 정자형성을 촉진시킨다.

0025

여성의 1차 생식기관으로 옳은 것은?

① 난소   ② 난관   ③ 자궁   ④ 질   ⑤ 난자

✛ **문헌** 한국해부학교수협의회 편, 생리학, 정담미디어, 2005, p.207

0025
• 여성 생식기계의 1차 생식기관은 난자와 성호르몬을 생산하는 난소이고, 부속기관으로는 난관과 자궁, 질 등이 있다.

0026

다음과 같은 작용이 있는 여성생리주기로 옳은 것은?

┌ 보기 ┐
- 황체형성호르몬인 LH 분비가 가장 많다. • 분비가 가장 많다.
- 난포기가 끝나고 항체기가 시작되었다. • 난포의 파열이 있었다.

① 재생기   ② 증식기   ③ 배란기   ④ 분비기   ⑤ 월경기

✛ **문헌** 한국해부학교수협의회 편, 생리학, 정담미디어, 2005, p.212

0026
• 난소주기 14일경에 황체형성호르몬(LH)과 여포자극호르몬(FSH)의 분비가 급격히 증가하면서 성숙난포(graafian folicle)의 벽이 파열된다.

0027

0027

• 월경주기에서 가장 긴 약 15-16일에 해당하며, 난소주기에서 황체기에 해당하는 시기이며 자궁내막은 배아(embryo)를 수용하여 양육할 수 있는 상태가 된다.

자궁속막의 주기에 따라 수정란이 착상하기에 적당한 시기로 옳은 것은?

① 월경기　　　② 증식기　　　③ 분비기　　　④ 월경전기　　　⑤ 생식기

✛ 문헌 한국해부학교수협의회 편, 생리학, 정담미디어, 2005. p.207

0028

0028

• 배란기의 특징은 황체형성호르몬인 LH(luteinizing hormone)분비가 많으며, 에스트로겐(estrogen)분비가 가장 많다.

30세 여성이 12월 20일을 전후로 다음과 같은 생리적 변화를 보였다. 월경주기로 볼 때 이 여성의 생리적인 시기는?

▌보기▐

• 황체형성호르몬인 LH(luteinizing hormone)분비가 가장 많았다.
• 에스트로겐(estrogen)분비가 가장 많았다.
• 난포기가 끝나고 황체기가 시작되었다.
• 난포의 파열이 있다.

① 재생기　　　② 증식기　　　③ 배란기　　　④ 분비기　　　⑤ 월경기

✛ 문헌 박희진 외, EMT기초의학, 현문사, 2005, p.465

0029

0029

• 퓨로세마이드(Furosemide), 에타크린산 (ethacrynic acid) 등이 있다.

다음과 같은 작용부위와 작용기전을 나타내는 이뇨제로 옳은 것은?

▌보기▐

• 작용부위 : 상행각의 두꺼운 부분
• 작용기전 : Na⁺수송 억제

① 티아지드 이뇨제　　　② 탄산탈수효소 억제제　　　③ 삼투성 이뇨제

④ 칼륨-보유 이뇨제　　　⑤ 루프성 이뇨제

✛ 문헌 박인국 외, 생리학, 라이프사이언스, 2003, p.411

참고문헌

간호보건교육연구회(1992), 병리학, 도서출판 보문서원

강기선 외(1996), 인체해부학, 고문사

강병우 외(2000), 공중보건학, 현문사

강영선 외(1979), 세포생물학, 문운당

경북대학교 의과대학 병리학교실(1986), 최신 병리학, 고문사

공응대(1988), 운동생리, 형설출판사

곽성규(1998), 기초병리학, 정문각

구성회 외(1999), 공중보건학, 고문사

권흥식(1992), 인체해부학(I) (II), 수문사

김계엽 외(2000), 공중보건학, 현문사

김광주 외(1998), 응급간호, 현문사

김동석(1995), 공중보건학, 수문사

김본원 외(1998), 알기쉬운 병리학, 현문사

김상호 외(1998), 일반병리학, 고문사

김선경(1994), 최신병리학 개론, 청구문화사

김성중(1998), 중독백과, 군자출판사

김세은(1997), 응급약리학, 현문사

김약수 외(1993), 병리검사매뉴얼, 고문사

김영숙(1994), 기초의학, 고문사

김옥녀(1995), 임상약리학, 수문사

김정진(1991), 생리학, 고문사

김종대 외(1997), 인체생리학, 정문각

김종만(1993), 신경해부생리학, 현문사

남기용 외(1974), 생리학, 서울대학교 출판부

노민희 외(1994), 인체해부학, 고문사

문범수(1992), 최신식품위생학, 수학사

박선섭 외(1997), 약리학, 정문각

박선섭(1992), 임상약리학, 현문사

서광석(1990), 최신 공중보건학, 도서출판 동화기술

서울대학교 약리학 교실(1994), 약리학, 도서출판 고려의학

성호경 외(1991), 생리학, 도서출판 의학문화사

소명숙 외(1996), 생리학, 고문사

신문균(1997), 인체생리학, 현문사

신문균 외(1997), 해부생리학, 현문사

신문균 외(1998), 인체해부학, 현문사

양재모(1992), 공중보건학강의, 수문사

유지수 외(1996), 임상약리학, 현문사

은종영(2000), 최신 약리학, 현문사

의학교육연수원(1992), 응급처치, 서울대학교 출판부

이대일 외(1987), 병리학개론, 신광출판사

이병희(1991), 생리학, 신광출판사

이상복 외(1991), 기본약리학, 수문사

이성호 외(1996), 인체해부학, 현문사

이인모(1994), 인체생리학, 형설출판사

이종삼(1998), 생리학, 대학서림

이중달(1991), 그림으로 설명한 병리학, 고려의학

장남섭 외(1992), 인체생리학, 수문사

전국응급구조과 교수협의회(1998), 전문응급처치학, 대학서림

전국의과대학교수(1999), 생리학, 도서출판 한우리

전용혁(1991), 기초인체해부학, 청구문화사

정영태(1992), 도색 해부학실습, 고문사

정인혁(1992), 사람해부학, 아카데미서적

정해만 외(2000), 해부생리학, 정문각

정희곤(1992), 최신 식품위생학, 광문각

조연경 외(1995), 최신 약리학, 고문사

채홍원(1992), 운동생리학, 형설출판사

최 진(1992), 병리학, 수문사

최 현(1992), 인체해부생리학, 수문사

최명애 외(1994), 간호임상생리학, 대한간호협
회출판부

최명애 외(1994), 생리학, 현문사

최인장(1994), 원색인체해부학, 일중사

홍사석(1993), 이우주의 약리학 강의 제3판,
의학문화사

Bruce A., Dennis Bray, Julian Lewis, Martin
R., Keith

Roberts and James D. W.(1989), Molecular
Biology

of The Cell, 2nd Edi., Garland

Charles C.(1992), The Humanbody, Dorling
kindersley

publishing

David F. M., Stacia B. M., Sharles L. S.(1993),
Human

Physiology, Mosby

Eldon D., Andrew H. G., J. R. Kornelink,
Frederick C.

R. and Rodney J. S.(1988), Concepts in
Biology 5th

Edi. Wm. C. Brown publishers

Eldon J. G. and D. Peter Snustad(1984),
Principles of

Genetics, 7th Edi. John Wiley and Sons, Inc.

Frank H. N.(1987), The CIBA Collection of
medical illustrations, Vol. 1~Vol. 8. CIBA

Gerad J. T., Nicholas P. A.(1990), Principles
of

Anatomy and physiology, Harper and Row

Ivan M. R., Jonathan D., David. K. M.(1985),
Immunology, Gower Medical publishing

John C., Andrew J. M.(1995), Physiology
and Anatomy,

Edward Arnold

John V. Basmajian(1981), Primary Anatomy,
Williams

and wilkins

John W. K.(1983), Biology, 5th Edi.
Addison−Wesley

publishing company

Peter J. L.(1993), Clinical Aspects of
Immunology,

Blackwell scientific publications

Robert M. B., Matthew N. L.(1996), Principles
of

Physiology, Mosby

Sang Kook Lee and Je Geun Chi(1990),
Color Atlas of

Pathology, Korea medical publishing Co.

Soichi Iijima 외 (1985), Atlas of Pathological
Histology, 고문사

Stanley L. R., Ramzi S. C., Vinay K.(1984),
Pathologic

Basis of Disease, W. B. Saunders company

Wilfred M. C., Richard P. B.(1973), Bailey's
textbook

of Histology, 6th Edi., Williams and Wilkins
company

Williams P. L. and R. Warwick(1980), Gray's
Anatomy, W. B. Saunder

생리학 문제집

초판 인쇄 2021년 4월 15일
초판 발행 2021년 4월 20일

펴낸이 진수진
펴낸곳 메디컬스타

주소 경기도 고양시 일산서구 대산로 53
출판등록 2013년 5월 30일 제2013-000078호
전화 031-911-3416
팩스 031-911-3417
전자우편 meko7@paran.com

*낙장 및 파본은 교환해 드립니다.
*본 도서는 무단 복제 및 전재를 법으로 금합니다.
*책가격은 뒷표지에 있습니다.